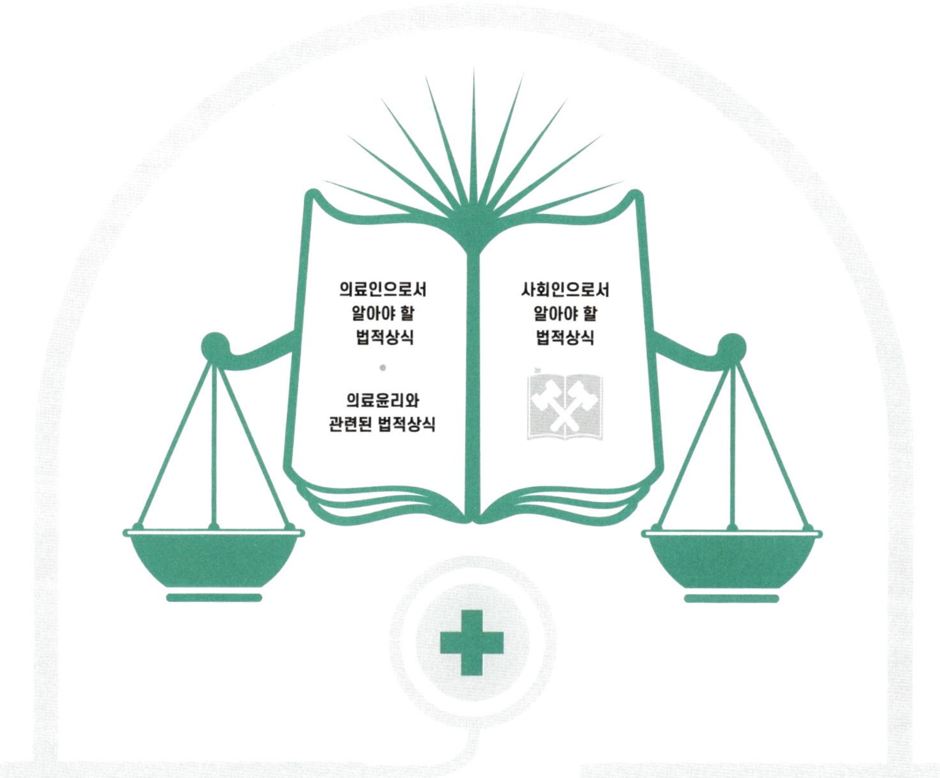

사례로 보는 의료 법적상식

의사,
법정에 서다

의사, 법정에 서다

초판 인쇄 | 2023년 05월 17일
초판 발행 | 2023년 05월 31일

지 은 이 박창범
발 행 인 장주연
출판기획 김도성
출판편집 이민지
편집디자인 양은정
표지디자인 김재욱
제작담당 이순호
발 행 처 군자출판사(주)
등록 제4-139호(1991. 6. 24)
본사 (10881) 파주출판단지 경기도 파주시 회동길 338(서패동 474-1)
전화 (031) 943-1888 팩스 (031) 955-9545
홈페이지 | www.koonja.co.kr

ISBN 979-11-7068-009-3
정가 20,000원

사랑하는 아버지, 어머니, 현준, 현성, 그리고 아내에게

이 책을 바칩니다

마이클 샌델의 "정의란 무엇인가?" 책 제목을 본 문과생은 "justice"를 떠올리지만 이과생 일부는 definition을 생각했다는 웃지 못할 얘기가 있습니다. 화성과 금성의 차이는 아니겠지만 이과 계열 특히 의사 입장에서 법은 생소하고 적응하기 어려운 분야임에 틀림없습니다. 의사들이 하루하루의 진료에 바빠서 업무 외의 다른 상황이나 모임을 접하지 못하는 경우가 많고, 생명에 대한 존중과 의료에 대한 사명을 최우선으로 여기고 도덕과 윤리는 생각하지만 법에 대해서는 의료분쟁을 접하고 나서야 실감하게 됩니다. 의사들의 일상적인 진료가 법의 테두리 안에서, 관련 법률 조항들을 통한 의료인의 의무 또는 권한정의에 따라서 이루어지고 있기에, 의사들은 날마다 법과 같이 지내는 친밀한 생활을 보내고 있는데, 이를 자각하지 못하고 있을 따름입니다. 의과대학 시절 의료법을 공부하여 의사면허시험에서 문제를 풀었던 경험들이 있고, 개업 혹은 취직 후 진료에서도 법과 관련된 일상적인 지식들을 통해 문제를 해쳐 나가게 됩니다. 하지만 코로나 사태, 인공지능, 대리모, 온라인 네트워크 발달 등 최근의 변화들 속에서 의사들은 새로운 특수 상황들을 겪고 있고, 이에 대한 법 조항의 해석과 적용 과정에서 윤리와 법 개념이 변화하고 있음을 느끼게 됩니다.

이번에 발간된 박창범 교수님의 "의사, 법정에 서다"는, 의사들이 의료인으로서 그리고 사회인으로서 알아야 할 법 상식 내용들이 잘 정리되어 있기에, 의학도 외에도 전공의, 전임의, 개원의 그리고 교수님들에게도 큰 도움이 될 것입니다. 의료인으로서 알아야 할 법적 상식으로 민감의료정보 비밀유지의무, 설명의무, 환자 전원할 때 책임과 의무, 의료광고 및 진단서 작성 시 주의사항, 의약품 허가 외 사용, 전화 진찰, 사무장 병원, 그리고 음주진료나 무면허의료, 부당청구 등의 내용이 있습니다. 사회인으로서 알아야 할 법적 상식으로는 근무 도중 상급자와의 업무 혹은 퇴직과 관련된 업무, 영리추구병원 문제가 포함되어 있고, 낙태, 안락사, 대리모, 착한 사마리아인의 이슈 등 윤리 관련 내용들도 포함되어 있습니다. 논란이 되어 왔던 문제들 그리고 새롭게 발생한 특수상황들의 문제들을 폭넓게 다루고 있고, 관련 사건들의 판례를 통해 독자들이 쉽게 이해할 수 있도록 도와주고 있기에, 의사들의 진료와 일상 생활에 쉽게 적용할 수 있을 것입니다.

의과대학 교육에서는 의료윤리 과목을 신설하여 의료인으로서 여러 상황에서 해야 할 그리고 하지 말아야 할 일들에 대한 고민과 토론의 시간을 부여하고 있습니다. 이는 의료인의 윤리의식을 강화하면서, 빠르게 변화하는 현대사회에서 발생하는 초유의 새로운 상황들에 적절하게 대응할 수 있도록 의료인의 소양을 기르려는 목적이 있습니다.

이 책은 의료인 외에도 일반 독자들, 의료관련 기업가, 정책입안 담당 공무원, 정치가, 윤리학자들이 꼭 읽어보아야 할 책입니다. 의료 관련 화두가 되는 내용들 그리고 최근 새롭게 발생한 여러 상황들에 대한 내용에 대해 토의하고 보완하여 향후 발전적으로 의료제도와 윤리 규범, 법률을 제정 확립하는 과정에서 큰 도움이 될 것입니다.

서울의대 내과학교실/보라매병원 내과 교수

김 상 현

박창범 교수는 내겐 특별한 후배다. 박 교수는 심장내과 의사지만 임상 의사들이 잘 다루지 않는 법과 관련된 논문과 책을 쓴다. 박 교수가 내게 보내 준 책과 논문들은 다소 생소하고 어렵다. 대학병원에 근무하면 종종 법원으로부터 의료 자문이 온다. 의료 분쟁이 발생했을 때 의사들의 처방이나 대응이 적절했는지를 자문하는 경우이다. 병원에서는 중환자실이나 외래에서 의료진에게 큰 소리로 항의하는 경우를 종종 보게 된다. 나는 생활 속에서 "법대로", "소송" 등의 용어를 접하지만, 법 지식에 대해 무지하다는 것을 알게 되었다. 그동안 법 지식이 없기 때문에 박 교수가 보여준 책과 논문이 어렵게 느낄 수밖에 없다는 것을 깨달었다. 이 책을 읽으면서 '법'이라는 것을 다시 생각해 보았다.

민주주의는 '직접(참여 또는 민중) 민주주의'와 '자유(대의) 민주주의'로 나눌 수 있다. 직접 민주주의는 공공업무에 대한 의사결정이나 정치적인 결정을 시민들이 직접 참여하는 것이고, 자유(대의) 민주주의는 선출된 공직자가 법의 지배(rule of law)의 틀 내에서 시민들의 이익과 의견을 대표하고 책임을 지는 것이다. 개인적으로 자유(대의) 민주주의보다는 참여 민주주의에 더 친숙해 있는 내 모습을 본다. 대중이 스스로 국가의 주인이라고 느끼면서 다수가 모든 것을 결정할 수 있고, 다수의 의견이 민심이라는 참여민주주의는 지금도 내 주변에서 이루어지고 있지만, 요즘은 이러한 민주주의에 불편함을 느끼고 있다.

추천사 2

우리나라 대한민국은 자유 민주주의와 시장경제를 근본으로 세워진 나라이며, 자유 민주주의의 기초는 법의 지배(rule of law)가 기초가 된다. 하지만 우리 나라가 세워진 근본인 법의 지배가 어떻게 이루어 지고 있는지를 볼 때 저절로 하나님께 나라를 위한 기도를 하게 된다.

박창범 교수의 "의사, 법정에 서다"는 임상 의사가 쉽게 접근할 수 있도록 Case(사례)를 제시하면서 설명을 해주고 있다. 이러한 사례들은 종종 신문이나 방송으로 접했지만 그 결과를 알지 못한 경우가 많았다. 이러한 사례들의 판결 결과를 설명해 주면서, 독자에게 법을 쉽게 풀이해 주고 있다. 나같이 법을 잘 모르고, 86세대를 지나면서 우리 나라가 자유 민주주의와 시장경제를 근본으로 세워진 나라인 것을 알면서도 민중 민주주의에 익숙해 있는 나를 돌아보면서 박 교수의 책을 통해 많은 것을 배울 수 있었다. 이 책이 다른 많은 의료인들에게도 좋은 선물이 되길 기원한다.

경희의료원 심장내과 교수

김 우 식

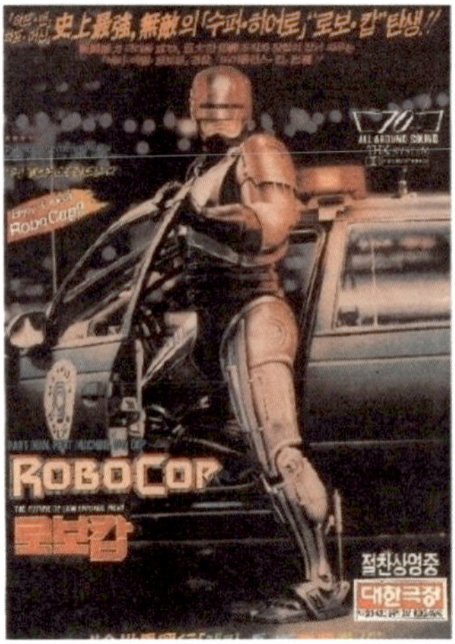

제공: 네이버 영화

1987년 개봉한 '로보캅'이라는 영화를 아시나요? 로보캅은 전 세계적으로 인기를 누리면서 3편까지 나왔고 특유의 느릿느릿함과 육중한 움직임을 많은 사람들이 따라하였습니다. 하지만 2014년 리메이크한 로보캅은 완전히 다른 겉모습 및 시그니처와도 같은 움직임을 없앴고 그 내용도 원작을 넘어서지 못했다는 평가를 받으며 결국 인기몰이에 실패하였습니다.

원작 로보캅 영화의 주인공인 머피는 원래 디트로이트 경찰이었습니다. 하지만 순찰임무를 수행하던 머피는 범죄조직의 집단총격으로 사망하였습니다. 디트로이트시의 경찰업무를 위탁관리하던 OCP라는 기업은 머피의 시신을 기증받아 그의 뇌와 중추신경, 소화기관 일부를 로보캅에게 이식하였습니다. OCP는 머피의 두뇌를 로보캅에 이식하면서 그의 사적인 기억은 모두 지웠고 4원칙을 입력하였는데 첫째, 공익을 위해 봉사한다(serve the public trust), 둘째, 무고한 시민을 보호한다(protect the innocent), 셋째, 법을 준수한다(uphold the law), 그리고 넷째는 기밀사항으로 OCP간부를 체포할 때 전원이 차단된다는 것입니다. 실전에 투입된 로보캅은 성공적으로 길거리 범죄자들을 소탕하였고 언론과 대중은 그에게 환호합니다. 하지만 로보캅은 삭제된 인간이었을 때의 기억이 조금씩 되살아나면서 혼란스러워졌습니다. 자신의 옛 아내 주위를 서성이기도 하고, 자신의 옛 파트너를 구하기 위하여 명령을 어기기도 합니다. 또한 인간의 감수성을 가지고 OCP의 명령의 정당성을 판단하면서 정체성의 혼란을 느끼게 됩니다. 그러던 어느 날 OCP 내부에서 권력투쟁을 하고 있던 2인자 존스는 로보캅이 등장하면서 자신의 지위를 잃게 되자 자신을 밀어낸 사람을 살인청부하고 로보캅을 없애려고 합니다. 이러한 사실을 알게 된 로보캅은 존스를 체포하려 하지만 네번째 비밀조항으로 인하여 존스를 체포할 수 없었고 오히려 반격을 당하게 됩니다. 나중에 이러한 사실을 안 OCP 회장은 2인자를 해고하였고 로보캅은 존스를 처단할 수 있었습니다.

영화에서 로보캅은 공익에 봉사하고, 시민을 보호하고 법을 준수하고 집행하기 때문에 정의 혹은 법을 상징하는 것이라고 할 수 있습니다. 현재의 권력자를 상징하는 OCP는 로보캅에 악법과도 같은 비밀프로그램을 설치하여 자신을 체포하거나 해하지 못하도록 했기 때문에 로보캅은 OCP 간부가 나쁜 짓을 저질러도 체포할 수 없었습니다. 하지만 현실의 우리들은 로보캅이 아니기 때문에 악법이면 따르지 않을 수 있습니다. 문제는 우리가 살고 있는 현실은 영화와 같이 간단하고 명확하게 선과 악으로 나누어지지 않는 경우가 많습니다. 이러한 상황은 우리를 혼란스럽게 만듭니다. 과연 무엇이 악법인가요? 과연 악법이라고 생각되면 지키지 않아도 될까요? 지키지 않아도 문제는 없을까요? 의사들은 이러한 상황을 더 많이 느끼고 있는 것 같습니다. 환자를 진료하고 의무기록을 작성하고 수술이나 시술을 하고, 환자에게 진료비를 받고 건강보험공단에 의료비용을 신청하는 등 의료와 관련된 거의 모든 행동이 법으로 엄격히 규정되어 있어 조금만 벗어나도 위법한 행위가 되기 쉽기 때문입니다. 하지만 많은 의사들이 이러한 법규정이 정말로 올바른 것이고 진료를 위해 필요한 것인지 의문을 가지는 경우가 많습니다. 따로는 일부러 지키지 않을까 고민도 하지만 지키지 않을 수는 없습니다. 지키지 않다가 법적 및 행정적인 처벌을 받을 수 있기 때문입니다.

많은 의사들이 법적인 문제라고 하면 의료사고로 인한 소송만을 생각하고 있습니다. 하지만 실제 개업한 의사들이 겪는 법률적인 문제는 의료사고보다는 진료나 의료광고, 국민건강보험공단의 보험급여 등에 관련된 것들이 더 많다는 것을 알게 됩니다. 하지만 이러한 문제에 대하여 학생시절이나 전공의시절에는 전혀 생각하거나 접해보지 않았거나 알았더라도 수박 겉 핥기 식으로 지나간 경우가 많아 실제로 이런 일들을 겪게 되면 더욱 어렵게 느끼게 됩니다. 그럼에도 불구하고 대학을 졸업하고 의사국가시험을 통과하고 나면 실제 의료와 관련된 법률상식을 배울 기회는 거의 없습니다. 단지 신문이나 방송을 통해 파편적인 지식을 얻는 경우가 많습니다.

이 책은 이런 상황을 조금이라도 바꿔보기 위하여 쓴 글입니다. 이 책을 처음 기획한 것은 병원에서 전공의들에게 의료윤리에 대하여 강의를 하면서부터입니다. 최근에 의료윤리에 대한 교육이 강화되면서 내과학회에서는 전공의들에게 의료윤리교육을 한 학기에 한 번 이상 하도록 하였습니다. 하지만 아무도 이런 강의를 하지 않으려고 하였고 곁가지로 법을 복수(?)전공한 저자는 의국에서 강의 부탁을 받았습니다. 물론 내과학회에서는 강의를 위한 파일과 비디오를 병원에 보내기는 하지만 파일과 비디오가 너무 내용이 산만하고 중요한 것을 놓치는 느낌이 들었습니다. 이에 저자는 개인적으로 실제 의사이자 사회의 구성원으로서 환자를 진료하고 사회생활을 하는 데 있어서 의사라면 한번은 고민하거나 흥미를 느낄 수 있는 사건이나 에피소드를 소개하고, 그 배경이나 법적인 논리를 생각해볼 기회를 제공하는 것이 좋겠다고 생각하고 필요한 자료를 수집해 전공의를 위한 강의는 물론 개원의를 대상으로 하는 연수강좌에서도 강의를 하였습니다. 강의를 하면서 현재 전공의들과 개원의들이 목말라하는 것이 무엇인지를 파악하게 되었고 이러한 내용들을 좀 더 체계적으로 구체화하는 것이 좋겠다고 생각하여 이 책을 만들게 되었습니다.

이 책은 크게 환자를 진료하는 의사로서 알아야 할 법적상식, 사회인으로 알아야 할 법적상식, 의료윤리와 관련된 법적상식으로 나누어져 있습니다. 환자를 진료하는 의사로서 알아야 할 법적상식 파트에서는 환자를 진료하면서 알아야 할 법적상식을 주로 다루고 있습니다. 사회인으로서 알아야 할 법적상식에는 의사가 아닌 우리 사회를 구성하고 있는 사회인으로서 알아야 할 내용을 담고 있습니다. 의료윤리와 관련된 법적상식에서는 의사로서 환자를 진료하면서 마주칠 수 있는 의료윤리와 관련된 이슈들을 다루고 있습니다.

많은 의사들이 법이라고 하면 너무 어렵다고 생각해서 아예 들여다보지 않는 경우가 많습니다. 물론 그런 면이 있는 것도 사실입니다. 법전을 한 번이라도 읽어 보신 분은 느끼셨겠지만 너무 무미건조하고 실생활에 잘 쓰이지 않는 단어들을 사용할 뿐 아니라 그 내용도 너무 어렵고 무슨 말을 하고 있는지 이해하기 힘든 경우가 많습니다. 하지만 법이 만들어진 배경과 함께 실제 판례를 통해 변화무쌍한 법 적용을 보면서 재미와 흥미를 느낄 수 있을 것이라고 확신합니다. 이를 위해서 이 책은 무미건조하고 지루한 법규정을 먼저 제시하기보다는 각 장의 앞부분에 주제와 관련된 영화나 드라마를 다루고, 각 주제에 따라 실제 혹은 가공의 사례들을 보여주면서 해당되는 법령을 제시하고 이와 같은 사례에서 어떻게 판결이 나왔으며 이러한 판결에 대한 간단한 해석을 첨언하였습니다. 참고로 이 책에서 소개된 사례들의 거의 대부분이 이미 신문과 같은 대중매체에서 소개된 사례들이기 때문에 이미 들어본 적이 있을 수도 있습니다. 이러한 실제 사례들을 좀 더 구체적으로 생각해보고 적용된 법규정과 판결을 내린 판사들의 생각을 읽어보면서 현실에서 법이 어떻게 작동하고 있는지에 대하여 좀더 쉽게 다가갈 수 있을 것으로 생각됩니다. 주의할 것은 판례는 워낙 다양하고 많기 때문에 한정된 지문에 모든 판례를 다룰 수는 없습니다. 따라서 저자는 여러 판례들 중에서 환자들을 진료하는 의사들에게 가장 중요하고 필요하다고 생각하는 판례만을 선택하여 다루고 있습니다. 주의할 것은 법원이 내린 판결에 대하여 법적 구속력을 인정하고 이를 따라야 하는 미국과 달리 우리나라의 경우 이전 판결을 반드시 따르지 않아도 되기 때문에 각 판사마다 구체적인 사례의 판단이 다른 경우도 제법 있고 대법원에서 기존의 판단을 바꾸기도 합니다. 또한 법도 계속해서 바뀌고 있으며, 따라서 이전의 판례가 지금은 맞지 않을 수도 있습니다. 하지만 이 책에서 다루고 있는 판례들이나 사건들은 현재 법원의 판단 경향성을 이해하는 데 많은 도움이 될 것이라고 생각됩니다.

본문에서 다루는 사건이나 재판의 바탕을 이루는 논리 및 이에 대한 해석을 여러 논문이나 기고 등 참고문헌을 검색해서 이 책을 만들었지만 사실 의과대학에서 의학을 전공한 저자가 법에 대한 내용을 설명할 정도로 실력이 있는지는 스스로 생각해도 부끄러울 뿐입니다. 하지만 실제 진료를 하고 있는 현직 의사들에게 의료에 관련된 법규정과 그 해석에 대하여 무엇이 중요한 것인지는 그 어떤 변호사보다도 실제로 환자를 진료하고 치료하는 사람만이 더욱 정확히 이해할 수 있을 것이라고 생각하고 독자들에게 보여주려고 노력했습니다.

이 책을 쓰는 데 많은 도움을 준 사랑하는 나의 아내에게도 고맙다는 말을 드립니다. 그리고 언제나 묵묵히 도움과 조언을 주시는 강동경희대학교병원 조진만 교수님과 더불어 심장혈관내과 교수님들께도 감사의 말씀을 올립니다.

하루하루를 환자들을 진료하면서 치열하게 살고 계시는 의사나 의료인들에게 조금이나마 도움이 되었으면 좋겠다는 생각으로 이 글을 마칩니다.

상일동에서

박 창 범

목차

PART

1

의료인으로서 알아야 할 법적상식

의사에게 **환자의 민감의료정보 비밀유지의무**란?

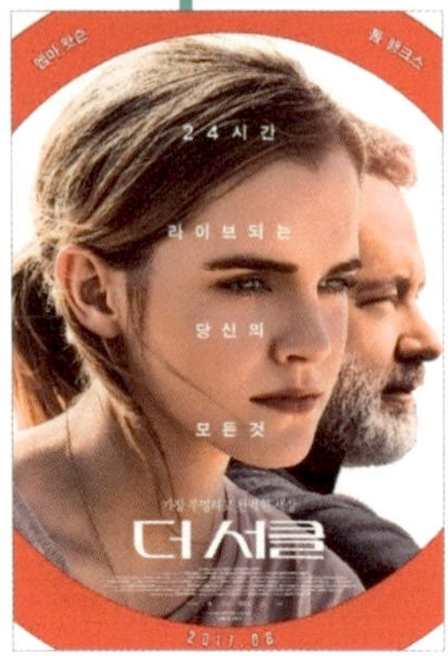

제공: 나무위키

2017년 개봉한 '서클'이라는 영화를 아시나요? 메이(엠마 왓슨)는 SNS를 운영하는 회사인 서클에 입사합니다. 입사한 어느 날 팀장으로부터 SNS를 권유받고 시작하게 됩니다. 어느 날 서클의 CEO인 베일리(톰 행크스)는 메이의 집과 몸에 작은 카메라를 부착하여 메이의 사생활을 모두 공개하자는 제안을 하였고 이에 동의한 메이는 SNS 유명인이 되었습니다. 하지만 메이의 집과 몸에 설치한 카메라는 그녀의 부모님, 친구, 주변사람들의 삶까지 노출시키는 부작용을 낳았습니다. 예를 들어 집에 설치된 카메라로 인하여 부모님의 19금 현장을 생중계하는 사고가 발생하였습니다. 또 짧은 시간 안에 사람을 찾는 소울서치 서비스를 소개하면서 동네 친구인 머서를 찾았는데, 머서는 자신을 촬영하는 사람들을 피해 도망을 다니다가 다리에서 추락해 사망합니다. 이 사고로 정신을 차린 메이는 서클의 대표와 그의 조력자에게 복수하면서 영화는 끝나게 됩니다. 영화는 다소 뻔하면서 밋밋한 스토리 전개로 흥행에는 실패하였지만 개인의 삶에 있어서 개인정보들이 얼마나 중요한지를 잘 보여주고 있습니다.

개인정보에는 여러 종류가 있지만 그 중에서 끝판왕이라고 한다면 바로 의료정보라고 할 수 있습니다. 의료정보에는 신체 및 정신 건강상태는 물론이고 인간관계나 재정상태 등 한 사람의 삶에 관한 매우 내밀하고 구체적인 사실들이 포함되어 있기 때문입니다. 따라서 만약 개인의 의료정보가 외부에 노출되거나 유출이 되는 경우 단순히 보험을 가입하는 데 문제가 될 수 있음을 넘어서 최악의 경우 가정이 파괴되거나 직장을 잃는 등 막대한 피해를 입을 수 있습니다.

문제는 의사는 직업특성상 환자의 의료정보는 물론 매우 내밀한 사생활이나 신체적인 비밀들을 알게 되거나 알아야 하는 경우가 많습니다. 이렇게 업무상 알게 된 환자의 의료정보를 지키는 것은 의사로서 가져야 할 신성한 의무이기도 합니다. 그렇다면 진료를 하면서 알게 된 환자의 의료정보를 의사는 어디까지 보호해야 할까요? 무조건 보호해야 할까요? 여기서는 의료인의 환자의 의료정보 비밀유지의무와 관련된 실제 사례를 보면서 이야기해 보도록 하겠습니다.

사례 1)

16세 여성 A가 남성 B에게 성폭행을 당하고 인근 병원으로 이송되었는데 그 여성 A를 검진한 산부인과 전공의 C는 여성의 처녀막이 파열되어 있지 않았고 성폭력 당시 당했다는 상처도 경한 상태였음을 확인하고 법원에 사실조회서로 제출하였습니다. 남성 B의 어머니는 전공의 C에게 여성 A의 진찰소견을 요청하였고 전공의 C는 사실조회서에 기재된 내용을 보충한 진술서를 가해자의 어머니에게 교부하였습니다. 이에 여성 A의 가족은 전공의 C를 의료비밀 보호의무를 위반하였다고 하면서 고소하였습니다.

쟁점

산부인과 전공의 C가 이미 법원에 여성 A의 진찰소견을 사실조회서 형태로 제출한 상태에서 가해자의 어머니가 전공의 C에게 진찰소견에 대한 진술서를 요구하였고, 이러한 요구에 법원에 제출한 사실조회서와 유사한 진술서를 교부한 것이 환자의 의료비밀 보호의무를 위반한 것인지 여부입니다.

의료정보는 개인의 사생활과 관련된 많은 민감한 정보를 포함하고 있기 때문에 유출되는 경우 개인의 사생활 침해는 물론 사회생활에도 영향을 미칠 수 있습니다. 예를 들어 만약 개인의 임신이나 유산 관련 정보가 알려지는 경우 가족관계가 파탄이 날 수 있습니다. 민간보험회사가 가입을 희망하는 사람의 의료정보 및 유전정보를 알고 있다면 이를 바탕으로 보험가입에 차별을 두거나 높은 보험료를 청구할 수 있습니다. 직장에서 지원자의 질병이나 질병 가능성에 대한 정보를 가지고 있다면 특정 질병을 가졌거나 발생위험도가 높다는 이유만으로 고용차별을 할 수 있습니다. 질병과 관련된 특정 유전자를 가진 사람은 혼인을 거절당할 수도 있습니다. 나아가 성병이나 인간면역결핍바이러스(HIV)에 대한 정보, 정신질환 치료에 대한 정보가 공개되면 사회적 낙인이나 고용상의 불이익, 집단적 왕따, 사회적 평판이 떨어질 수 있습니다. 최악의 경우 이러한 정보들이 공갈/협박, 피싱(phishing)과 같은 사기에 악용될 수도 있습니다.

환자의 의료정보문제는 단순히 의료진만의 문제가 아닙니다. 최근에 많은 의료정보들이 전산화되면서 기존의 의사와 의무기록관리자 외에도 병원의 처방프로그램을 제공하는 프로그램업체, 병원의 의료정보관리를 담당하는 외주업체, 약국의 처방전 관리프로그램을 제공하는 프로그램업체, 병원에서 약국으로 전자처방전을 발행을 대행해주는 대행업체, 건강보험공단과 건강보험심사평가원 등 여러 사람들이 환자의 의료정보를 다루기 때문에 외부로 유출될 위험도 커지게 됩니다. 예를 들어 2005년 전자의무기록을 채택하고 있는 국내 10개 대형병원을 조사한 결과 모든 병원이 주치의나 담당의가 아니더라도 입원한 환자의 이름을 단말기에 입력하면 환자의 주민등록변호와 주소 등의 신상명세 및 혈액검사 등 주요 검사결과와 함께 투약정보, 수술정보, 각종 성병, 인공중절수술 과거력, 정신병여부 등 환자들의 의료정보를 쉽게 알 수 있어서 논란이 된 적이 있습니다.[1]

이와 같은 이유로 법에서는 의료인이나 의료기관 종사자들에게 환자진료를 하면서 알게 된 정보를 다른 사람에게 누설하거나 부당한 목적으로 사용하지 않도록 명시하는 등 엄격하게 규제를 하고 있습니다.

의료법

제19조

① 의료인이나 의료기관 종사자는 그 업무를 하게 되면서 알게 된 정보를 이 법이나 다른 법령에 특별히 규정된 경우 외에는 진료나 조산 또는 간호업무를 하면서 알게 된 다른 사람의 정보를 누설하거나 발표하지 못한다.

② 의료기관 인증에 관한 업무에 종사하는 자 또는 종사하였던 자는 그 업무를 하면서 알게 된 정보를 다른 사람에게 누설하거나 부당한 목적으로 사용하여서는 아니 된다.

제88조

의료법 19조를 위반하는 경우 3년 이하의 징역이나 3천만 원 이하의 벌금에 처한다.

1. 제19조를 위한한 자에 대한 공소는 고소가 있어야 한다.

여기서 '의료인이나 의료기관 종사자'란 의사, 치과의사, 한의사뿐 아니라 간호사나 원무과 직원도 포함됩니다. 의료인이나 의료기관종사자가 보호해야 하는 것도 환자의 의료와 관련된 '비밀'이 아니라 '정보'입니다. 여기서 '정보'란 환자의 개인의료정보는 물론 환자와 관련된 모든 정보를 의미합니다. 참고로 2016년 법이 개정되기 이전에는 의료법에서는 '정보' 대신 '비밀'로 규정되어 있었습니다. 여기서 '비밀'이란 남에게 드러나거나 알리지 알아야 할 내용으로 보호할 가치가 있다고 인정되는 사실을 의미합니다. 이렇게 환자의 '비밀'이 아닌 '정보'로 개정된 이유는 누설한 의료정보가 '비밀'인지 아니면 일반적인 '정보'인지 여부가 법정에서 많은 다툼이 벌어졌기 때문입니다. 참고로 위의 사례도 환자의 '비밀'이지 '정보'가 아닌 이유는 법개정 이전에 사건이 벌어졌기 때문입니다. 또한 의료인이 보호해야 할 정보는 '업무를 하면서 알게 된' 정보에 한정합니다. 예를 들어 술자리에서 친구로부터 알게 된 환자정보나 비밀은 의료인이 보호해야 할 정보에 포함되지 않습니다. '누설'이란 환자의 정보를 환자진료와 상관이 없는 제3자에게 알리는 것으로 만약 환자진료와 관련이 있는 사람에게 환자의 의료관련정보를 알리는 것은 문제가 되지 않습니다. 또 한 사람에게만 누설해도 의료법 위반이 될 수 있습니다. 마지막으로 의료법에서는 의사가 환자정보를 다른 사람에게 누설하였다고 모두 범죄로 인정되는 것이 아니라 피해를 당한 환자의 고소가 있어야 비로소 위 법이 적용됩니다.

판결

법원은 의료법에서의 '비밀'이란 의사가 환자의 신뢰를 바탕으로 하여 진료과정에서 알게 된 사실로서, 객관적으로 보아 환자에게 이익이 되거나 또는 환자가 특별히 누설을 금하여 실질적으로 그것을 비밀로서 보호할 가치가 있다고 인정되는 사실'이라고 정의하면서, 법원에 제출한 사실조회서에 기재한 내용을 보충하는 진술서를 작성하여 가해자의 어머니에게 교부한 전공의 A의 행위는 '누설'에 해당하지만 진찰로 알게 된 '처녀막이 파괴되지 않았고 정충이 발견되지 않았다'는 내용을 가해자에게 알려준 경우 이는 의학적으로 건강하며 별 이상이 없다는 취지로, 이 사실이 다른 사람에게 알려지더라도 성폭행 피해자나 그 부모의 사회적 내지 인격적 이익이 침해되지 않고, 이러한 사실을 은폐하면 다른 속임수를 위한 수단이 되고 이로 인하여 상대자의 법익을 침해하는 결과가 되므로, 그것을 법이 보호해야 할 정당한 가치가 있는 '비밀'로 인정하기 어렵다고 판단하였습니다. (서울동부지법 2004.5.13. 선고 2003 고단2941판결)

Comment

위 판례는 의료법이 개정되기 이전에 의료법에서 보호하는 '비밀'이 무엇인가에 대하여 정의하면서 법원은 의사 A가 폭행피해자 진찰결과 피해자가 건강하다며 별 이상이 없다는 내용을 가해자에게 알려준 것은 피해자의 사회적 또는 인격적 이익이 침해되었다고 볼 수 없어 비밀에 해당하지 않는다고 본 것입니다. 하지만 2016년 의료법이 '비밀'이 아닌 '정보'로 개정되었기 때문에 만약 2016년 개정된 법을 적용한다면 의료법을 위반한 것으로 인정될 가능성이 높습니다.[2]

사례 2)

A는 공중파 방송에서 매우 유명한 개그우먼이지만 통통하다는 콤플렉스를 가지고 있었습니다. 이에 A는 6개월간 두문불출하다가 공식석상에 나왔는데 갸름한 얼굴과 몸매는 이전과 비교할 정도가 아니었습니다. A는 TV매체와의 인터뷰에서 자신이 두문불출한 6개월 동안 운동과 식이요법만으로 30 kg 체중을 감량하는 데 성공하였다고 밝혔습니다. 그리고는 자신이 성공한 다이어트 방법을 비디오로 만들어 판매하였습니다. 이렇게 승승장구를 하고 있던 어느 날 성형외과 의사 B는 언론 인터뷰를 통해 사실 A의 체중감량은 다이어트를 통한 것이 아니라 전신지방흡입 수술을 여러 번 받아 성공한 것이라고 폭로하였습니다. 이에 A는 성형외과 의사 B가 환자비밀 보호의무를 위반하였다는 이유로 손해배상소송을 제기하였습니다.

쟁점

A가 자신이 수술을 받아 체중감량을 하였다는 것을 숨기고 다이어트 비디오를 팔아 경제적 이득을 얻은 것에 분노한 담당의사 B가 A의 의료정보를 방송매체를 통해 알린 행위가 민감의료정보 보호의무 예외에 해당하는지 여부입니다. 참고로 성형외과 의사 B는 A가 수술 사실을 숨기고 다이어트 비디오를 3만 장이나 판 것은 소비자를 우롱한 일종의 사기행각으로, 자신의 행위는 유명인사의 언동이 부도덕적인 행위임을 알려 시민의 알권리를 충족시키고 사기를 당하지 않게 하는 공익상 이유로 의사의 비밀유지의무 위반의 예외에 해당함을 주장하였습니다.

의료인은 환자의 민감의료정보를 보호해야 할 의무가 있지만 무조건 보호해야 하는 것은 아닙니다. 현재 법이나 판례에서 의료인의 환자 의료정보 보호의무의 예외로 인정받을 수 있는 경우는 첫째, 환자로부터 자신의 의료정보를 공개해도 좋다는 허락을 받은 경우입니다. 둘째, 전염병의 경우 환자의 동의가 없어도 공공기관에 신고를 할 의무가 있습니다. 셋째, 형사나 민사소송에서 법원이 의무기록을 요청하는 경우에는 환자의 허락이 없이도 제출이 가능합니다. 마지막으로 국민의 건강보호 및 증진을 위해서 즉 공공의 이익을 위해 필요에 따라 할 수 있습니다. 공공의 이익을 위해 환자의 민감의료정보를 공개하기 위해서는 동기나 목적이 정당해야 하고, 행위 수단이나 방법이 적절해야 하고, 소송절차에서 적법하게 항변할 수 있음에도 누설할 필요가 있는지와 함께 공개된 의료정보가 개인의 사생활 비밀과 자유, 인간 존엄성의 가치를 훼손하는지, 긴급성이 있는지, 이외 다른 수단이나 방법이 없는지를 종합적으로 판단해서 결정하게 됩니다.[3]

형법

제24조

처분할 수 있는 승낙에 의하여 그 법익을 훼손한 행위는 법률에 특별한 규정이 없는 한 벌하지 아니한다.

전염병 예방법

제4조

① 의사 또는 한의사가 전염병환자, 의사환자 또는 병원체보유자를 진단하였거나 의사가 시체를 검안하였을 때에는 환자 또는 그 기인에게 소독방법과 전염방지의 방법을 지시하고, 즉시 환자 또는 사체소재지의 특별시장, 시, 읍, 면장에게 신고하여야 한다.

② 결핵과 성병에 있어서는 의사는 환자에 관한 기록을 보존하고 그 환자상태를 매월 1회 이상 특별시장, 시, 읍, 면장에게 보고하여야 한다.

의료법

제21조

① 의료인, 의료기관의 장 및 의료기관 종사자는 다음 각 호의 어느 하나에 해당하면 그 기록을 열람하거나 그 사본을 교부하는 등 그 내용을 확인할 수 있게 하여야 한다.

6. 형사소송법 제106조 (법원은 필요한 때에는 피고사건과 관계가 있다고 인정할 수 있는 것에 한정하여 증거물 또는 몰수할 것으로 사료하는 물건을 압수할 수 있다)에 따른 경우
7. 민사소송법 제347조 (법원은 문서제출신청에 정당한 이유가 있다고 인정한 경우에는 결정으로 문서를 가진 사람에게 그 제출을 명할 수 있다)에 따른 경우

판결

법원은 의사는 환자를 치료하는 과정에서 알게 된 비밀(당시는 법이 개정되기 전이라서 '비밀'로 기술되어 있습니다)을 누설할 수 없음에도 대중매체를 통해 공개한 것은 환자의 비밀을 보호해야 할 책임을 다하지 않았다는 이유로 성형외과 의사 B에게 벌금형을 선고하였습니다(해당 연예인 실명이 나오기 때문에 참고문헌은 달지 않겠습니다).

Comment

비록 의사의 환자의 의료정보 보호의무의 예외사항은 존재하지만 실제로 예외로 인정받는 것은 매우 까다롭고 엄격합니다. 특히 단순히 공익을 위한다는 이유로 환자의 민간의료정보를 대중매체에 공개하는 경우 예외로 인정받기 매우 어렵다는 사실을 알아야 하겠습니다.

사례 3)

가수 A는 체중감량을 목적으로 의사 B에게 체중감량수술을 받았습니다. 하지만 수술 후 합병증으로 위장관이 유착되어 복강경으로 위장관 유착박리수술을 받았습니다. 유착박리수술 후 A는 복통이 있었지만 수술을 집도한 의사 B는 이와 같은 복통의 원인을 진단하지 못하고 퇴원을 지시하였습니다. 퇴원 후에도 A의 증상은 점차 악화되어 결국은 패혈증 상태로 해당 병원에 방문하였고 심정지가 발생하여 응급처치 후 다른 병원으로 이송되었습니다. 타 병원에서 시행한 검사상 A는 범발성 복막염과 이로 인한 심낭압전(cardiac tamponade)으로 진단되었고 응급개복수술을 받았지만 결국 사망하였습니다. A의 합병증을 제대로 진단하지 못한 의사 B에 대한 비난이 일어나자 의사 B는 국내 의사들이 회원으로 가입되어 있는 한 커뮤니티 사이트 게시판에 '의료계 해명자료'라는 제목으로 A의 병력, 치료사실, 체중, 수술부위사진 등 A의 의료정보를 A의 유족 동의 없이 게시하였습니다. 의사 B가 A의 유족의 동의 없이 A와 관련된 개인의료정보를 인터넷에 게시한 사실에 분노한 A의 유족들은 의사 B를 환자정보 보호의무 위반으로 고소하였습니다.

쟁점

의사의 의료정보 비밀유지의무가 이미 사망한 환자에게도 적용되는지 여부입니다. 환자가 이미 사망한 경우 환자와 관련된 의료정보가 노출되더라도 그 자신에게 불이익이 가지 않기 때문입니다.

판결

대법원은 '사망 후에 사망한 사람의 사적 영역이 무분별하게 폭로되고 그 생활상이 왜곡된다면 살아있는 동안 인간의 존엄과 가치를 보장하는 것이 무의미해질 수 있다'고 하면서 '의사의 환자에 대한 의료정보 보호의무는 생존하는 사람은 물론 이미 사망한 사람도 포함되고, 이미 사망한 환자라고 하더라도 의무기록을 환자가족의 동의없이 대중에게 공개해서는 안 된다'고 판결하였습니다. (대법원 2018. 5. 11. 선고 2018도2844 판결)

Comment

의료법에서 진료나 조산 또는 간호업무를 하면서 알게 된 '다른 사람'의 정보를 누설하거나 발표하지 못한다고 되어 있는데 여기서 '다른 사람'의 범위가 현재 '살아 있는 사람'은 물론 '사망한 사람'도 여기에 포함된다고 본 판결입니다. 따라서 의사는 이미 사망한 환자의 의료정보를 이용하거나 공개하는 경우 환자의 가족과 상의하신 후에 결정하시는 것이 좋겠습니다.

사례 4)

1969년 8월 캘리포니아 버클리대학 학생상담센터에서 상담을 받던 포다르(Poddar)라는 학생이 자신의 정신치료를 담당하고 있던 캘리포니아대학교 코웰 메모리얼 병원의 상담치료사인 무어에게 자신이 여자친구인 타라소프를 죽일 계획이 있다고 말했습니다. 당시 상담치료사는 경찰을 불러 그의 살해 위협을 알렸고 경찰은 포다르를 구금해 취조하였지만 이성적이라는 이유로 풀어주었습니다. 이 사건이 발생하고 상담치료사의 상급자는 무어에게 더 이상 이 사건에 개입하지 말라고 주의를 주었고 해당 병원은 타라소프나 그녀의 부모님에게 이와 같은 사실에 대하여 어떤 경고도 하지 않았습니다. 두 달 후 결국 포다르는 타라소프를 살해하였습니다. 병원에서 위의 사건이 있었다는 것을 알게 된 타라소프의 부모는 병원을 상대로 손해배상소송을 제기하였습니다.

쟁점

진료과정에서 살인이나 성폭행 등 제3자의 건강과 안전에 직접적으로 피해가 갈 것을 알았다면 의료인은 이러한 정보를 다른 사람에게 알려도 되는지 즉, 의료인의 민감의료정보 보호의무의 예외로 인정될 수 있는지 여부입니다.

판결

캘리포니아 법원은 '어떤 사람에게 사망과 같은 중대한 신체적 손상을 가져올 수 있는 경우와 같이 중요한 공익상의 이유가 있다면 의사는 환자의 비밀을 공개하고 적절한 조치를 취할 의무가 있다.'고 하면서 병원에 배상을 명령했습니다.

Comment

이 판결은 미국 사례로서 우리나라에서도 같은 판단을 할지는 명확하지 않습니다. 하지만 의료인이 환자민감 의료정보를 보호하고 지키는 것은 매우 중요하지만 진료과정에서 살인이나 성폭행과 같이 제3자의 건강과 안전에 직접적으로 피해가 갈 것이 명백한 경우 의료인은 환자의료정보 비밀유지의무의 예외로 인정받을 수 있다는 것을 보여주고 있습니다. 하지만 이 사례를 해석하는 데 있어서 주의할 것은 환자의료정보 비밀유지의무 예외로 인정받기 위해서는 환자에게서 들은 내용이 과연 실제로 명백하고 임박하다는 것을 의사가 입증해야 하는 것인데 실제적으로 이를 입증하기 쉽지는 않다는 것입니다.

그렇다면 만약 의사가 환자를 진료하면서 환자가 과거에 살인이나 성범죄를 저질렀다고 의사에게 이야기하는 경우에 이를 경찰에 알려야 할까요? 위 사례의 경우 살아 있는 제3자의 건강과 안전에 영향을 미칠 수 있기 때문에 비밀유지의무 예외로 인정받았지만 이전에 살인이나 성범죄를 저지른 경우는 이로 인하여 다른 사람의 건강과 안전에 영향을 미칠 가능성이 낮기 때문에 환자의료정보 비밀유지의무 예외로 인정받기 어려울 가능성이 높습니다.

정리

현재 의료법에서는 의사에게 환자의 개인의료정보를 보호하도록 강제하고 있습니다. 최근 환자에 대한 민감의료정보와 관련된 조항이 더욱 엄격하고 까다로워졌습니다. 하지만 위의 사례들을 보면 의사의 환자의 의료정보 비밀유지의무를 실제로 지키는 것이 매우 어렵고 때로는 도덕적 혹은 윤리적인 딜레마에 빠지기 쉽다는 것을 잘 보여주고 있습니다. 그럼에도 불구하고 지극히 예외적인 상황을 제외하고는 의사는 노숙자든, 전직 대통령이든, 대기업오너 등 그 사회적 지위에 상관없이 진료상 알게 된 환자의 개인의료정보를 지켜주어야 한다는 사실은 변함이 없습니다.

의사의 환자의 의료정보 보호의무는 환자의 허락을 받거나, 전염병의 경우, 형사/민사소송에서 법원이 요청하는 경우, 마지막으로 공공의 이익을 위해 예외적으로 면제받을 수 있습니다.

물론 의사들이 실제로 환자를 진료하면서 환자의 의료정보를 누설하였다는 이유로 문제가 되는 경우가 흔하지는 않습니다. 하지만 환자가 의사를 신뢰할 수 있어야 한다는 것은 매우 중요한 문제입니다. 만약 환자가 의사를 신뢰하지 못한다면 중요한 문제를 숨길 수 있고 이로 인해 올바른 진료를 기대할 수 없을 상황이 발생할 수도 있기 때문입니다. 이러한 상황을 고려한다면 의사들은 환자들의 민감의료정보를 지키기 위해서 좀 더 노력해야 한다고 생각합니다.

참고) 환자의 민감의료정보를 검찰이나 경찰에 누설하였을 경우에 대한 의사 책임

사례 2에서 성형외과 의사 B는 A가 비디오를 팔기 위해서 거짓말을 했다고 대중매체를 통해 밝혔기 때문에 의사의 환자비밀보호유지 의무를 위반하였다는 판결이 나왔습니다. 그렇다면 만약 성형외과 의사 B가 이러한 사실을 대중매체가 아닌 검찰이나 경찰에 신고하였더라도 환자의 비밀보호유지 의무 위반에 해당할까요? 최근에 이와 관련한 사례가 있어 소개하면 다음과 같습니다.

사례

2017년 서울의 한 대학병원 성형외과 A교수는 8명의 환자들을 대리수술을 시켰고 이를 직접 집도한 것처럼 허위사실을 진료기록부에 작성하는 것을 본 전공의 B는 다른 전공의들과 함께 대리수술을 받은 한 환자의 사흘치 수술기록지를 열람하고 그 사본을 검찰에 제출하였습니다. 이 사실을 안 피해 당사자이자 환자 C가 자신의 의료정보가 유출되었다고 하면서 전공의 B를 검찰에 고소하였습니다.

쟁점

환자 C의 개인정보를 환자본인의 허락도 없이 검찰에 제출한 전공의 B의 행위가 의료인으로서 환자의 의료정보 보호의무와 관련된 의료법을 위반하였는지 여부입니다. 물론 전공의 B는 대리수술을 시행한 해당 교수의 불법적인 행위를 고발하기 위한 최소한의 증거만 검찰에 제출하였고, 수사기관 외에는 의무기록을 열람할 수 없었기 때문에 자신들은 공익신고자에 해당하며 직무상 환자의 의료정보 보호의무를 위반한 것이 아니라고 주장하였습니다.

판결

1심 재판부는 전공의 B가 공익신고자 등에 해당한다고 하더라도 허용된 권한을 초과해 타인인 환자의 개인정보를 검찰에 유출한 것은 공익신고자 보호법상 적용 대상이 아니고, 비록 전공의가 수술기록지를 전달한 상대방이 검찰인 공공기관이라도 하더라도 개인정보를 유출한 것으로 보아야 하며, 의무기록제출만이 유일한 고발방법은 아니었다고 하면서 전공의 B에게 벌금 50만 원의 선고유예(법원이 경미한 범인에 대하여 일정한 기간 형의 선고를 유예하고, 그 유예기간을 사고 없이 지내면 형의 선고를 면하게 하는 제도)를 결정하였습니다. 다만 의료법 위반에 대하여는 환자정보유출 후 6개월 안에 고소하지 않아 시간이 지났다며 무죄로 판결하였습니다. 하지만 2심 재판부의 판단은 달랐습니다. 재판부는 수술실 간호기록지 등 의료기록이 대리수술혐의를 입증하기 위한 가장 유효적절한 수단이고, 전공의의 입장에서는 담당교수의 의료법 위반혐의를 입증할 만한 다른 적법한 수단도 없었을 뿐 아니라 의료기록을 첨부하지 않고 고발했다고 하더라도 결국 해당 자료가 나중에 수사기관에 제공될 수밖에 없었을 것으로, 환자개인의 의무기록이 유출되어 침해된 법익보다 대리수술을 방지함으로써 보호되는 사람들의 생명과 신체에 관한 법익이 더 중요하기 때문에 전공의들의 행위가 사회통념상 허용될 만한 정도의 타당성이 있어 위법성이 없는 것으로 판단하면서 무죄를 선고하였습니다.[4]

Comment

위의 사례는 제3자의 건강과 안전에 직접적으로 피해갈 갈 것이 예상되는 경우 공공의 이익을 위하여 환자동의를 받지 않고 환자의 민감의료정보를 공공기관에 제출하는 행위는 법전체의 정신이나 사회통념에 비추어 용인될 수 있는 정당행위로 보아 위법성이 조각되어 무죄판결이 된 사례라고 할 수 있겠습니다.

응급환자를 상급병원으로 전원할 때 **의사의 책임과 의무**는 어디까지인가?

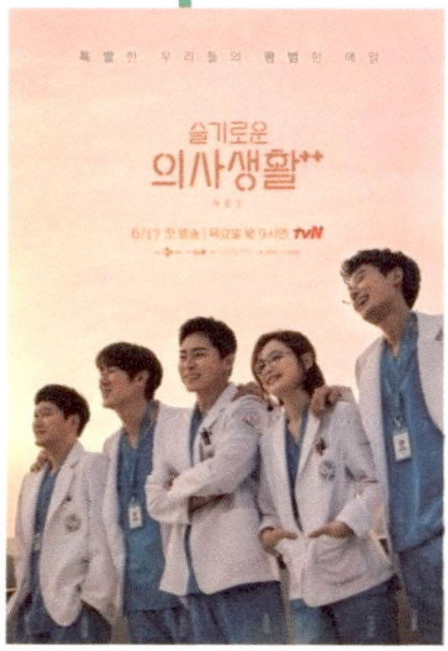

제공: CJ ENM

2020년 tvN에서 방영된 '슬기로운 의사생활'이라는 드라마를 아시는지요? 드라마는 99학번 의대 동기 다섯 명을 중심으로 병원에서 펼쳐지는 이야기를 재미있게 그리면서 역대 tvN 주중 드라마 중에서 수도권 최고 시청률 1위를 기록하는 등 많은 인기를 누리면서 시즌 2까지 나오게 되었습니다. 슬기로운 의사생활에서는 환자들을 치료하는 의사들이 겪을 수 있는 여러 에피소드들이 나옵니다. 이 장에서 주목하는 에피소드는 시즌 2의 8화입니다. 28세 초산인 여성이 분만 후에 자궁수축이 되지 않고, 아기가 내려오면서 자궁경부에 상처가 생겨 출혈이 발생하였는데 지혈하기 위해 여러 조치를 취했지만 되지 않아 다른 병원에서 전원을 왔습니다. 이 환자는 전원을 오면서 이전 병원에서 어떤 조치를 취하였는지에 대하여 드라마는 자세히 그리고 있지 않지만 응급실에서 환자가 입고 있던 옷이 출혈로 인하여 붉게 물들어 있었습니다. 수술장에서 산모의 혈압은 74/48 mmHg, 맥박은 128회/분이었고, 응급실에서 농축적혈구(pack RBC)를 4팩 수혈하였지만 혈액검사상 혈색소는 5.4g/dL(정상 12-15g/dL)로 매우 낮은 상태였습니다. 산부인과 교수는 수술 중에 지혈이 되지 않아 자궁을 적출하는 것까지

고려하였지만 다행히 성공적으로 지혈이 되었고 환자는 살 수 있었습니다.

중소병원이나 의원에서 환자를 진료하다 보면 응급환자를 볼 기회가 종종 있습니다. 이런 경우 응급환자를 치료할 수 있는 장비나 전문인력이 갖춘 상급병원으로 환자를 안전하게 전원을 시켜야 합니다. 문제는 상당수의 봉직의나 개원의사들이 응급환자를 상급병원으로 전원시킬 때 요구되는 의사의 의무와 책임을 잘 알지 못하는 경우가 많습니다. 여기서는 관련된 실제 사례를 보면서 이야기해 보겠습니다.

사례 1)

41세 남성 환자 A는 구토, 오심, 전신통증, 어지럼증을 주소로 인근 B소화기내과 의원에 방문하였고 의사 B는 환자 A에게 오심방지약(metoclopromide), 비타민이 포함된 수액을 처방하였습니다. 환자 A는 수액을 맞고 있던 중 갑자기 가슴통증과 어지럼증을 호소하였고 의사 B가 시행한 심전도상 급성심근경색이 의심되었습니다. 환자를 이송하기 위해 의사 B는 카카오톡으로 택시를 불러 환자와 보호자만 탑승시켜 인근 대학병원에 도착하였습니다. 하지만 환자와 보호자는 택시에서 내리고 바로 응급실로 가지 않고 병원 내 편의점에서 물을 사고 나오다가 갑자기 심정지가 발생하였고 5분 후에 응급실로 옮겨져 심폐소생술 및 관상동맥조영술을 시행하였으나 사망하였습니다. 관상동맥 조영술상 우관상동맥이 완전히 막혀 있어 환자 A는 급성심근경색이 발생하였고 합병증으로 심정지가 발생하여 사망하였다는 것을 확인하였습니다. 검찰은 의사 A를 전원의무위반으로 기소하였습니다.

쟁점

요약하면 1) 급성심근경색으로 진단받은 환자 A가 응급환자인지, 2) 환자 A를 택시로 치료가 가능한 대학병원으로 이송한 행위가 정당한 행위인지, 3) 대학병원으로 이송할 때 환자와 보호자만 택시에 태워 보낸 것이 정당한 행위인지 여부입니다.

첫째, 환자 A가 응급환자인지 여부입니다. 현재 법에서는 응급환자를 '위급한 상태로 인하여 즉시 필요한 응급처치를 받지 않으면 생명을 보존할 수 없거나 심신에 중대한 위해가 발생할 가능성이 있는 환자'로 정의하고 있습니다. 문제는 이러한 법의 규정이 너무 추상적이라는 것입니다. 이에 응급의료법 시행령에서는 응급환자를 1) 신경학적 응급증상, 2) 심혈관계 응급증상, 3) 중독 및 대사장애,

4) 외과적 응급증상, 5) 출혈, 6) 안과적 응급증상, 7) 알러지, 8) 소아과적 응급증상, 9) 정신과적 응급증상을 가진 환자로 규정하고 각각에 대하여 예시를 하고 있습니다.

응급의료에 관한 법률(약칭: 응급의료법)

제2조

1. 응급환자란 질병, 분만, 각종 사고 및 재로 인한 부상이나 그 밖의 위급한 상태로 인하여 즉시 필요한 응급처치를 받지 아니하면 생명을 보존할 수 없거나 심신에 중대한 위해가 발생할 가능성이 있는 환자 또는 이에 준하는 사람으로서 보건복지부령으로 정하는 사람을 말한다.

응급의료에 관한 법률 시행규칙(별표 1)

응급증상 및 이에 준하는 증상

1. 응급증상
   - 가. 신경학적 응급증상: 급성의식장애, 급성신경학적 이상, 구토, 의식장애 등의 증상이 있는 두부손상
   - 나. 심혈관계 응급증상: 심폐소생술이 필요한 증상, 급성호흡곤란, 심장질환으로 인한 급성 흉통, 심계항진, 박동이상 및 쇼크
   - 다. 중독 및 대사장애: 심한 탈수, 약물, 알코올 또는 기타 물질의 과다복용이나 중독, 급성대사장애
   - 라. 외과적 응급증상: 개복술을 요하는 급성복증, 광범위한 화상, 관통상, 개방성, 다발성 골절 또는 대퇴부 척추의 골절, 사지를 절단할 우려가 있는 혈관손상, 전신마취하에 응급수술을 요하는 증상, 다발성외상
   - 마. 출혈: 계속되는 각혈, 지혈이 안되는 출혈, 급성 위장관 출혈
   - 바. 안과적 응급증상: 화학물질에 의한 눈의 손상, 급성 시력손실
   - 사. 알러지: 얼굴 부종을 동반한 알러지 반응
   - 아. 소아과적 응급증상: 소아경련성 장애
   - 자. 정신과적 응급증상: 자신 또는 다른 사람을 해할 우려가 있는 정신장애

시행령에서 규정하고 있는 응급환자의 기준도 의사관점에서 보면 너무 광범위합니다. 다른 기준을 보면 좀 더 이해하기 쉽습니다. 보건복지부가 발행한 '안전한 병원간 전원을 위한 응급환자 이송지침'에 따르면 중증응급환자를 11개의 중증질환으로 신속한 치료가 필요한 환자로 정의하고 있습니다. 여기서 11개의 중증질환이란 1) 뇌출혈수술, 2) 뇌경색 재관류, 3) 심근경색 재관류, 4) 복부손상수술, 5) 사지접합수술, 6) 응급 내시경, 7) 응급투석, 8) 조산산모, 9) 신생아, 10) 중증화상, 11) 정신질환자로 정의하고 있습니다. 이러한 분류에 따르면 급성심근경색으로 진단받은 환자 A의 경우 중증응급환자라고 할 수 있겠습니다.

둘째, 의사 C가 응급환자인 A를 대학병원까지 택시로 이송한 행위가 정당한 행위인지 여부입니다. 현재 법에 따르면 환자를 다른 병원으로 이송할 때에는 적절한 이송수단을 제공해야 한다고 규정하고 있습니다.

응급의료에 관한 법률(약칭: 응급의료법)

응급의료에 관한 법률 시행규칙

제4조 응급환자의 이송절차 및 의무기록의 이송

① 의료인은 법 제11조에 따라 응급환자를 다른 의료기관으로 이송하는 경우에는 이송받는 의료기관에 연락하고, 적절한 이송수단을 알선하거나 제공해야 한다.

의사들이 응급환자를 이송할 때 가장 흔히 사용하는 수단은 구급차입니다. 구급차에는 공적자원인 119 구급차와 사설 구급차가 있습니다. 119 구급차의 경우 응급구조사가 항상 탑승해 있고 응급처치에 필요한 장비를 갖추고 있어 최적이라고 할 수 있습니다. 문제는 119의 도움을 받기 쉽지 않다는 것입니다. 119안전신고센터에서는 '119 구급차량은 병원에서 병원으로 전원개념의 이송은 절대로 하지 않으며 2차병원에서는 119 구급차를 부를 수 없도록 되어 있다'고 설명한다고 합니다. 참고로 119 구조, 구급에 관한 법률 시행령에 따르면 119 구조대원은 병원 간 이송 또는 자택으로의 이송요청은 거절할 수 있습니다. 하지만 의사가 동승한 응급환자의 병원 간 이송은 허용됩니다.

119 구조, 구급에 관한 법률 시행령

제20조

② 구급대원은 구급대상자가 다음 각 호의 어느 하나에 해당하는 비응급환자인 경우에는 구조출동 요청을 거절할 수 있다.

7. 병원 간 이송 또는 자택으로의 이송요청자. 다만, 의사가 동승한 응급환자의 병원 간 이송은 제외한다.

이는 중소병원이나 의원급 의료기관에서 응급환자가 발생하였을 때 119 구급차를 이용하기 쉽지 않을 수 있다고 해석할 수 있습니다. 그렇다면 사설 구급차는 어떨까요? 사설 구급차의 대부분은 응급구조사가 탑승하지 않고, 응급처치를 위한 장비를 갖추지 않은 경우가 많을 뿐 아니라 요청하고 병원에 오기까지 시간이 많이 걸린다는 문제점이 있습니다. 이러한 상황에서 대안으로 제시되는 수송수단이 택시입니다. 최근에 카카오톡으로 택시를 즉시 예약할 수 있어 기다리는 시간을 최소화하여 환자를 빠른 시간 안에 이송할 수 있습니다. 하지만 택시는 공간이 협소하고 응급상황이 발생하였을 경우 사용할 수 있는 의료기구가 없어 이송 중에 응급상황이 발생하였을 경우 응급처치가 불가능하다는 문제점이 있습니다. 이 외에 의사 자신의 자가용이 있으나 택시와 유사한 문제점이 있습니다. 의사 B는 개인적인 경험으로 119에 구급차를 요청하면 개인병원에는 오지 않거나 매우 늦게 도착하는 경우가 많고 사설 구급차는 응급구조사도 없고 장비도

열악할 뿐 아니라 요청하고 도착하는데 수십 분 이상이 걸릴 것으로 생각되어 택시를 불렀다고 주장하였습니다. 이에 비하여 검찰은 응급환자를 구급차가 아닌 택시에 태워 전원한 것은 위법한 행위라고 주장하였습니다.

셋째, 상급병원에 이송할 때 의료진이 동승하지 않고 보낸 행위가 적절한 행동인지 여부입니다. 현재 의료법에서는 응급환자를 이송할 때 응급환자의 안전한 이송에 필요한 의료기구와 인력을 제공해야 한다고 규정하고 있습니다.

제11조 응급환자의 이송

① 의료인은 해당 의료기관의 능력으로는 응급환자에 대하여 적절한 응급의료를 할 수 없다고 판단한 경우에는 지체없이 그 환자를 적절한 응급의료가 가능한 다른 의료기관으로 이송해야 한다.

② 의료기관의 장은 제1항에 따라 응급환자를 이송할 때에는 응급환자의 안전한 이송에 필요한 의료기구와 인력을 제공해야 하며, 응급환자를 이송받는 의료기관에 진료에 필요한 의무기록을 제공해야 한다.

여기서 응급환자의 안전한 이송에 필요한 인력이란 이송 중에 환자 상태, 환자에게 장착된 장비 등의 상태 및 산소 또는 약물투여 등을 감시하면서 이송병원에 환자를 인계하기 전까지 직접 조치하거나 통신을 통해 의료지도를 요청할 수 있는 사람을 말하는데 의원급 의료기관의 경우 이와 같은 일을 할 수 있는 사람은 의사입니다. 만약 어쩔 수 없이 의사가 못하는 상황이라면 대신하여 간호사도 고려해 볼 수 있겠습니다만 이런 경우 왜 의사가 동승하지 못하였는지에 대한 합리적인 설명이 필요할 수 있습니다.

의사 B는 의료진의 동승 없이 당시 환자 및 보호자만 보낸 것에 대하여 당시 자신의 의원에는 수면내시경을 시행한 수면마취 환자가 있어 혹시 무호흡상태가 발생하는지 관찰하여야 하였기 때문에 자신은 의원을 벗어날 수 없는 상태였고, 환자가 정신은 멀쩡한 상태로 스스로 움직여 택시를 탈 수 있었기 때문에 의료진의 동승이 반드시 필요한 상황은 아니었다고 주장하였습니다. 하지만 검찰은 환자가 이송과정에서 있을 수 있는 치명적인 부정맥으로 인한 심정지과 같은 응급상황이 발생할 가능성을 잘 알고 있었음에도 불구하고 환자 및 보호자만 택시에 태워 보낸 것은 위법한 행위라고 주장하였습니다.

판결

법원은 응급환자를 대학병원과 같은 상급병원 이송할 때 119 구급차나 사설 구급차 대신 택시를 이용한 것은 문제삼지 않았습니다. 하지만 환자 A가 택시에 스스로 탑승하는 등 의식이 있었다고 하더라도 의사 C는 환자 A의 이송과정에서 있을 수 있는 치명적인 부정맥으로 인한 심정지와 같은 응급상황을 예상할 수 있음에도 불구하고 택시에 본인 혹은 간호사를 동반하지 않고 환자 A와 보호자만 태워 보냈고, 결국 환자와 보호자가 응급실로 가지 않고 편의점으로 갔는데 이 당시 심정지가 와서 심폐소생술이 늦어진 점을 들어 이와 같은 과실이 피해자의 사망결과에 대한 하나의 원인으로 생각된다고 하면서 의사 C에게 유죄를 선고하였습니다. (부산지방법원 2020.2.3. 선고 2019고단 2637, 4359(병합) 판결)

Comment

응급환자의 경우 전원을 보내는 의사는 이송에 필요한 차량과 인력을 지원해야 하는데 해당 인력은 이송 중에 환자 상태, 환자에게 장착된 장비 등의 상태 및 산소 또는 약물투여 등에 대하여 감시하면서 이송병원에 환자를 인계하기 전까지 필요한 경우 직접 조치하거나 통신을 통해 의료지도를 요청할 수 있는 사람을 말합니다. 또한 이송을 보내는 의사의 책임은 환자를 구급차에 태울 때 끝나는 것이 아니라 환자가 이송하는 병원에 도착하여 해당 병원 의료진에게 환자를 인계할 때까지입니다.

2013년 11월 보건복지부는 보도자료를 통해 보다 안전한 병원 간 전원을 위한 응급환자 이송지침을 마련하고 배포하였습니다. 이 전원지침은 응급의료법에 규정된 응급환자 이송에 관한 사항을 구체화하고 미비사항을 보완하여 일선 응급의료기관에서 응급환자 전원에 바로 적용할 수 있도록 정리한 것입니다. 이에 따르면 모든 응급의료기관은 전원전용 수신번호(핫라인)를 설치하고, 센터급 이상 응급의료기관은 응급상황관리책임자를 지정하고 핫라인 핸드폰을 운영하도록 하며 병원간 직접연락이 어려운 경우 119구급상황관리센터에 의뢰하여 수용가능한 의료기관 안내를 받도록 하였습니다. 이 가이드라인에서 주목할 것은 '응급환자의 안전한 이송에 필요한 의료기구와 인력'을 정의하면서 환자의 상태에 따라 구급차에 탑승할 응급의료종사자를 선정하고, 탑승자는 이송 중에 환자상태, 환자에게 장착된 장비 등의 상태 및 산소 또는 약물의 투여 등에 감시하고, 환자를 인계하기 전까지 이상소견이 있는 경우 직접 조치하거나 통신을 통해 의료지도를 요청할 수 있어야 하는 의료인력으로 정의하고 있습니다. 이러한 가이드라인을 고려한다면 타 병원으로 전원 시 반드시 응급의료종사자가 함께 탑승해야 하며 탑승하는 인력은 환자의 상태를 평가하고 응급대처가 가능한 의료인력이어야 한다는 것을 알 수 있습니다.

이와 같은 상황을 고려한다면 응급환자를 이송할 때 가능하시면 의사가 함께 동승하시기 바라고 정말 안되는 경우 간호사라도 함께 동승시켜 보내시기 바랍니다.

사례 2)

○○대학병원에 이비인후과 전공의 1년차인 A는 혼자 야간당직을 서고 있었는데 급성 후두개염이 의심되는 환자가 다른 병원에서 전원되었습니다. 이송당시 환자의 체온, 맥박, 심전도는 모두 정상이었습니다. A는 응급실에서 걸어서 약 5분 정도 걸리는 이비인후과 외래에서 후두경으로 환자의 후두를 검사한 후 환자를 혼자 응급실로 돌려보냈습니다. 하지만 환자가 다시 응급실로 혼자서 이동하던 중 호흡곤란으로 쓰러졌습니다. 이를 확인한 의사는 환자를 빨리 응급실로 옮겨서 응급처치를 시행하였지만 결국 사망하였습니다. 검찰은 의사 A를 의료법 위반으로 기소하였습니다.

쟁점

후두개란 목 안쪽에서 기도와 식도가 나뉘는 부분에서 기도를 덮는 뚜껑처럼 생긴 기관을 말하며 음식물을 삼킬 때 기도를 덮어주어 기도로 음식물이 넘어가는 것을 막아주는 역할을 합니다. 급성 후두개염이란 세균감염으로 후두개에 염증이 생기는 질환으로 후두개가 붓게 되면 삼킴장애가 생기고 기도를 막아 호흡곤란을 일으키면서 최악의 경우 생명에 지장을 초래할 수 있기 때문에 응급환자로 분류됩니다. 급성 후두개염으로 인한 호흡곤란은 갑자기 발생하며 급격히 진행되는 것이 특징으로 만약 급격한 호흡곤란이 발생하면 기관지를 절개하는 기관절개술을 해야 합니다. 이 사례의 쟁점은 내원 당시 비교적 문제가 없었던 환자를 이비인후과 외래에서 진료한 후에 응급실까지 혼자 보내도록 한 것이 적절한 행동인지 여부입니다.

판결

법원은 의사 A는 이전 병원에서 환자에 대한 CT검사 영상, 전원경위를 전달받았고, 자신이 후두경검사로 환자상태가 심각한 것을 인식하였을 뿐 아니라, 이비인후과 외래에서 응급실까지 이동하는데 5분 이상 걸리기 때문에 혹시 발생할 수 있을 응급상황을 적절하게 대처하기 위하여 의료진이 피해자와 함께 동행하여야 함에도 불구하고 그렇지 않았음을 이유로 유죄를 선고하였습니다. (진료 후 응급실로 혼자 가던 환자 사망… 당직 의사 '유죄', 청년의사 2022.7.4.)

Comment

응급환자에 대한 의사의 이송의무는 병원에서 타 병원으로 이송하는 것에 국한되지 않으며 병원 안에서 환자를 이송하는 경우에도 해당합니다. 만약 응급실이나 외래로 내원한 환자가 응급환자라고 생각되면 검사나 치료를 위하여 같은 병원의 다른 곳으로 환자를 옮기는 경우에도 환자를 혼자 움직이게 해서는 안 되고 의료진과 함께 움직이도록 해야 한다는 것을 잊지 않는 것이 좋겠습니다.

사례 3)

산모는 기존에 임신성 고혈압(당시 혈압 160/100 mmHg)이 있어 제왕절개 수술을 시행하였고 의사 A는 태반이 조기박리되었던 것을 발견하였고 수술을 마치면서 간호사에게 출혈이 있을 지 모르니 잘 지켜보라고 지시하였습니다. 하지만 수술이 끝나고 45분이 지났을 때 환자의 상태는 점차 악화되어 혈압이 90/60 mmHg까지 떨어졌고 이에 의사 A의 지시로 자궁마사지와 자궁수축제 및 혈량증량제를 투여하였지만 상태는 점차 악화되었습니다. 수술 약 1시간 30분이 지나고 나서야 의사 A는 환자를 급히 상급병원으로 전원을 결정하였는데 당시 산모의 결막은 창백하였고 혈압은 측정이 안되거나 90/60 mmHg 정도로 낮고 맥박은 129회/분으로 증가된 상태였습니다. 상급병원 응급실에 도착하였을 당시 혈압은 측정이 안되었고 호흡이 멈추는 등 심폐정지 상태에 빠졌고 의료진으로부터 수혈, 자궁적출술 등의 치료를 받았지만 다음날 사망하였습니다. 검찰은 산부인과 의사 A를 업무상 과실치사로 기소하였습니다.

쟁점

환자의 상태가 점차 악화되고 있는 상황임에도 불구하고 의사 A가 간호사들에게 자궁수축상태 및 질출혈의 정도를 관찰하도록 위임한 것이 과실인지와 함께 언제 상급병원으로 전원판단이 늦어져 환자의 상태가 악화된 경우 전원판단을 늦게 한 의사가 환자상태가 악화된 책임이 있는지 여부입니다.

판결

대법원은 의사 A가 간호사들에게 진료보조행위에 해당하는 자궁의 수축상태 및 질출혈 정도를 관찰하도록 위임하는 것 자체가 과실이라고 할 수는 없으나 환자의 경우 태반 조기박리 등으로 대량출혈 위험성을 예견하거나 예견할 수 있었으므로 간호사가 위임받은 업무를 제대로 수행하고 있는지 평소보다 더 주의 깊게 감독하며, 피해자의 출혈량이 많을 경우 신속히 수혈을 하거나 수혈이 가능한 병원으로 전원시킬 의무가 있다고 할 것인데 이를 게을리하여 피해자의 대량출혈 증상을 조기에 발견하지 못하고, 전원을 지체하여 피해자로 하여금 신속한 수혈 등의 조치를 받지 못하게 한 과실이 있다고 판시하였습니다. (대법원 2010.4.29. 선고 2009도7070판결)

Comment

환자의 상태가 점차 악화되고 있는 상황에서 의사는 언제 상급병원으로 이송할지 신속하게 결정을 해야 합니다. 이러한 판단이 적절한지 여부는 결국 환자상태로 판단하게 됩니다. 너무 결과론적이라는 비판은 있을 수 있지만 법원은 환자의 상태가 괜찮다면 크게 문제삼지 않지만 상태가 악화되거나 사망하는 경우 해당 의사에게 책임을 묻게 됩니다. 따라서 환자의 상태가 악화되는 경향을 보이면 신속하게 상급병원으로 이송하는 것이 좋겠습니다.

사례 4)

의정부에서 개업하고 있는 산부인과 의사 A는 자연분만한 환자 B가 출산 직후 질출혈이 계속되어 확인한 결과 분만 중에 자궁경부가 손상된 것으로 확인되어 이에 대한 지혈조치를 취하였지만 질출혈이 멈추지 않자 상급병원으로 옮기기로 결정하였습니다. 이에 구급차를 요청하였고 응급구조사는 환자 B의 상태를 보고 가까운 상급병원으로 이송할 것을 의사 A에게 권유하였지만 의사 A는 40 km 정도 떨어진 서울의 상급병원으로 옮길 것으로 지시하였습니다. 이와 같은 결정에 응급구조사는 가까운 대학병원으로 이송할 것을 다시 제안하였지만 의사는 '자신이 연락한 병원에서 이미 준비를 다 하고 있기 때문에 조금 더 이송시간이 걸려도 조치는 더 빠르다'고 하면서 상대적으로 거리가 먼 대학병원으로 이송할 것을 지시하였습니다. 하지만 이송하는 도중 점차적으로 환자의 산소포화도가 40%까지 떨어졌고 이후 의식이 없는 상태가 되었습니다. 결국 대학병원에 도착하여 심폐소생술을 받았지만 결국 과다출혈에 대한 심정지로 사망하였습니다. 유족은 의사 A를 고소하였습니다.

쟁점

이송 중에 환자의 상태가 악화되거나 악화될 것이 예견됨에도 불구하고 치료가 가능한 인근 상급병원대신 멀지만 자신과 관련이 있는 병원으로 보내는 것이 적절한 조치였는지 여부입니다.

판결

법원은 환자에게 적절한 치료를 하거나 그러한 조치를 취할 어려운 사정이 있다면 신속히 전문적인 치료를 할 수 있는 다른 병원으로 전원조치를 하여야 한다고 전제하면서 피고인이 상급병원으로 이송한 것은 합리적인 재량을 벗어났다고 할 수는 없지만 이송 시 가까운 상급병원을 우선적으로 타진해보고 우선적으로 고려할 주의의무가 있음에도 이러한 조치를 하지 않아 전원을 지연한 과실을 인정하였습니다. (대법원 2018.2.28. 2017도13976 판결)

Comment

많은 개원의들이나 봉직의들은 자신과 어느 정도 관계[5]가 있는 상급병원으로 환자전원을 하였을 때 환자를 잘 받아주고 혹시 환자의 상황이 악화되어도 전원을 보낸 의사에게 문제가 생기지 않도록 말을 잘 해주는 것을 잘 알고 있습니다. 따라서 자신이 개업하거나 근무하고 있는 병원에서 조금 멀어도 가능한 자신과 관계가 있는 병원으로 보내려고 합니다. 하지만 응급환자의 경우 이렇게 먼 병원으로 이송하다가 상태가 악화될 수 있습니다. 따라서 응급환자라고 판단이 되는 경우 자신의 의료기관과 가까운 상급병원으로 이송을 보내는 것이 좋겠고, 만약 상대적으로 먼 병원으로 이송을 결정한 경우 이에 대하여 환자나 보호자에게 충분히 설명을 하시는 것이 좋겠습니다.

사례 5)

21세 환자가 새벽 2시에 복부에 칼에 찔리고는 A병원 응급실로 내원하였습니다. 당시 환자의 혈압은 90/60 mmHg, 맥박 89회/분, 호흡수 26회/분이었고 복부에 출혈과 소장이 외부에 돌출된 것을 확인할 수 있었습니다. 응급실 당직의 B는 하트만 용액 2리터를 최대 속도로 주입하고 돌출된 창자를 소독하여 체내에 넣고 거즈로 덮고 밀봉하였습니다. 이후 일반외과 과장에게 전화하였고 과장은 중환자실에 빈 병상이 있으면 응급수술 준비를 하고, 빈 병상이 없으면 타 병원으로 전원하라고 이야기를 들었습니다. 하지만 당시 A병원 중환자실은 빈 병상이 없어 타 병원에 전원을 문의하였습니다. 여러 병원을 알아보았지만 모두 중환자실 자리가 없어 환자를 받을 수 없다고 이야기를 들었으나 C병원 일반외과 과장은 자신의 병원은 응급수술이 불가능하고 보유 중인 혈액도 없다는 상황을 설명하고 출혈이 심하지 않고 상태가 안정적이라면 전원하라고 지시하였습니다. 하지만 C병원에 도착 당시 환자의 혈압은 100/60 mmHg로 악화되었고 C병원 의사는 응급수술을 하였지만 상태는 점차 악화되어 다음날 사망하였습니다. 검찰은 C병원 일반외과 의사가 환자의 상태를 제대로 평가하지 않고 전원을 받았다는 이유로 기소하였습니다.

쟁점

A병원 응급실 당직의사 B는 응급상황이 아니라고 판단하여 C병원으로 전원하였습니다. 하지만 환자의 상태는 응급수술이 필요한 상황으로 결국 C병원으로 이송되어 응급수술을 하였지만 사망하였습니다. 이 사례의 쟁점은 응급환자를 이송받는 의료기관은 환자의 전원을 받기 전에 환자의 상태를 어느 정도까지 확인하여야 하는지 여부입니다.

판결

대법원은 C병원 일반외과 과장은 응급개복술을 실시할 능력이 없어 수술이 곤란하다는 사정과 함께 환자의 상태와 출혈 여부를 물었고 A병원 당직의는 특별한 출혈소견이 없고 수술이 급한 것 같지 않다고 답변하였다면 이러한 전원을 의뢰한 의사가 제공한 정보를 근거로 전원을 허용할지 여부를 결정하는 것으로, 환자의 상태 및 조치, 생체징후 등 구체적이고 추가적인 질문을 통해 환자의 상태를 확인하고 나서 전원을 허용해야 할 의무는 없다고 판단하면서 C병원 외과의사에게 무죄를 선고하였습니다. (대법원 2005.6.24. 선고 2005다16713판결)

Comment

환자를 전원을 하는 의사는 전원을 받는 의사에게 연락하여 환자의 신원, 사고력, 환자의 상황과 시행된 처치 등에 대한 정보를 제공해야 합니다. 전원을 받는 의사는 환자의 수용과 치료가능 여부를 확인한 후 전원에 동의하고 치료에 대한 사전준비를 하여야 합니다. 하지만 전원을 받는 의사는 전원을 하는 의사가 제공하는 의료정보가 정확한지까지 확인하여야 하는 의무까지 부담하는 것은 아닙니다.

정리

의사의 입장에서 자신이 치료가 가능한지 아니면 불가능한 환자인지를 빨리 판단한 후에 상급병원으로 환자를 이송하는 것은 매우 중요한 문제입니다. 특히 이송할 때 환자가 중증응급환자라면 단순히 전원의뢰서만 주면서 빨리 큰 병원으로 가라고만 이야기해서는 안 되고, 구급차 등 이송에 필요한 자원을 확보하며 전원할 때 환자를 모니터링하고 응급처치가 가능한 인력이 함께 구급차에 탑승해야 합니다. 이러한 의무는 병원과 병원의 이송에만 해당되는 것이 아닙니다. 만약 병원 안에서 이송을 하더라도 환자가 응급상황이 발생할 가능성이 있다면 반드시 의료진과 함께 이동하도록 하여야 합니다. 또한 환자를 상급병원이나 타 병원에 이송하기 전에 환자나 그 가족에게 환자의 상태를 충분히 설명해야 합니다. 전원을 시키는 의사는 이송을 보내는 환자에 대한 구체적이고 상세한 정보를 전원을 받는 의사에게 알릴 의무가 있습니다. 전원을 받는 의사는 해당 병원의 상황에 맞게 질문을 하되 이러한 전원의사의 진술을 신뢰하여 전원 허용 여부를 판단하면 되는 것으로 해당 의사의 진술이 사실인지 여부를 구체적으로 질문하여 환자의 상태를 파악하지 않는 책임까지 지는 것은 아닙니다.

의원급 의료기관의 경우 중증응급환자가 발생하였을 경우 119에 연락을 하여 구급차를 요청하는 것이 좋겠습니다. 응급환자 이송의 경우 의사가 동승한다면 환자를 상급병원에 이송할 때 119 구급차의 협조를 받을 수 있기 때문입니다. 가장 중요한 것은 응급환자를 상급병원에 이송할 때 가급적이면 의사가 함께 가는 것이 좋겠습니다. 만약 전원을 하다가 환자의 상태가 악화되거나 사망하는 경우 의사가 동승하지 않았다면 전원의무를 다하지 않았다는 이유로 의사의 책임을 물을 수 있기 때문입니다.

물론 실제 환자를 진료하는 의사의 입장에서 위와 같은 조치를 잘하는 것이 쉽지는 않습니다. 하지만 환자의 생명은 무엇보다도 소중하다는 것을 인식하고 환자의 생명을 보호하도록 모든 조치를 취하는 것이 우리 사회가 의사에게 요구하는 책임이자 의무라는 것을 이해하셨으면 좋겠습니다.

법에서 규정하고 있는 **소개**나 **알선**이란? 그리고 **의료광고의 판단기준**은?

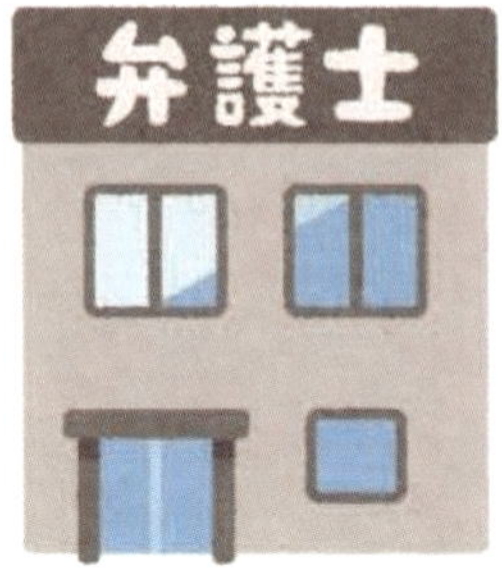

최근 '로톡'이라는 온라인 변호사소개 플랫폼이 논란이 되고 있습니다. '로톡' 서비스란 온라인으로 도움이 필요한 수요자와 변호사를 실시간으로 연결해주는 일종의 플랫폼 서비스로서 사건 수임에 어려움을 겪는 변호사들이 많이 가입하면서 폭발적으로 성장하였습니다. 2020년 11월까지 전체 변호사의 13% 정도가 가입하였다고 합니다. '로톡'은 변호사에게 광고료를 받고 자신의 홈페이지에 변호사를 노출시키는 방법으로 수익을 내고 있습니다. 하지만 현재 법에서는 의사와 마찬가지로 금품을 받고 특정 변호사를 소개, 알선, 유인하는 행위를 금지하고 있습니다. 이러한 이유로 대한변호사협회는 변호사들이 로톡에 가입하거나 이용하지 못하도록 하는 변호사윤리장전 조항을 신설하였고, 이미 가입한 변호사들은 탈퇴할 것을 압박하였습니다. 또한 광고료를 지불한 변호사들만 검색목록 상단에 노출되게 하여 특정 변호사들을 소개하거나 알선하였다는 이유로 '로톡'을 고발하였습니다. 이에 '로톡'은 해당 서비스가 변호사와 필요한 사람과의 연결공간만 제공할 뿐 상담료나 수임료 등은 변호사들 스스로가 책정하기 때문에 사무장 로펌에 해당한다고 볼 수 없고, 광고비용도 상담이나 수임에 따른 수수료가 아닌 앱의 광고료만 받고 있으며, 이 앱을 통해 정보비대칭을 해소해 법률시장이 더 공정하게 만들어지는 데 기여한다고 주장하였습니다. 2022년 5월 검찰은 변호사로부터 광고료 이외에 상담이나 수임과 관련한 대가를 받지 않는 '로톡'과 같은 플랫폼 운영방식은 특정 변호사를 소개하거나 알선한 행위라고 보기 어렵다고 하면서 불기소처분을 하였습니다.

이러한 변호사 상황은 의사의 상황과 매우 비슷합니다. 2020년 현재 의사 수가 13만 명이 넘었고 경쟁도 더욱 치열해지면서 신문이나 잡지와 같은 지면이나 버스나 택시의 외부는 물론 온라인에서도 의료광고가 넘쳐나고 있습니다. 하지만 변호사와 마찬가지로 의료광고는 매우 엄격하게 제한되고 있습니다. 여기서는 의료광고와 관련된 실제 사례를 보면서 이야기해 보도록 하겠습니다.

사례 1)

병원장 A는 이전부터 친분이 있는 교통경찰관들에게 교통사고 환자를 자신이 운영하고 있는 병원으로 데려다 주면 사례비를 주겠다고 이야기하였습니다. 그리고 실제로 교통경찰관들이 교통사고 환자들을 자신의 병원에 데려오면 경찰들에게 사례비를 주었습니다. 검찰은 병원장 A를 의료법 위반으로 기소하였습니다.

쟁점

교통사고가 발생하면 경찰은 교통사고가 발생한 해당 지역을 정리하고 교통사고로 다친 환자들을 병원에 이송해야 합니다. 하지만 어느 병원에 이송할지는 경찰관들의 재량입니다. 이 사례의 쟁점은 경찰관들이 교통사고를 당한 환자들을 특정병원에 이송하면 해당 병원장이 소정의 사례비를 제공한 행위가 법에서 금하고 있는 환자소개나 유인, 알선 및 이를 사주하는 행위에 해당하는지 여부입니다.

현재 의료법에서는 영리를 목적으로 환자를 의료기관이나 의료인에게 소개, 알선, 유인하는 행위 및 이를 사주하는 행위를 금지하고 있습니다. 여기서 '소개나 알선'이란 환자와 특정 의료기관 또는 의료인 사이에서 치료계약이 성립하도록 중개하거나 도모하는 행위를 말하는데 모든 소개나 알선이 금지되는 것은 아니고 영리를 목적으로 하는 경우에만 금지됩니다. 예를 들어 의원급 의료기관의 의사가 종합병원이나 상급종합병원에 진료의뢰서를 써 주거나 이송하는 것은 '소개나 알선'에 해당하지만 이에 대한 금전적인 보상을 받지 않으면 법에서 이야기하는 '영리를 목적으로 하는 소개나 알선'에 해당되지 않습니다. 하지만 의원급 의료기관의 의사가 환자를 특정 의료기관에 소개하고 소개한 의료기관으로부터 소개에 대한 사례비를 받은 경우에는 법에서 금하고 있는 '영리를 목적으로 하는 소개나 알선'에 해당합니다.[6] '유인'이란 속임수나 유혹으로 환자를 특정 의료기관 혹은 의료인과 치료계약을 유도하는 행위를 말합니다. 예를 들어 환자의 본인부담금을 면제 혹은 할인해 주거나, (환자나 환자를 유치하는데 도움을 주는 사람들에게) 금품을 제공하거나 불특정 다수인에게 교통편의를 제공하는 경우는 영리 목적의 환자유인행위에 해당합니다. '이를 사주하는 행위'란 타인으로 하여금 영리를 목적으로 환자를 특정의료기관 또는 의료인에게 소개, 알선, 유인할 것을 결의하도록 유혹하는 행위를 말합니다.

의료법

제27조

3-③ 누구든지 국민건강보호법이나 의료급여법에 따른 본인부담금을 면제하거나 할인하는 행위, 금품 등을 제공하거나 불특정 다수인에게 교통편의를 제공하는 행위 등 영리를 목적으로 환자를 의료기관이나 의료인에게 소개, 알선, 유인하는 행위 및 이를 사주하는 행위를 행하여서는 아니 된다.

판결

법원은 환자를 소개나 알선한 자에게 사례비나 수고비, 세탁비, 청소비, 응급치료비 등 기타 어떤 항목으로도 돈을 지급하고, 앞으로도 환자를 데려다 주면 돈을 지급하겠다는 태도를 취하였다면 이러한 것은 의료법에서 금지하고 있는 '사주' 행위로 판단하였습니다. 이러한 행위가 의료계에서 널리 행해지고 있거나 관행이라는 이유로 정당화될 수는 없다고 판단하였습니다. (대법원 1998.5.29. 선고 97도1126판결)

Comment

의사가 교통사고 환자를 소개, 알선, 유인하는 자에게 사례비를 주겠다고 약속을 하고 교통경찰관이 교통사고로 발생한 환자를 특정 의사에게 데려가 치료를 받게 하는 것은 그 명목이 무엇이든지 교통경찰관은 영리를 목적으로 한 소개, 알선에 해당하고 사례금을 준 의사는 이를 사주한 행위에 해당합니다.

사례 2)

A병원 원장은 렉카 회사 사장 B와 환자 측과 아무런 접촉이 없는 상태에서 렉카 회사 소속 운전사들이 교통사고가 나서 응급치료가 필요한 환자가 생겼다는 알게 되었을 때 교통사고가 난 위치를 A병원에 알려주기로 하고 이에 대한 사례비를 주는 계약을 맺었습니다. 이후 교통사고가 나면 특정 의료기관에서 출동한 구급차로 환자를 후송하여 치료할 수 있었습니다. 검찰은 A병원 원장을 의료법 위반으로 기소하였습니다.

쟁점

의료법에서는 영리를 목적으로 환자를 의료기관이나 의료인에게 소개, 알선, 유인하는 행위 및 이를 사주하는 행위를 금지하고 있습니다. 이 사례의 쟁점은 병원이 렉카 회사와의 계약을 통해 렉카 회사가 교통사고 환자가 발생하면 병원에 그 위치를 알려주고 이에 대한 사례비를 주기로 한 경우 이와 같은 계약이 환자의 소개나 알선 및 이를 사주하는 행위에 해당하는지 여부입니다.

판결

법원은 특정의료기관과 렉카 회사와 환자발생사실과 위치를 알려주는 계약을 맺고 사례비를 준 행위는 법에서 금하고 있는 영리를 목적으로 하는 소개나 알선에 해당하지 않는다고 판단하였습니다. (대법원 1999.6.22. 선고 95도803판결)

Comment

환자 측과 아무런 접촉이 없는 상태에서 특정 의료기관에 응급치료를 요하는 환자의 발생사실과 장소를 알려주는 경우는 이로 인하여 사례비를 받더라도 환자를 특정 의료기관에 소개한 것이라고 할 수 없다는 사례입니다.

사례 3)

병원 사무장 A는 지역에 사는 주민들에게 자신이 근무하고 있는 병원에 계약금 3만 원만 내고 예약하면 시중보다 싼 금액인 20만 원에 건강검진을 받을 수 있다고 선전하면서 계약금 명목으로 3만 원을 받았습니다. 검찰은 병원 사무장 A를 의료법 위반으로 기소하였습니다.

쟁점

현재 의료법에서는 의료기관 개설자, 의료기관의 장 또는 의료인이 아닌 자는 의료에 관한 광고를 하지 못하도록 되어 있습니다. 또한 누구든지 영리를 목적으로 환자를 의료기관이나 의료인에게 소개, 알선, 유인하는 행위가 금지됩니다. 이 사례의 쟁점은 의사, 의료기관 개설자, 의료기관의 장이 아닌 병원직원이 자신이 일하고 있는 병원을 광고하는 것이 의료법에서 금지하는 영리를 목적으로 하는 소개나 알선에 해당하는지 여부입니다.

의료법

제56조

① 의료기관 개설자, 의료기관의 장 또는 의료인이 아닌 자는 의료에 관한 광고(의료광고)를 하지 못한다.

판결

대법원은 의료기관이나 의료인이 스스로 자신에게 환자를 유치하는 행위는 그 과정에서 환자나 행위자에게 금품을 제공되거나 의료시장질서를 근본적으로 해하는 등의 특별한 사정이 없는 한 환자유인행위에 해당하지 않으며, 그 행위가 의료인이 아닌 직원을 통해 이루어지더라도 환자의 소개나 알선 또는 그 사주에 해당하지 않는다고 판단하였습니다. (대법원 2004.10.27. 선고 2004도5724판결)

Comment

만약 제3자에게 특정 의료인이나 의료기관에 진료를 볼 수 있도록 부탁하고 이에 대한 사례비를 주는 경우는 영리를 위해 환자를 유인하는 행위에 해당합니다. 하지만 제3자가 개입되지 않고 의사 또는 의료기관 종사자가 환자를 유인하는 행위의 경우 그 과정에서 불법적인 요소가 없다면 환자유인행위로 보지 않는다는 사례입니다. 즉, 의사나 의료기관 종사자가 자신의 의료기관을 홍보하고 환자를 유치하는 것은 문제가 되지 않는다는 것입니다. 하지만 이 과정에서 환자에게 선물을 주거나 해당 직원이나 의사에게 환자유치에 대한 인센티브를 준다면 이는 영리를 위한 환자유인행위로 인정받을 수 있습니다.

사례 4)

안과의원 의사 A는 주식회사 B와 협의한 후에 B주식회사가 운영하는 인터넷 사이트의 30만 명 회원들에게 '라식/라섹 90만 원 체험단 모집'이라는 제목으로 '응모만 해도 강남 유명 안과에서 라식/라섹 수술이 90만 원 OK, 응모한 사람을 추첨하여 1명에게는 무료 라식/라섹 체험의 기회를 드립니다'라는 내용의 이벤트 광고를 이메일로 무작위로 2회 발송하였고, 응모신청자 중에서 20명에게 광고와 같이 90만 원에 라식/라섹 수술을 해 주었습니다. 검찰은 의사 A가 주식회사 B에 광고한 행위를 적법한 의료광고가 아닌 환자유인행위로 판단하고 기소하였습니다.

쟁점

광고란 그 성질상 기본적으로 소비자들을 '유인'하는 성격을 지니고 있습니다. 의료광고도 필연적으로 '유인'의 성격을 가집니다. 또한 광고가 전문화되면서 의료기관들이 광고계약을 맺은 광고회사들이 광고대행을 하는 경우가 많습니다. 이 사건의 쟁점은 의료기관 개설자인 의사가 광고회사와 의료광고계약을 맺고 이벤트 광고를 이메일로 발송한 것이 법에서 금지하고 있는 영리를 목적으로 하는 환자 유인 행위인지와 함께 의사가 광고회사와 광고계약을 맺고 광고회사가 광고를 만들어 배포하는 행위가 의료법에 위반하는지 여부입니다.

광고란 매체를 통해 재화나 서비스제공자가 자신이 제공하고자 하는 재화나 서비스에 대한 사항을 널리 알리기 위해 이루어지는 행위입니다. 최근 의료시장의 경쟁이 치열해지면서 의료광고는 필수적이라고 할 수 있습니다. 하지만 의료는 인간의 생명과 건강에 직결된 것으로 내용이 과장되거나 과도한 수식 등 잘못된 의료광고로 인해 국민의 건강권에 심각한 침해가 있을 수 있고, 의료서비스가 매우 전문적이기 때문에 의료소비자인 환자가 광고에서 제공한 정보가 진실인지 파악하는 것이 쉽지 않다는 특성과 함께 의료가 공익적인 면이 매우 강하다는 이유로 의료광고는 광고할 수 있는 대상과 내용을 엄격히 제한하고 있습니다.

이 외에 정부로부터 전문병원으로 지정을 받지 않은 기관은 '전문병원'이라는 명칭을 사용하지 못하도록 하고 있습니다. 따라서 '항문 전문', '쌍커풀수술 전문'과 같은 단어는 전문병원 명칭사용 위반으로 처벌받을 수 있습니다.

마지막으로 법적인 근거가 없는 자격이나 명칭을 표방하는 광고도 금지됩니다. 예를 들어 '쌍커풀 박사', '감기 전문의'라는 광고는 허용되지 않습니다.

의료법

제56조

③ 의료인 등은 다음 각 호의 어느 하나에 해당하는 의료광고를 하지 못한다.

1. 신의료기술에 관한 광고
2. 환자에 관한 치료경험담을 소비자로 하여금 치료효과를 오인하게 할 우려가 있는 내용의 광고
3. 거짓된 내용을 표시하는 광고
4. 다른 의료인 등의 기능 또는 진료 방법과 비교하는 내용의 광고
5. 다른 의료인 등을 비방하는 내용의 광고
6. 수술 장면 등 직접적인 시술행위를 노출하는 내용의 광고
7. 의료인 등의 기능, 진료 방법과 관련하여 심각한 부작용 등 중요한 정보를 누락하는 광고
8. 객관적인 사실을 과장하는 내용의 광고
9. 법적 근거가 없는 자격이나 명칭을 표방하는 내용의 광고

10. 신문, 방송, 잡지 등을 이용하여 기사 또는 전문가의 의견 형태로 표현되는 광고
11. 심의를 받지 아니하거나 심의받은 내용과 다른 내용의 광고
12. 외국인환자를 유치하기 위한 국내광고
13. 소비자를 속이거나 소비자로 하여금 잘못 알게 할 우려가 있는 방법으로 비급여 진료비용을 할인하거나 면제하는 내용의 광고

의료법

제56조

③ 의료인 등은 다음 각 호의 어느 하나에 해당하는 의료광고를 하지 못한다.

1. 신의료기술에 관한 광고
2. 환자에 관한 치료경험담을 소비자로 하여금 치료효과를 오인하게 할 우려가 있는 내용의 광고
3. 거짓된 내용을 표시하는 광고
4. 다른 의료인 등의 기능 또는 진료 방법과 비교하는 내용의 광고
5. 다른 의료인 등을 비방하는 내용의 광고
6. 수술 장면 등 직접적인 시술행위를 노출하는 내용의 광고
7. 의료인 등의 기능, 진료 방법과 관련하여 심각한 부작용 등 중요한 정보를 누락하는 광고
8. 객관적인 사실을 과장하는 내용의 광고
9. 법적 근거가 없는 자격이나 명칭을 표방하는 내용의 광고
10. 신문, 방송, 잡지 등을 이용하여 기사 또는 전문가의 의견 형태로 표현되는 광고
11. 심의를 받지 아니하거나 심의받은 내용과 다른 내용의 광고
12. 외국인환자를 유치하기 위한 국내광고
13. 소비자를 속이거나 소비자로 하여금 잘못 알게 할 우려가 있는 방법으로 비급여 진료비용을 할인하거나 면제하는 내용의 광고
14. 각종 상장, 감사장 등을 이용하는 광고 또는 인증, 보증, 추천을 받았다는 내용을 사용하거나 이와 유사한 내용을 표현하는 광고
15. 그 밖에 의료광고의 방법 또는 내용이 국민의 보건과 건전한 의료경쟁의 질서를 해치거나 소비자에게 피해를 줄 우려가 있는 것으로서 대통령령으로 정하는 내용의 광고

의료법 시행령

제23조 의료광고 금지 기준

1. 신의료기술평가를 받지 아니한 신의료기술에 관하여 광고하는 것
2. 특정 의료기관 · 의료인의 기능 또는 진료 방법이 질병 치료에 반드시 효과가 있다고 표현하거나 환자의 치료경험담이나 6개월 이하의 임상경력을 광고하는 것
3. 의료인, 의료기관, 의료서비스 및 의료 관련 각종 사항에 대하여 객관적인 사실과 다른 내용 등 거짓된 내용을 광고하는 것
4. 의료인이 수행하거나 광고하는 기능 또는 진료 방법이 다른 의료인등의 것과 비교하여 우수하거나 효과가 있다는 내용으로 광고하는 것
5. 다른 의료인등을 비방할 목적으로 해당 의료인등이 수행하거나 광고하는 기능 또는 진료 방법에 관하여 불리한 사실을 광고하는 것
6. 의료인이 환자를 수술하는 장면이나 환자의 환부(患部) 등을 촬영한 동영상 · 사진으로서 일반인에게 혐오감을 일으키는 것을 게재하여 광고하는 것
7. 의료인 등의 의료행위나 진료 방법 등을 광고하면서 예견할 수 있는 환자의 안전에 심각한 위해를 끼칠 우려가 있는 부작용 등 중요 정보를 빠뜨리거나 글씨 크기를 작게 하는 등의 방법으로 눈에 잘 띄지 않게 광고하는 것
8. 의료인, 의료기관, 의료서비스 및 의료 관련 각종 사항에 대하여 객관적인 사실을 과장하는 내용으로 광고하는 것
9. 법적 근거가 없는 자격이나 명칭을 표방하는 내용을 광고하는 것
10. 특정 의료기관 · 의료인의 기능 또는 진료 방법에 관한 기사나 전문가의 의견을 신문이나 방송에 싣거나 방송하면서 특정 의료기관 · 의료인의 연락처나 약도 등의 정보도 함께 싣거나 방송하여 광고하는 것
11. 심의 대상이 되는 의료광고를 심의를 받지 아니하고 광고하거나 심의 받은 내용과 다르게 광고하는 것
12. 외국인환자를 유치할 목적으로 국내광고 하는 것
13. 비급여 진료비용의 할인 · 면제 금액, 대상, 기간이나 범위 또는 할인 · 면제 이전의 비급여 진료비용에 대하여 허위 또는 불명확한 내용이나 정보 등을 게재하여 광고하는 것
14. 각종 상장 · 감사장 등을 이용하여 광고하는 것 또는 인증 · 보증 · 추천을 받았다는 내용을 사용하거나 이와 유사한 내용을 표현하여 광고하는 것

판결

1심과 2심법원은 환자에게 이메일로 이벤트광고를 보낸 행위는 영리 목적의 환자 소개/알선/유인을 금지하는 행위에 해당한다고 보았습니다. 하지만 대법원은 의료법에서 금지하는 개별적 행위유형에 준하는 것으로 평가될 수 있거나 의료시장의 질서를 현저하게 해치는 특별한 사정이 없는 한 환자에게 이메일로 이벤트광고를 보낸 행위는 환자의 유인행위에 해당되지 아니하고, 이러한 광고행위가 의료인의 직원 혹은 의료인의 부탁을 받은 제3자를 통해 행해지더라도 이는 환자의 소개/알선 혹은 사주에 해당되지 않는다고 하였습니다. (대법원 2012.9.13 선고 2010도1763판결)

Comment

이 판결은 의사나 의료기관이 광고회사와 광고계약을 맺고 광고를 만들어 이를 배포하는 행위는 특별한 사정이 없는 한 문제되지 않는다는 것으로 보여주고 있습니다. 또한 이메일로 광고를 배포하는 행위 역시 특별한 사정이 없는 한 문제되지 않는다고 판단한 사례입니다.

주의할 것은 2018년 3월 의료법이 개정되면서 '소비자를 속이거나 소비자로 하여금 잘못 알게 할 우려가 있는 방법으로 비급여 진료비용을 할인하거나 면제하는 내용의 광고'가 금지하는 내용이 추가되었습니다. 여기서 '소비자를 속이거나 소비자로 하여금 잘못 알게 할 우려가 있는 방법으로 비급여 진료비용을 할인하거나 면제하는 내용의 광고'가 무엇인지에 대하여 의료법시행령에서는 '비급여 진료비용의 할인, 면제금액, 대상, 기간이나 범위, 할인/면제 이전의 비급여 진료비용에 대하여 허위 또는 불명확한 내용이나 정보 등을 게재하여 광고하는 것'으로 좀 더 구체화하여 정의하고 있습니다. 이렇게 법적규제가 구체화됨에 따라 의료광고심의위원회에서는 비급여 진료비용을 할인이나 면제하는 것은 물론 '합리적 비용', '비용문의', '가격문의', '무료제공' 등의 문구도 허용하고 있지 않다고 합니다. 이와 같은 이유로 앞서의 적법하다고 한 광고내용은 현재 기준으로는 의료법 위반일 가능성이 높습니다. 만약 비급여 진료비 할인이벤트를 기획하고 있다면 할인에 대한 광고문구가 적법한지 여부를 의료광고심의위원회에 심의를 받으시는 것이 좋겠습니다.

사례 5)

치과 병원 A는 보톡스나 필러와 같은 시술을 전혀 한 사실이 없음에도 병원 홈페이지에 '특히 저희 병원은 보톡스를 이용한 치료경험과 노하우가 많아 많은 분들이 미용이나 습관개선을 위하여 꾸준히 찾아주고 계십니다'라는 광고를 게재하였습니다. 검찰은 치과병원 A를 의료법 위반으로 기소유예처분을 하였습니다. 치과병원 A는 1) 과장이나 거짓광고를 금하고 있는 의료법이 구체화하지 않아 명확성이 위배되고, 2) 과장이나 거짓광고를 한 의사를 처벌하는 것은 평등성이 위배된다는 이유로 헌법소원심판을 청구하였습니다.

쟁점

현재 의료법에서는 '거짓이나 과장된 내용의 의료광고'를 금지하고 있습니다. 하지만 법에서는 어떤 광고가 거짓된 광고이고 어떤 광고가 과장된 광고인지 구체적으로 규정하고 있지 않습니다. 이 사례의 쟁점은 현재 과장이나 거짓광고를 금하고 있지만 구체적으로 규정하고 있지 않는 의료법이 헌법에서 보장하고 있는 직업수행의 자유 및 표현의 자유를 침해하는지 여부입니다.

판결

헌법재판소는 법에서 규정하고 있는 '거짓'이란 사실과 어긋난 것 또는 사실이 아닌 것을 꾸민 것을 이야기하고, '과장'이란 사실보다 지나치게 부풀려 나타낸 것을 의미하는 것으로 여기에 다의적인 해석이나 모호성이 있다고 보기 어렵고, 이 조항은 사실에서 조금이라고 어긋나거나 부풀려 광고하는 모든 행위를 처벌하는 것이 아니라 적어도 일반 의료소비자에게 오인이나 혼동을 불러일으킬 염려가 있고 이로 인하여 의료광고 규제의 목적인 국민건강이나 건전한 의료경쟁질서를 해할 위험이 있는 정도의 거짓과장광고를 규율하는 것으로 충분히 해석될 수 있기 때문에 명확성 원칙에 위배되지 않고, 의료소비자를 보호하고, 건전한 의료경쟁질서를 유지하고, 국민건강에 대한 국가의 보호의무를 다하기 위한 것으로 입법 목적의 정당성 및 수단의 적합성이 인정된다고 하였습니다. 또한 약사나 변호사도 거짓이나 과장광고를 하면 처벌되기 때문에 의료인의 평등권을 침해한다고 볼 수 없다'고 하면서 헌법에 합치된다는 판결을 내렸습니다. (헌법재판소 2015.12.23. 2012헌마685결정)

Comment

현재 의료법에서 거짓이나 과장된 광고를 규정하고 있는데 이러한 규정은 비록 그 내용에 대하여 구체적으로 규정하고 있지는 않지만 그 내용을 이해하기 쉽고 오해의 소지가 적어 헌법에 합치됩니다. 참고로 의료광고의 경우 허위와 거짓 광고인지 여부를 규정함에 있어서 일반적인 광고의 판단기준인 '사회통념' 대신 '증명된 객관적 사실'을 기초로 판단하는 등 상대적으로 더욱 엄격한 잣대를 들이대고 있습니다.[7]

사례 6)

치과의사 A는 미국 치주과학회 정회원이 아님에도 이와 같은 경력이 포함된 유리액자 형태의 약력서를 자신이 운영하던 치과의원에 게시하였습니다. 검찰은 치과의사 A가 거짓광고를 하였다는 이유로 기소하였습니다.

쟁점

광고란 신문이나 방송, 온라인 등의 매체를 통해 이루어지게 됩니다. 이 사례의 쟁점은 허위경력을 자신이 운영하는 치과의원에 게시한 것이 거짓광고에 해당하는지 여부입니다.

판결

법원은 '의료광고란 의료기술이나 의료행위 등에 관한 정보를 신문, 인터넷신문, 정기간행물, 방송, 전기통신 등의 매체나 수단을 통해 널리 알리는 행위를 의미한다'고 하면서 자신의 허위 약력을 자신이 운영하는 치과의원에 게시하는 것은 의원을 방문한 사람만 볼 수 있어 전파가능성이 상대적으로 낮아 경력을 널리 알리는 행위라고 하기 어려워 의료광고에 해당하지는 않는다고 판단하였습니다. 하지만 이와 같은 행위가 표시나 광고의 공정화에 관한 법률위반에 해당하는지는 따로 판단해야 한다고 하였습니다. (대법원 2016.6.23. 2014도16577판결)

Comment

의료광고란 신문, 인터넷신문, 정기간행물, 방송, 온라인 등에 게시하여 널리 알리는 것으로 자신의 의료기관에만 허위 약력을 개시하는 것은 의료광고에는 해당하지 않습니다. 하지만 허위 약력을 자신의 의료기관에 게시하는 것은 표시, 광고의 공정화에 관한 법률에서 규정하고 있는 거짓이나 과장의 표시광고에 해당할 가능성이 높습니다. 따라서 자신의 의료기관이라고 하더라도 약력이나 임상경험을 과장하거나 허위로 게시해서는 안 될 것으로 생각됩니다.

사례 7)

의사 A는 다른 사람을 고용하여 블로그를 제작하였고 병원 원장실에 있던 거짓 내용이 기재된 명패사진을 찍어 그 사진을 자신의 인터넷 블로그에 게시하였습니다. 이 사실을 확인한 검찰은 거짓광고를 하였다는 이유로 기소하였습니다.

쟁점

광고란 신문이나 방송, 온라인 등 매체를 통해 제화 제공자가 자신이 제공하고자 하는 재화에 대한 사항을 널리 알리기 위해 이루어지는 행위를 말합니다. 이 사례의 쟁점은 허위경력이 기재된 명패를 사진으로 촬영하여 자신이 운영하는 인터넷 블로그에 게시한 것이 '거짓광고'에 해당하는지 여부입니다.

판결

법원은 신문, 잡지 등의 오프라인 광고는 소통이 없는 일방적인 광고에 불과하지만, 인터넷 블로그는 블로그에 접속한 대중들과 양방향 소통을 하면서 정보를 제공하고 대중들을 유인할 수 있는 것으로, 인터넷을 통한 정보취득과 전달이 더욱 늘어나고 일반화되면서 현대사회에서 일반적인 오프라인 광고보다 광고로서의 기능과 역할을 더 잘 수행할 수 있어 블로그는 의료광고에 해당하고, 이러한 블로그에 허위경력을 기재하는 것은 의료지식이 부족한 일반인으로 하여금 오인이나 혼동을 할 수 있기 때문에 거짓광고에 해당한다고 판단하였습니다. (대법원 2016.6.23. 선고 2016도556판결)

Comment

현재 신문이나 방송, 현수막이나 전단지, 전광판은 물론 하루 평균 방문자 10만 명 이상의 온라인 매체에서 행해지는 의료광고나 해당 정보통신서비스에서 운영하는 인터넷카페 및 블로그, SNS 등에서 행해지는 의료광고는 의료광고심의위원회에서 의료광고에 대한 심의를 받아야 합니다. 하지만 인터넷 홈페이지, 블로그나 인터넷 카페 등은 의료광고가 아니기 때문에 의료광고심의위원회의 심의대상이 아닙니다. 즉, 의료광고가 아니라고 평가받습니다. 하지만 그 내용에 따라서는 의료법이 금지하는 의료광고에 해당한다고 판단될 수 있습니다.

사례 8)

A는 소셜커머스를 표방하는 인터넷 성형쇼핑몰 형태의 B라는 통신판매 사이트를 개설하였는데 여기는 여러 의료기관들(주로 성형외과, 피부과)의 배너광고가 성형항목별로 분류, 게시되어 있어 소비자가 관심 있는 배너광고를 클릭하면 해당 의료기관의 웹페이지로 이동하게 의료상품에 대한 상세한 정보를 얻도록 되어 있었습니다. A는 B 사이트에 가입한 소비자들이 배너광고를 통하여 계약된 의료기관으로 이동하는 경우 정상적인 가격보다 많이 할인된 가격으로 시술을 받을 수 있는 것처럼 광고하였습니다. 문제는 B 사이트가 D 의원과 광고계약을 체결하면서 배너광고에 대한 광고료 명목인 수수료 외에 소비자가 B사이트에서 D 의원의 '시술상품쿠폰'을 구매하고 수술을 받는 경우 환자 치료비의 15-20%를 추가적으로 받기로 약정하였습니다. 광고계약을 체결한 의원들은 환자들이 지급한 진료비 약 34억 원 중 15-20%인 약 6억 원을 수수료로 B 사이트에게 지급하였습니다. 이에 검찰은 B사이트의 광고수수료 행위가 의료법에서 금하고 있는 영리를 목적으로 하는 환자유인/알선행위를 하였다는 이유로 기소하였습니다.

쟁점

영화의 경우 영화배우들에게 출연료 외에 흥행결과에 따라 추가적으로 개런티를 지급하는데 이를 러닝 개런티라고 합니다. 이러한 러닝 개런티 계약은 초기 영화 제작비용을 줄이고 수익에 따른 배분을 통해 합리적인 분배구조를 정착시킨다는 장점으로 인하여 많은 영화에서 적용하고 있습니다. 이 사례의 쟁점은 영화계의 러닝 개런티와 유사하게 의료기관이 광고회사와 광고계약을 하면서 특정액의 광고비와 함께 광고를 보고 내원한 환자가 병원에서 지출한 비용에 따라 광고비를 추가적으로 지급하는 계약이 합법적인 광고계약에 해당하는지 여부입니다.

판결

1심은 B 사이트에서 취급하는 의료상품이 미용목적의 성형시술인 점을 고려할 때 B 사이트가 환자와 의료인 사이의 진료계약에 대한 중개행위를 하고 그 대가로 수수료를 지급받는 행위는 법에서 허용한 광고라고 하면서 무죄를 선고하였습니다. 그러나 2심과 대법원에서는 이와 같은 행위는 단순히 의료행위, 의료기관 및 의료인을 소비자에게 알리는 의료광고의 범위를 넘어 영리를 목적으로 환자를 의료기관이나 의료인에게 소개/알선하는 행위에 해당한다고 판결하였습니다. (대법원 2019. 4. 25. 선고, 2018도20928 판결)

Comment

의료광고가 불법인지 아닌지 여부를 판단할 때 가장 중요한 기준으로 광고비용이 특정액으로 고정되어 있는지 아니면 진료수익에 따라 변동하는지 여부라는 것을 보여주는 사례라고 판단됩니다. 참고로 이 판결 이후 보건복지부는 웹사이트에서 시술쿠폰을 판매하고 진료비 중 일부를 수수료로 취득하거나 환자를 소개한 대가로 진료비 일부를 수수료로 지급받는 방식 역시 위법이라는 유권해석을 내렸습니다.

정리

환자를 소개나 알선한 자나 의료기관에 사례비나 수고비, 세탁비, 청소비, 응급치료비 등 기타 어떤 항목으로도 금품을 주는 행위는 의료법에서 금지하고 있는 환자 유인행위나 사주에 해당합니다. 이러한 행위가 의료업계에서 널리 행해지고 있거나 관행이라는 이유로 정당화될 수는 없습니다. 하지만 의료기관이나 의료인 혹은 해당 의료기관에 근무하는 직원이 환자를 유치하는 행위는 그 과정에서 환자나 행위자에게 금품을 제공되거나 의료시장질서를 근본적으로 해하는 등의 특별한 사정이 없는 한 환자유인행위에 해당하지 않습니다. 또한 의사나 의료기관이 광고대행사와 의료광고계약을 맺고 광고회사가 의료광고를 하는 것은 의료법에 위반되지 않습니다. 특정 사이트와 광고계약을 하고 광고에 따른 일정액을 지불하는 경우에는 문제가 되지 않지만 환자가 지불한 의료비에 따라 광고비를 받는 경우는 영리를 목적으로 하는 환자유인행위로 인정되어 처벌받을 수 있습니다.

자신의 허위 약력을 자신이 운영하는 의료기관에 게시하는 것은 의료광고에 해당하지는 않지만 표시나 광고의 공정화에 관한 법률위반에 해당할 가능성이 높습니다. 또한 인터넷 블로그는 원칙적으로 의료광고에 해당하지 않지만 그 내용에 따라서는 의료법이 금지하는 의료광고에 해당한다고 판단될 수 있습니다.

참고1) 의료광고 대행업체의 의료법 위반에 대한 책임

많은 의료광고 대행업체들이 의료기관을 대신하여 의료광고를 시행하고 있습니다. 그렇다면 의료광고 대행업체를 통해 시행된 의료광고가 의료법 위반으로 인정되면 형사처벌과 행정처분의 대상은 누구일까요? 바로 의료광고 대행업체가 아닌 해당 의료기관과 의사입니다. 따라서 의료광고를 전문적으로 시행하는 대행업체를 통해 의료광고를 제작하였다고 모두 믿지 마시고 대한의사협회 의료광고심의위원회의 심의를 받아 의료광고가 의료법을 위반하였는지 다시 한번 확인하시는 것이 좋겠습니다.

참고로 이전에는 모든 의료광고가 의료광고심의위원회의 심의를 받도록 되어 있었지만 2015년 이러한 규정이 헌법에 위배된다는 판정을 받은 후에 2018년 법이 개정되어 단순히 의료기관의 명칭, 소재지, 전화번호, 진료과목, 의료인의 성명 등 단순한 형태의 의료광고 및 10만 명 미만의 온라인 매체, 원내 벽보, 현수막과 같은 옥내광고의 경우는 대한의사협회 의료광고심의위원회의 심의를 받지 않아도 됩니다. 하지만 일반적인 의료광고, 하루 평균방문자 10만 명 이상의 온라인 매체(예: 네이버, 다음, 페이스북, 유튜브, 카카오톡 등)에서 행해지는 의료광고나 해당 정보통신서비스에서 운영하는 인터넷카페 및 블로그, SNS 등에서 행해지는 의료광고는 사전심의대상이 됩니다. 앞서 이야기한 바와 같이 의사나 의료기관이 운영하는 인터넷카페나 블로그, SNS는 원칙적으로 사전심의대상은 아닙니다. 하지만 그 내용에 따라서는 의료광고에 해당한다고 판단될 수 있습니다.

의료법

제57조

① 의료인 등이 다음 각 호의 어느 하나에 해당하는 매체를 이용하여 의료광고를 하려는 경우 규정에 위반되는지 여부에 관하여 기관 또는 단체의 심의를 받아야 한다.

1. 신문, 인터넷신문 또는 정기간행물
2. 옥외광고물 중 현수막, 벽보, 전단 및 교통시설, 교통수단에 표시되는 것
3. 전광판
4. 대통령령으로 정하는 인터넷매체(이동통신단말장치에서 사용되는 애플리케이션을 포함한다)
5. 그 밖에 매체의 성질, 영향력 등을 고려하여 대통령령으로 정하는 광고매체

③ 의료인 등은 제1항에도 불구하고 다음 각 호의 사항으로만 구성된 의료광고에 대해서는 자율심의기구의 심의를 받지 아니할 수 있다.

1. 의료기관의 명칭, 소재지, 전화번호
2. 의료기관이 설치, 운영하는 진료과목
3. 의료기관에 소속된 의료인의 성명, 성별 및 면허의 종류
4. 그 밖에 대통령령으로 정하는 사항

의료법 시행령

제24호

⑦ 대통령령으로 정하는 사항이란 다음 각 호의 사항을 말한다.

1. 의료기관 개설자 및 개설연도
2. 의료기관의 인터넷 홈페이지 주소
3. 의료기관의 진료일 및 진료시간
4. 의료기관이 전문병원으로 지정받은 사실
5. 의료기관이 의료기관 인증을 받은 사실
6. 의료기관 개설자 또는 소속 의료인이 전문의 자격을 인정받은 사실 및 그 전문과목

참고2) 자기부담금 면제 혹은 할인 행위의 위법성

국민건강보험은 질병 및 부상으로 인한 진료비 부담을 경감시키는 것을 목적으로 하는 사회보장제도입니다. 국민건강보험 가입자는 매달 국민건강보험에 건강보험료를 납부하고, 만약 가입자가 의료서비스를 이용하게 되면 진료비 총액 중에서 공단에서 부담하는 공단부담금을 제외하고 나머지 금액을 지불해야 하는데 이를 본인부담금 혹은 자기부담금이라고 합니다. 이러한 자기부담금액은 입원비는 병원종류에 상관없이 치료비의 20%로 일정하지만 외래의 경우 의원 30%, 병원 40%, 종합병원 50%, 상급종합병원 60%로 다르게 책정되어 있습니다.

의사가 환자의 본인부담금을 감면해주는 것은 원칙적으로 개인간의 계약이기 때문에 사적인 문제라고 할 수 있습니다. 하지만 우리나라의 경우 의료시장 질서를 유지하기 위하여 법을 통해 본인부담금 감면이나 면제를 엄격히 금지하고 있습니다.

여기서는 자기부담금 할인이나 면제와 관련된 실제사례를 보면서 이야기해 보도록 하겠습니다.

사례 1)

한의사 A는 경제적으로 힘들다고 호소한 환자 B의 사정이 딱하다고 생각되어 물리치료를 하고 나서 환자의 본인부담금인 500원에서 1,000원을 받지 않았고, 환자는 한의사 A가 운영하는 한의원에서 약 7개월 동안 꾸준히 물리치료를 받았습니다. 해당 한의원은 해당 환자에 대한 물리치료 요양급여비를 건강보험공단에 청구하였습니다. 이러한 사실을 안 보건복지부는 해당 한의사를 환자 유인행위로 자격정지처분을 하였고 이에 불복한 한의사는 행정소송을 제기하였습니다.

쟁점

현재 법에서는 국민건강보험에 따른 본인부담금을 면제하거나 할인하는 행위를 금지하고 있습니다. 단지 예외적으로 관할 시장이나 군수, 구청장에게 사전 승인을 받거나 국외 외국인에 한하여 본인부담금을 면제하거나 할인할 수 있습니다. 이 사례의 쟁점은 한의사 A가 환자의 경제적 사정을 딱하게 여기고 환자의 본인부담금을 받지 않고 물리치료를 해 주는 것이 환자유인행위에 해당하는지 여부입니다.

의료법

제27조

3-③ 누구든지 국민건강보호법이나 의료급여법에 따른 본인부담금을 면제하거나 할인하는 행위, 금품 등을 제공하거나 불특정 다수인에게 교통편의를 제공하는 행위 등 영리를 목적으로 환자를 의료기관이나 의료인에게 소개, 알선, 유인하는 행위 및 이를 사주하는 행위를 행하여서는 아니 된다. 다만 각 호의 어느 하나에 해당하는 행위는 할 수 있다.

1. 환자의 경제적 사정을 이유로 관할 시장, 군수, 구청장에게 사전승인을 받아 환자를 유치하는 행위
2. 외국인(국내에 거주하는 외국인은 제외한다)환자를 유치하는 행위

판결

법원은 한의사가 환자에게 면제해준 자기부담금이 14만 원 정도에 불가하지만 환자의 본인부담금을 면제한 기간이 약 7개월에 이르고 그 횟수도 139회에 이르기 때문에 이와 같은 기간과 치료횟수를 보면 이러한 자기부담금 면제는 환자를 유혹하는 수단으로 이용한 것으로 판단되며, 이와 같은 본인부담금 면제행위는 의료시장의 질서를 해칠 가능성이 있는 환자유인행위에 해당한다고 판단하였습니다. (서울행정법원 2018.12.20. 선고 2018구합67336판결).

Comment

이 사례는 환자부담금을 면제해주는 행위를 환자유인행위 여부를 판단함에 있어서 그 기간과 횟수도 매우 중요하다는 것을 보여주고 있습니다. 하지만 환자부담금을 면제하거나 할인하는 것이 명백히 영리 목적이라고 판단되는 경우 그 횟수가 적어도 환자유인행위로 판단될 수 있습니다. 예를 들어 2018년 환자 5명에서 스케일 등 진료를 하면서 본인부담금을 할인해 준 것도 환자유인행위로 인정되어 처벌받았습니다.[8] 하지만 비급여 진료의 경우 진료비를 할인하거나 면제하는 행위는 위 법령에 해당되지 않습니다. 즉, 비급여 진료의 경우 진료비를 할인하거나 면제해도 무방합니다. 이전 헌법재판소에서는 국민건강보험에서 비급여에 해당하는 진료비를 의료인이 스스로 금액을 자유롭게 정하고 환자 본인이 이를 전액부담하게 되어 있는 진료비까지 이 규정상의 본인부담금에 해당한다고 해석하는 것은 형법법규를 지나치게 확장하여 해석하는 것으로 죄형법정주의 원칙에 어긋나 허용되지 않는다고 하였습니다. (헌법재판소 2019.5.30. 2017헌마1217결정)

사례 2)

안과병원 원장 A는 A병원 소속 의사와 직원, 가족, 친인척 및 진료협력을 체결한 협력병원의 직원과 가족에게 A병원에서 진료를 받으면 일정한 감면기준을 적용해서 본인부담금을 감면해 주었습니다. 이와 같은 행위는 약 6년간 206회에 걸쳐 진행되었고 진료비 할인액은 약 400만 원 정도 되었습니다. 검찰은 병원에서 일하고 있는 근로자나 그 가족들의 본인부담금을 임의로 감면해 준 것은 환자유인행위에 해당한다고 판단하고 기소하였습니다.

쟁점

많은 회사들은 직원들에게 회사제품이나 서비스를 구매하는 경우 복지제도라는 명목으로 할인 등 여러 혜택을 주고 있습니다. 병원과 같은 의료기관의 경우 직원이나 가족들이 해당 병원에서 진료를 보는 경우 진료비와 검사료, 치료비를 감면해주거나 면제해주는 경우가 많습니다. 하지만 이러한 사항은 법에서 규정하고 있는 본인부담금을 면제하거나 할인하는 행위로 볼 여지가 있습니다. 이 사례의 쟁점은 자신의 병원에서 일하고 있는 병원직원들과 그 가족에게 진료비를 감면해주는 것이 법 에서 금지하고 있는 환자유인행위에 해당하는지 여부입니다.

판결

2심 재판부는 본인부담금 감면행위가 영리를 목적으로 하는 환자유인행위에 해당하려면 본인부담금 감면과 함께 영리를 목적으로 한 것이 인정되어야 하는데 이 사례는 본인부담금 감면에 따른 유인행위가 불특정다수를 대상으로 하지 않고, 이 정도 액수로는 의료시장의 근본질서를 뒤흔들 정도는 아니며, 이렇게 병원과 특별한 관계가 있는 사람들에게 복지차원에서 환자의 본인부담금을 감면해주는 행위는 의료법에서 금지하고 있는 영리 목적의 유인행위가 아니라고 판시하였습니다. 이에 검사가 상고했으나 대법원은 상고를 기각하였습니다. (대법원 2022.3.31. 2020도16936판결)

정리

국민건강보험 급여대상질환의 경우 본인부담금을 감면하거나 면제해주는 행위는 특별한 경우를 제외하고는 엄격하게 금지하고 있습니다. 따라서 환자의 경제적인 사정이 안타깝더라도 이러한 본인부담금을 면제해주어서는 안 되겠습니다. 만약 경제적으로 힘들다고 환자가 호소하는 경우 정부에서는 이러한 환자들을 대상으로 차상위층 의료급여 대상을 선정[9]하여 지원하고 있으니 이러한 국가의 보조정책의 혜택을 받을 수 있도록 안내를 해 주시는 것이 좋겠습니다. 하지만 비급여진료의 경우 진료비를 면제하거나 제외해도 문제되지 않습니다. 병원 직원이나 그 가족들에게 국민건강보험 보험급여에 해당되는 질환이라고 하더라도 복지차원에서 본인부담금을 감면해주거나 면제해주는 것은 특별한 사정이 없는 한 문제되지 않습니다.

전화진찰은 어디까지 허용될까?

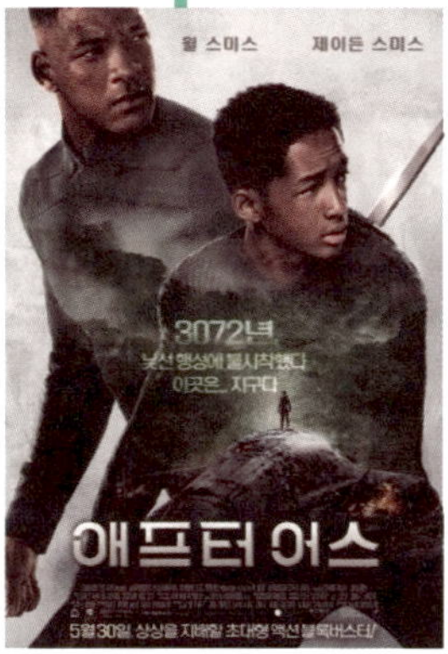

제공: 다음 영화

2013년 개봉한 '애프터 어스'라는 영화를 알고 있으시나요? 영화는 3072년 환경이 극심하게 파괴된 지구를 떠나 노바 프라임이란 행성으로 이주한 인류를 배경으로 하고 있습니다. 하지만 새로운 행성에서의 인류의 삶은 결코 평온하지 않았습니다. 행성에는 인류가 알지 못하는 살인생명체가 살고 있었고 이 생명체로 인해 인류는 많은 피해를 입었지만 사이퍼 레이지(윌 스미스)라는 영웅 덕분에 성공적으로 노바 프라임에서 정착할 수 있게 되었습니다. 하지만 사이퍼 레이지는 늘 집을 비워 아들과의 관계가 소원하였고, 관계를 개선하기 위하여 아들과 함께 우주로 여행을 떠나지만 사고로 인해 지구에 불시착하게 됩니다. 인류가 버린 지구에는 생명체들이 예측 불가능한 모습으로 진화하여 그들을 공격하고, 우주선에서 탈출한 외계생명체들도 이들을 공격하는데 윌 스미스와 그의 아들은 이와 같은 어려움을 극복하고 성공적으로 노바 프라임으로 복귀하게 됩니다. 이 영화에서 주목할 것은 사이퍼 레이지가 아들인 키타이 레이지(제이든 스미스)와 접촉하는 방식입니다. 영화 내내 부상을 당해 움직이지 못하는 사이퍼 레이지는 멀리 떨어진 곳에서 활동하고 있는 아들의 건강상태를 실시간으로 체크하면서 아들이 독충에 물리자 바로 대처법을 알려주는 장면이 있는데 이것이 바로 원격의료의 미래라고 할 수 있습니다.

현재 코로나19 대유행으로 인하여 정부는 전화진찰과 같은 비대면 원격진료를 한시적으로 허용하고 있습니다. 코로나19 대유행이 끝나면서 정부는 원격진료를 합법화하기 위하여 현재 논의 중입니다. 하지만 원칙적으로 현재까지 원격진료는 불법입니다. 그렇다면 원격의료란 무엇일까요? 현재 법에서 원격의료가 금지되고 있지만 어디서부터 금지되는 것일까요? 여기서는 원격의료와 관련된 실제 사례를 보면서 이야기해 보도록 하겠습니다.

사례 1)

산부인과 전문의 A는 자신에게 과거에 1회 이상 진료를 받고 살 빼는 약처방을 받은 환자들을 비대면으로 전화진료를 하고 처방전을 작성하여 환자위임을 받은 약사에게 교부하거나 환자에게 교부한 일이 있었습니다. 이 사건이 검찰에 적발되었고 검찰은 의사가 환자를 '직접 진찰'하지 않고 처방전을 발급하였다는 이유로 의료법 위반으로 산부인과 전문의 A를 기소하였습니다.

쟁점

의사 A가 재진환자에게 전화진료를 하고 처방전을 교부한 행위가 법에서 금지하고 있는 원격진료에 해당하는지 여부입니다.

원격의료란 일반적으로 정보통신기술을 이용해서 원거리에서 의료정보나 의료서비스를 전달하는 모든 활동을 말합니다. 원격의료는 크게 원격자문, 원격진료, 원격모니터링으로 구분할 수 있습니다. 해외에서는 의사, 약사나 간호사가 의료 관련 상담을 해 주거나, 심리치료사가 심리상담을 해주는 원격보건서비스(tele-health)서비스도 원격의료로써 논의되고 있습니다.

원격자문이란 환자를 진료하는 의사가 멀리 떨어진 의료인에게 치료나 처치방법 등을 전화와 같은 정보통신기술을 이용해서 자문을 구하는 것을 말합니다. 우리나라에서는 원격자문만이 합법적인 의료행위로 인정받고 있습니다. 하지만 원격자문으로 인한 책임을 누가 질지에 대하여 원격지의사의 명백한 과실이 없다면 현지의사가 의료행위에 대한 책임을 진다고 하여 원격지에서 자문의사보다는 환자를 직접 보고 치료하는 현지의사에게 좀 더 많은 책임을 지우고 있습니다.

의료법

제34조

① 의료인은 컴퓨터, 화상통신 등 정보통신기술을 활용하여 먼 곳에 있는 의료인에게 의료지식이나 기술을 지원하는 원격의료를 할 수 있다.

② 원격의료를 행하거나 받으려는 자는 시설과 장비를 갖추어야 한다.

③ 원격의료를 하는 자는 환자를 직접 대면하여 진료하는 경우와 같은 책임을 진다.

④ 원격지의사의 원격의료에 따라 의료행위를 한 의료인은 그 의료행위에 대하여 원격지의사의 과실을 인정할 만한 명백한 근거가 없으면 환자에 대한 책임은 현지의사에게 있는 것으로 본다.

원격진료란 원격지에 있는 의사가 정보통신기술을 이용하여 환자를 진단하고, 그에 따라 처방전을 발행하는 것으로 예를 들어 전화나 화상으로 진료하고 처방하는 것을 말합니다. 우리나라의 경우 원칙적으로 원격진료는 금지되고 있지만 코로나19 대유행으로 인하여 한시적으로 허용되고 있습니다.

감염병의 예방 및 관리에 관한 법률(약칭: 감염병예방법)

제49조의 3

① 의료업에 종사하는 의료인은 감염병과 관련하여 심각단계이상의 위기경보가 발령된 때에는 환자, 의료인 및 의료기관 등을 감염의 위험에서 보호하기 위하여 필요하다고 인정하는 경우 보건복지부장관이 정하는 범위에서 유선, 무선, 화상통신, 컴퓨터 등 정보통신기술을 활용하여 의료기관 외부에 있는 환자에게 건강 또는 질병의 지속적 관찰, 진단, 상담 및 처방할 수 있다.

② 보건복지부장관은 위원회의 심의를 거쳐 한시적 비대면 진료의 지역, 기간 등 범위를 결정한다.

원격모니터링이란 의사가 의료기기를 이용해서 환자의 질병상태를 지속적으로 모니터링하고 상담이나 관리해주는 것을 말합니다. 예를 들어 당뇨나 고혈압과 같은 만성질환의 경우 약물을 사용하여 혈압이나 혈당수치를 적절하게 유지하고 합병증이 발생하지 않도록 관리가 필요합니다. 하지만 환자본인이 직접 혈압이나 혈당을 적절하게 유지하고 관리하는 것은 매우 어렵기 때문에 환자의 몸에 혈압이나 혈당을 모니터링하는 기구들을 붙여 놓고 이 수치들을 멀리 떨어져 있는 의료기관에 전송하면 의사나 컴퓨터가 환자의 몸과 관련한 여러 데이터를 평가하여 갑자기 너무 높거나 낮은 것과 같은 이상 징후들이 발견하였을 때 조기에 환자의 처치나 치료를 가능하게 하는 것입니다. 이러한 원격모니터링도 우리나라에서는 허용하고 있지 않습니다.

참고로 의료법에서는 원격자문은 직접적으로 규정하면서 허용하고 있지만 원격진료나 원격모니터링을 직접적으로 금지하는 규정은 없습니다. 이로 인하여 검찰은 원격진료처벌에 이용하는 규정이 바로 '직접 진찰'입니다. 현재 의료법에서는 '직접 진찰'한 의사, 치과의사 또는 한의사가 아니면 처방전을 작성하여 환자에게 교부하거나 발송하지 못하며, 의사에게 '직접 진찰'을 받은 환자가 아니면 처방전을 수령하지 못한다고 규정하고 있기 때문입니다.

의료법

제17조의 2

① 의료업에 종사하고 직접 진찰한 의사, 치과의사 또는 한의사가 아니면 처방전을 작성하여 환자에게 교부하거나 발송하지 못하며, 의사에게 직접 진찰을 받은 환자가 아니면 처방전을 수령하지 못한다

② 제1항에도 불구하고 다음의 어느 하나에 해당하는 경우 해당 환자 및 의약품에 대한 안전성을 인정하는 경우에는 환자의 직계존속, 비속, 배우자 및 배우자의 직계존속, 형제자매 또는 노인의료복지시설에서 근무하는 사람 등에게 처방전을 교부하거나 발송할 수 있으며 대리수령자는 환자를 대리하여 그 처방전을 수령할 수 있다.

1. 환자의 의식이 없는 경우
2. 환자의 거동이 현저하게 곤란하고 동일한 상병에 대하여 장기간 동일한 처방이 이루어지는 경우

판결

1심과 2심에서는 산부인과 의사 A가 환자들을 전화로 상담한 후에 처방전을 발행한 것은 의료법의 '직접 진찰'에 해당하지 않는다고 판단하여 의사에게 벌금을 선고하였습니다. 하지만 대법원의 의견은 달랐습니다. 대법원은 의료법에서 규정한 '직접 진찰'한 의사가 아니면 처방전 등을 작성하여 환자에게 교부하지 못한다고 규정한 조항은 '스스로 진찰하지 않고 처방전을 발급하는 행위'를 금지하는 규정으로 대면 진찰을 하지 않았거나 충분한 진찰을 하지 않은 상태에서 처방전을 발급하는 행위모두를 금지하는 조항은 아니기 때문에 전화 진찰이 의료법 위반은 아니라고 하였습니다. (대법원 2013.4.11. 선고 2010도1388판결).

Comment

이 사례는 대법원은 '직접 진찰'이란 무엇인지에 대하여 비대면이 아닌 대면 진찰만을 의미하는 것이 아니라 '스스로 진찰'하는 것으로 정의하고 이러한 정의에 따라 재진환자의 경우 전화진찰이 의료법 위반은 아니라고 해석한 첫 사례입니다.

참고로 해당 산부인과 의사 A는 '직접 진찰한' 의료인이 아니면 처방전을 발급하지 못하도록 규정한 의료법 제17조 제1항에서 '직접 진찰'이란 의미가 발급주체를 한정한 것인지 아니면 진찰행위의 방식까지 한정한 것인지 명확하지 않아 죄형법정주의의 명확성원칙에 위배된다고 하면서 헌법소원을 신청하였습니다. 이에 대하여 헌법재판소는 의료법에서 규정하고 있는 '직접 진찰'의 의미는 의료인과 환자 사이에 인적, 물적 매개 없이 바로 연결되어 진찰한 즉, 대면해 진료한 행위를 의미한다고 하면서 헌법에 합치된다고 판단하였습니다(헌법재판소 2012. 3.29. 선고 2010헌바83결정). 위와 같은 헌법재판소의 판단은 대법원의 '직접 진찰'의 정의와 다릅니다. 대법원은 '직접 진찰'이란 진찰의 주체를 제한한 규정이지 진찰방식의 한계나 범위를 규정하지 않는 것이라고 규정하였지만 헌법재판소는 발급주체와 진찰방식까지 규정한 것이라고 판단하였기 때문입니다. 이와 같이 대법원과 헌법재판소의 판결이 다른 이유는 법에서 사용하고 있는 법률용어라고 하더라도 언어의 특성상 모호한 경우가 많기 때문이기도 합니다. 이로 인해서 법은 고정된 것이 아니라 사회의 변화에 따라 같은 문장이나 단어라고 하더라도 그 해석이 변화할 수 있다는 사실을 보여준다고 할 수 있습니다.

사례 2)

정신과 의사 A는 요양원의 촉탁의 업무를 위해 자리를 비운 사이에 재진 환자가 내원하자 의사가 간호조무사를 통해 환자와 통화한 후 환자의 편의를 위하여 기존 처방과 같은 처방전을 작성해 교부하라는 지시를 하였고, 이에 따라 간호조무사는 이전 처방전을 복사 및 출력하여 환자에게 교부를 하였습니다. 검찰은 의사 A를 의료법 위반으로 기소하였습니다.

쟁점

의사 B가 다른 이유로 의료기관에 없는 상태에서 이전부터 다니던 환자가 병원을 방문하였고, 처방전을 발행할 능력이 없는 간호조무사를 시켜 처방전을 발급한 행위가 '직접 진찰' 위반에 해당하는지 여부입니다.

판결

의사 A는 '직접 진찰' 위반으로 기소되어 벌금형의 선고유예판결을 받았습니다.[10]

Comment

원칙적으로 처방전은 '직접 진료'한 의사가 환자에게 교부해야 합니다. 만약 자신이 바쁘거나 외부에 있다는 이유로 의사가 아닌 사람에게 지시하여 처방전을 발급하는 경우 '직접 진찰'에 위배된다는 것을 보여주고 있습니다.

사례 3)

의사 C가 이전에 환자를 대면하여 진찰한 적이 한 번도 없고 전화통화 당시 환자의 특성을 알고 있지 않은 상태에서 전화통화만으로 플루틴캡슐 등 전문의약품을 처방한 처방전을 작성하여 교부하였습니다. 검찰은 의사 C를 직접 진찰 위반으로 기소하였습니다.

쟁점

의사 C가 한 번도 진료를 한 적이 없는 초진환자를 전화로 진료하고 처방전을 발급한 것이 '직접 진료'에 해당하는 여부입니다.

대법원은 '직접 진찰'이란 '스스로 진찰'하는 것을 의미하기 때문에 전화통화 등을 이용하여 비대면으로 이루어진 경우에도 의사가 스스로 진찰을 하였다면 직접 진찰을 한 것으로 볼 수는 있지만 현대의학적 측면에서 신뢰할 만한 환자의 상태를 토대로 특정진단이나 처방 등을 내릴 수 있을 정도의 행위가 있어야 '진찰'이 이루어졌다고 할 수 있는 것으로, 초진환자를 전화상담만으로 처방전을 발행한 행위는 '직접 진찰' 위반에 해당한다고 판단하였습니다. (대법원 2020.5.14. 선고 2014도9607판결)

Comment

원칙적으로 처방전은 '직접 진료'한 의사가 환자에게 교부해야 합니다. 또한 이러한 진찰행위는 현대의학적 측면에서 신뢰할 만한 환자의 상태를 토대로 특정 진단이나 처방 등을 내릴 수 있을 정도의 행위가 있어야 '진찰'이 이루어졌다고 할 수 있는 것입니다. 따라서 자신이 바쁘거나 외부에 있다는 이유로 초진환자를 전화상담만으로 처방전을 발행한 행위는 '직접 진찰'에 해당하지 않습니다.

사례 4)

정신과 의사 D는 자신이 운영하는 의원에서 비대면 전화통화로 개인정신치료 등 환자를 진료하고 처방전을 발급하였는데 이렇게 진료한 뒤에 개인정신치료 및 처방전을 발행하면서 발생한 요양급여비용을 건강보험공단에 청구하였습니다. 이에 대하여 검찰은 정신과 의사 D를 사기죄로 기소하였습니다.

쟁점

건강보험환자를 법으로 허용되고 있지 않은 전화진료를 하고 처방전을 발급한 경우 해당 진료비를 건강보험공단에 청구할 수 있는지 여부입니다.

판례

대법원은 전화진찰도 '직접 진찰'한 행위에 해당한다고 인정하였습니다. 하지만 현재 보건복지부장관이 고시한 국민건강보험의 요양급여대상은 '내원을 전제로 한 진찰'만을 요양급여의 대상으로 정하고 있고, 전화진찰이나 이에 기한 약제지급은 요양급여의 대상으로 정하고 있지 않기 때문에 정신과 의사 D가 비대면으로 전화진찰을 하고 처방전을 발급했음에도 불구하고 마치 직접 병원에 내원하여 진찰한 것처럼 요양급여비용을 청구하는 것은 일종의 기망행위라고 하면서 의사의 사기죄를 인정하였습니다. (대법원 2013.4.26. 선고 2011도10797 판결)

Comment

어쩔 수 없이 환자를 전화진찰을 하고 처방전을 발급하는 경우에 이에 대한 요양급여를 건강보험에 청구해서는 안 됩니다. 이러한 행위는 현지확인[11]이나 현지조사[12]에서 쉽게 드러날 수 있기 때문에 절대로 해서는 안 됩니다.

사례 5)

고양시에서 한의원을 운영 중인 한의사 E가 환자와 전화로 상담하고 한약을 제조해서 택배로 보내주었습니다. 검사는 한의원 D를 의료법 위반으로 기소하였습니다.

쟁점

사례 5는 사례 1과 유사합니다. 이 사례의 쟁점은 전화로 진찰하고 약을 처방하는 행위가 의료법에서 금지하고 있는 원격진료에 해당하는지 여부입니다.

현재 의료법에서는 원격자문을 제외하고 원격진료를 원칙적으로 허용하고 있지 않습니다. 하지만 사례 1에서 전화진찰도 '직접 진찰'에 해당한다고 판시한 바 있습니다. 이에 대법원은 전화진료를 금지하는 것에 있어 '직접 진찰'이라는 법조항 대신 '의료기관 내에서 의료업을 해야 한다는' 법조항을 적용하는 것이 합당하다고 밝혔고 이후에 검찰은 비대면진료에 대하여 논란이 있는 '직접 진찰' 조항을 적용하는 대신 '의료기관 내에서 의료를 해야 한다'는 조항을 적용하기 시작하였습니다.

의료법

제33조

① 의료인은 이 법에 따른 의료기관을 개설하지 아니하고는 의료업을 할 수 없으며, 다음 각 호의 어느 하나에 해당하는 경우 외에는 그 의료기관 내에서 의료업을 해야 한다.

판결

대법원은 '의료인이 의료기관 내에서 의료업을 하도록 정한 것은 의료질서가 문란하게 되고 보건위생에 심각한 위험이 초래되는 것을 사전에 방지하고자 하는 것으로 전화로 원격지에 있는 환자에게 의료행위를 행하는 경우 환자를 직접 진찰하는 의료서비스와 동일한 수준의 의료서비스를 기대할 수 없고 이로 인하여 보건위생에 심각한 위협이 발생할 수 있다'고 하면서 의료인이 전화 등을 통해 원격지에 있는 환자에게 행하는 의료행위는 특별한 사정이 없는 한 의료법 위반행위라고 판시하였습니다. (대법원 2020.11.5. 선고 2015도13830판결)

Comment

이 사례는 이전에 '직접 진찰'이라는 항목으로 전화진찰의 위법성을 따지다 보니 논란이 있자 검찰은 '직접 진찰'이라는 규정대신 '의료기관 내 의료행위'라는 규정을 적용하여 논란을 없애고자 한 것입니다. 이와 같이 법적용을 달리하게 되면서 초진이든 재진이든 상관없이 전화진료는 코로나 19 대유행과 같은 예외적인 상황을 제외하고는 허용되지 않게 되었습니다.

정리

코로나 19 대유행과 같이 예외적인 경우가 아니면 전화진료나 화상진료와 같은 원격진료는 의료기관 내에서 진료를 하는 것이 아니기 때문에 원칙적으로 불법적인 의료행위에 해당합니다. 다만 검사가 전화진료를 '직접 진료'에 위반한다는 조항을 적용하는 경우 초진이 아닌 재진의 경우에 한하여 무죄를 받을 가능성이 있습니다. 하지만 최근의 경향을 보면 검사가 '의료기관 내 진료위반' 대신 '직접 진찰' 위반으로 기소할 가능성은 거의 없다고 합니다.

만약 어쩔 수 없이 전화나 화상으로 진료하고 처방전을 발급하고 이에 대한 비용을 건강보험공단에 건강급여청구를 하는 것은 사기죄에 해당하기 때문에 이에 대한 진료비를 건강보험공단에 절대로 청구해서는 안 됩니다.

의사의 **음주진료처벌**

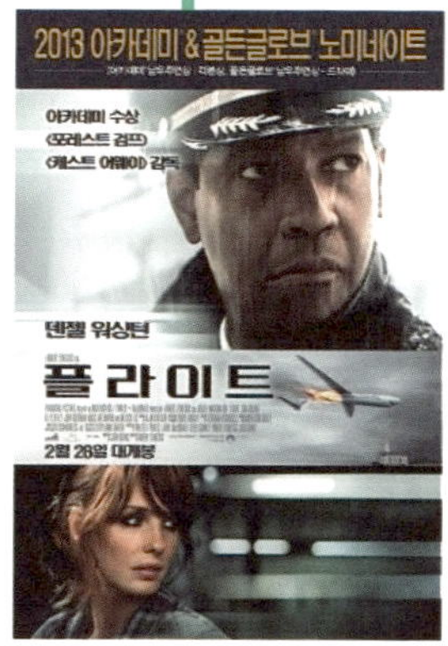

제공: 다음 영화

2013년 개봉한 '플라이트'라는 영화를 아시나요? 이 영화의 주인공인 조종사 휘태커는 승객 102명을 태운 항공기를 조종하게 됩니다. 하지만 비행기가 이륙하고 10여 분 후 비행기는 강한 난기류에 빠지게 되고 이어 엔진고장까지 발생하게 됩니다. 비행기는 지상을 향해 곤두박질치게 되지만 휘태커는 뛰어난 기지를 발휘해 활공하며 기적적으로 비상착륙에 성공하였고 위기에서 승객의 목숨을 살려내면서 하루아침에 영웅이 되었습니다. 하지만 나중에 휘태커가 알콜중독자이고 사고 당시에도 술을 마신 상태에서 비행기를 조종했다는 사실이 알려지게 됩니다. 이에 해당 항공사는 휘태커가 술을 마신 상태에서 비행기를 조종했다는 사실이 밝혀지면 비행기제조사에 책임을 묻기 어렵다는 이유로 진실을 감추고 사실을 은폐하기 위하여 여러 방법을 동원하지만 휘태커는 법원에서 자신이 운전하는 도중에 음주하였다는 사실을 밝히고 감옥으로 가게 됩니다. 이 영화는 항공기조종사인 주인공이 위기의 순간에 자신의 능력을 발휘하여 영웅이 되었지만 조종 중에 음주를 하였다는 사실이 밝혀지면서 죄인으로 추락하는 모습과 자신들의 이해관계로 인하여 이러한 사실을 숨기려는 추악한 모습을 적나라하게 보여주고 있습니다.

최근 의사가 음주상태로 환자를 진료하여 크게 사회적으로 문제가 된 적이 있습니다. 이에 따라 의사의 음주진료에 대한 처벌을 음주운전에 준하여 더욱 강화하여야 한다는 여론이 높아지고 있습니다. 하지만 보건당국에서는 의사의 음주진료에 대한 처벌을 강화하는 것을 주저하고 있습니다. 여기서는 의사의 음주진료와 관련된 실제 사례를 보면서 이야기해 보도록 하겠습니다.

사례 1)

환자 A는 이전부터 의사 B에게 진료를 받으면서 수술을 두 번 받았던 환자입니다. 하지만 환자 A는 의사 B에게 수술을 받아 피해를 입었다고 주장하면서 수술비를 내지 않는 등 의사 B와 갈등을 빚은 적이 있습니다. 그러던 어느 날 환자 A는 의사 B가 병원 휴게실에서 직원들과 와인잔을 들고 있는 모습을 봤고 이후 야간진료를 했다며 112에 신고하였고, 경찰이 내원하여 시행한 음주측정결과 의사 B에게서 0.05% 이하의 혈중알코올농도가 감지되었습니다. 이에 환자 A는 관할 보건소에 민원을 넣었고 보건복지부는 음주감지가 확인됐다는 내용을 근거로 의사 B에게 1개월 의사면허 자격정지처분을 내렸습니다. 의사 B는 자신은 환자진료 전에 음주를 한 적이 없고, 그날 환자를 진료하는 데 문제가 없었고, 혈중에서 알코올이 나온 것은 전날 마신 술 때문이라고 하면서 법원에 취소소송을 제기하였습니다.

쟁점

진료 중인 의사의 혈액검사에서 낮은 수준의 알코올농도가 나왔더라도 이에 대한 처벌을 받아야 하는지 여부입니다.

의료인이 자신의 품위를 손상시키는 행위를 한 경우를 '비도덕적 진료행위'라고 하며 의사자격정지의 행정처분을 받게 됩니다. 이전에는 비도덕적 진료행위를 세세하게 구분하지 않았고 행정처분도 최대 자격정지 1개월에 불과하였습니다. 하지만 2018년 법이 개정되면서 비도덕적 진료행위를 세분화하고 최대 1년까지 자격정지를 받을 수 있도록 처벌이 강화되었습니다. 개정된 법률에 의하면 비도덕적 진료행위는 1) 진료 중 성범죄(자격정지 12개월), 2) 처방전에 따르지 아니한 마약투약(자격정지 3개월), 3) 무허가 및 사용기한 지난 의약품 사용(자격정지 3개월),

4) 낙태(자격정지 1개월), 5) 그 밖의 비도덕적 진료행위로 나뉘어져 있습니다. 여기서 '그 밖의 비도덕적 진료행위'란 앞에 열거한 4개 행위를 제외한 행위를 말하는데 가장 대표적인 것이 음주진료입니다.

의료관계 행정처분 규칙(별표)

32) 비도덕적 진료행위를 한 경우

가) 진료 중 성범죄: 자격정지 12개월

나) 처방전 없이 마약, 향정신의약품 투약, 제공: 자격정지 3개월

다) 허가받지 않은 의약품 사용, 변질, 오염, 손상되었거나 유효기간 또는 사용기간이 지난의약품 사용: 자격정지 3개월

라) 낙태한 경우: 자격정지 1개월

마) 그 밖의 비도덕적 진료행위를 한 경우: 자격정지 1개월

주목할 것은 음주진료의 경우 음주운전과 달리 형사처벌에 대한 규정이 없어 형사처벌이 되지 않습니다. 하지만 음주진료행위로 인하여 의료사고가 발생하면 업무상과실치사상 혹은 과실치상으로 형사처벌을 받을 수 있습니다. 또한 음주운전과 달리 음주진료의 경우 혈중 알코올 농도에 따른 처벌기준이 없습니다. 따라서 혈중 알코올 수치가 낮거나 높은지에 상관없이 같은 정도의 행정처분을 받게 됩니다.

판결

재판부는 음주감지기 검사결과 혈중알코올농도가 측정되었다는 사정만으로 의사 B가 음주진료행위를 하였다고 단정하기 부족하고, 의사 B가 진료에 영향을 줄 정도로 술에 취한 상태에서 진료를 했거나 술에 취한 상태에서 진료행위를 해 환자

에게 위해가 발생하였다고 인정하기 부족하고, 이에 대한 증거가 없다고 하면서 자격정지처분을 취소하였습니다. ('음주 진료' 신고에 자격정지 의사 … 법원 "처분 위법", 경향신문, 2021.6.7.)

Comment

현재 의료법에서는 의사의 음주진료를 비도덕적 의료행위로 처벌하고 있지만 어느 정도가 음주진료에 해당하는지에 대하여 명확한 규정이 없습니다. 이 사례는 음주진료 처벌을 하기 위해서는 정말로 음주를 했는지 여부와 함께 이러한 상태가 환자진료에 영향을 미쳤는지를 종합적으로 고려한다는 것을 보여주고 있습니다.

사례 2)

A병원 응급실에 바닥에 쏟은 물에 미끄러져 턱부위가 찢어진 아이가 왔습니다. 응급실에서 연락을 받은 성형외과 전공의 1년차인 A가 환자를 진료하기 위하여 응급실로 왔습니다. 하지만 당시 부모가 보기에 봉합수술을 담당하였던 의사 A가 정상적이지 않았습니다. 걸음걸이는 비틀거렸고 수술하기 전에 당연히 껴야 할 수술장갑도 끼지 않았으며 수술장비 소독도 생략한 채 수술에 들어갔습니다. 수술 바늘에 실을 꿰는 것도 한참을 헤맸습니다. 겨우 수술을 끝냈지만 엉성하게 봉합돼 있는 것을 확인했습니다. 이러한 상황에 대하여 부모가 의사 A에 항의하였는데 의사 A에게서 술냄새가 심하게 나자 경찰에 신고했고 출동한 경찰은 A가 음주하였다는 자백을 받았습니다. 결국 아이의 상처는 다른 의사가 와서 재수술을 했습니다.

사건이 보도되면서 해당 전공의가 일하고 있던 병원은 전공의 A에 대하여 파면결정을 내렸고, 보건소는 의사 자격정지 1개월 처분을 내렸습니다. 해당 과 주임교수는 보직에서 해임되었습니다.[13]

Comment

이 사례의 경우 전공의 1년차인 의사 A가 음주진료를 한 것은 명확해 보입니다. 이렇게 만취상태에서 환자를 진료한 전공의를 옹호할 마음은 전혀 없습니다. 그리고 음주진료로 인해 처벌을 받은 것도 합당하다고 생각합니다.

하지만 이 사례에서 고민해야 할 것이 하나 더 있습니다. 의사 A는 당직도 아니었고 음주를 하였음에도 불구하고 왜 응급실에서 환자진료를 하게 되었을까요? 신문기사에 의하면 의사 A는 전공의 1년차로서 자신이 응급실 당직이 아니었지만 응급실 당직이었던 상급진공의가 식사 중이어서 대신 달려갔다고 합니다. 아마도 이는 당시 만연했던 의료계의 악습과 관련이 있다고 생각합니다.

병원은 24시간 운영이 되기 때문에 당직제도라는 것을 통해 의사가 병원에 24시간 상주하게 됩니다. 이러한 당직은 주로 전공의 저년차들이 서게 됩니다. 문제를 일으킨 해당 전공의의 경우 일주일 동안 당직을 6일간 서고 하루 비번이 주어졌고, 그나마 비번의 경우에도 저녁 6시까지 근무하고 다음날 새벽 6시 출근해야 했다고 합니다. 또한 비번이라고 하더라도 응급실에서 오는 연락만 면제받았을 뿐으로 병동에서 오는 연락은 받아야 하는 비인간적인 악조건에서 근무하였다고 합니다. 제 생각에는 근무표상 당직인 고년차 전공의는 여러 가지 핑계를 대면서 자신의 당직임에도 불구하고 제대로 서지 않았고 비번인 저년차 전공의가 어쩔 수 없이 병원에 끌려 나왔을 경우로 생각됩니다. 제가 문제라고 생각하는 것은 이러한 사건이 발생하여도 해당 과를 책임지고 있는 교수들은 징계를 받지 않거나 상징적인 징계에 그치는 경우가 흔한데 위 사례도 유사합니다. 또한 이 사건과 마찬가지로 병원경영진들은 전공의수련과 관련된 구조적인 문제를 해결하는 대신 문제를 일으킨 전공의만 해임하는 결정만 내리는 경우가 매우 흔하다는 것입니다. 물론 이러한 구조적인 문제를 일시에 해결하기 어렵다는 것을 잘 알고 있습니다. 하지만 우리들이 이러한 문제점들을 해결하기 위하여 더욱 노력해야 할 것으로 생각됩니다.

정리

병원들이 당직을 서는 전공의나 전문의들이 음주를 하지 않도록 관리감독을 강화해야 합니다. 이와 함께 사회도 의사들의 음주의료행위에 대한 관리감독을 강화해야 하는 것도 당연하다고 생각합니다. 하지만 이러한 음주진료가 발생하는 구조적 문제에 대해서는 아무도 해결을 하려는 생각을 하고 있지 않습니다. 다른 근로자들은 근로시간을 주 52시간으로 제한을 해 놓았지만 전공의들은 주 80시간임에도 불구하고 아무도 이에 대하여 말을 하지 않습니다. 전공의 인원이 적은 소수과들은 주 80시간을 지키지 않는 경우가 비일비재하지만 이에 대하여 아무도 이야기하고 있지 않습니다.

정치권 및 많은 사람들이 의사의 음주진료를 음주운전과 같이 강하게 처벌할 것을 주장하고 있습니다. 예를 들어 음주운전의 경우 사고가 일어나지 않더라도 혈중 알코올 농도에 따라 민사적으로는 보험료가 할증되고, 형사적으로는 벌금을 내야하고 행정상으로는 면허가 일시적으로 정지되거나 취소되는 등 이중 삼중의 법적인 책임을 지우고 있습니다. 만약 음주운전을 하다가 사고가 나면 매우 무거운 처벌을 하고 있습니다. 마찬가지로 의사의 음주진료도 좀 더 강력하게 처벌해야 한다는 것입니다. 하지만 음주운전과 달리 음주진료의 경우 좀 더 고려해야 하는 것이 있습니다. 첫째, 사회의 입장에서 의사라는 인적자원은 의료전문가로서 희소성이 있습니다. 만약 음주진료에 대한 처벌을 강화한다면 필요한 경우 이러한 희소한 자원을 사용하지 못할 수도 있습니다. 만약 의사가 음주 중 혹은 음주한 상태에서 응급환자가 발생하는 경우 이 의사는 응급환자의 진료나 처치에 참여해야 할까요? 섬이나 산간지방 등 의료 낙후지역에서 근무하는 의사가 음주를 하였는데 환자가 발생하였다면 이 의사는 환자진료에 참여해야 할까요? 만약 비행기 탑승 중에 응급환자가 발생한 경우 음주한 의사는 이 환자 진료에 참여해야 할까요? 또 입원 중인 환자에게 응급상황이 발생하였을 경우 병원 인근에서 음주하던 주치의는 응급상황에 참여해야 할까요? 둘째, 의사들의 근무 외 시간의 자유를 어디까지 인정해야 할지입니다. 의사들도 근로자로서 자신의 업무시간 외인 야간, 주말과 휴일을 자유로이 누릴 권리를 갖고 있습니다. 이러한 권리는 자유로운 여행이나 여가활동과 함께 음주와 같은 많은 행위도 포함됩니다. 하지만 의사가 음주 후에 진료를 하는 것을 불법적인 행위로 간주하고 모두 금지시킨다면 입원환자나 응급환자들을 진료하는 의사들은 야간이나 주말, 휴일에 자유로운 음주가 불가능하게 됩니다. 이러한 문제들을 어떻게 해결해야 할지에 대하여 아직 사회적인 합의가 없는 상태이기 때문에 음주진료에 대한 처벌을 강화하자는 의견이 있지만 아직까지 실제로 법제화되지는 않은 것으로 보입니다. 하지만 지속적으로 음주한 의사로 인하여 여러 인적사고가 발생한다면 법제화될 수도 있다고 생각합니다. 결국 의사 스스로 자정하여 이러한 문제가 발생하지 않도록 노력하는 수밖에 없다고 생각합니다.

또한 음주의료행위에 대하여 일률적이고 강력한 규제와 처벌만이 능사는 아니라고 생각합니다. 단순히 음주의료행위를 한 의사만 처벌하는 것으로는 해결할 수 없는 많은 구조적인 문제들이 있기 때문입니다.

이와 함께 전공의나 전임의들은 상급자의 지시에 의해 자신들이 위법한 행위를 하는 경우 병원은 이를 보호해 주지 않는다는 것을 알 필요가 있습니다. 자신의 행위가 위법하다고 생각되면 아무리 교수나 상급자의 말이라고 하더라도 하지 않아야 합니다. 자신의 의사면허는 자신이 지켜야 합니다. 만약 문제가 생기면 아무도 보호해 주지 않습니다.

의사에게 **설명의무**란?

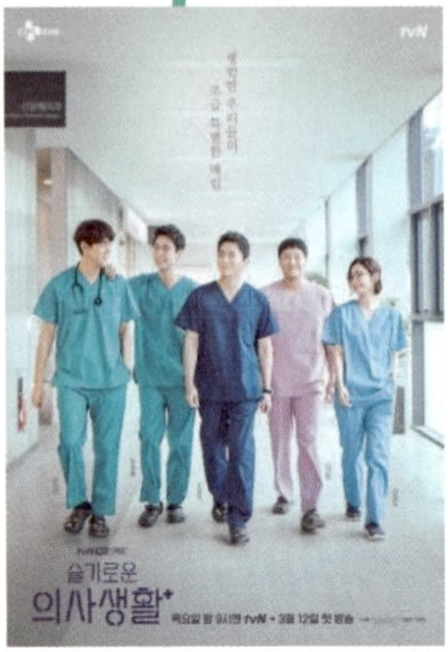

제공: CJ ENM

2020년 tvN에서 방영된 '슬기로운 의사생활'이라는 드라마를 아시는지요? 영화는 99학번 의대 동기 다섯 명을 중심으로 병원에서 펼쳐지는 이야기를 재미있게 그렸고 역대 tvN 주중 드라마 중에서 수도권 최고 시청률 1위를 기록하면서 시즌 2까지 나오게 되었습니다. 슬기로운 의사생활에서는 환자를 진료하는 의사들이 겪을 수 있는 여러 에피소드들이 나오는데 이 장에서 주목할 것은 시즌 1의 2화입니다. 신경외과 의사인 용석민(문태유)은 환자 보호자에게 뇌수술로 발생할 수 있는 부작용을 설명하는 장면이 나옵니다. 용석민은 바빠서 그런지 아니면 피곤해서 그런지 몰라도 표정이 없는 얼굴로 "마지막으로 합병증인데요. 의식장애, 경련, 운동장애, 감각마비, 언어장애가 올 수 있는데 환자 중에서 1%에서 발생합니다. 또한 수술 후에는 수술부위 감염, 뇌염, 뇌막염, 뇌농양 등의 후유증이 발생할 수 있습니다. 혹시 궁금한 건?"라고 마치 보험회사광고처럼 빠르고 이해하기 어렵게 설명하고는 환자에게 수술동의서에 서명할 것을 요청하는 장면이 나옵니다. 다음 장면에서는 보호자에게 "간혹 환자 중에 1%의 확률로 장기로의 산소공급이 부족하여 장기부전, 뇌손상, 그리고 수술 도중 심근경색이 발생할 수 있으며 심한 경우에는 사망에 이를 수 있다."고 수술 후 합병증이나 부작용에 대하여 설명하고 있습니다. 이러한 설명을 들은 환자 보호자들은 울고 불고 소리를 지르니까 용석민은 난감해 하면서 "이럴 수도 있으니 알고 계시라고 말씀을 드리는 거구요."라고 하면서 환자 보호자들을 달래는 장면이 나옵니다.

위의 장면은 병원에서 의사들이 시술이나 수술 전에 환자나 보호자들로부터 동의서를 받는 상황을 풍자적으로 그린 것이라고 할 수 있습니다. 물론 환자에게 수술이나 시술을 설명하고 동의서를 받는데 위의 드라마 같이 하지 않습니다. 환자나 보호자들이 주치의나 담당의를 제대로 만날 수 있는 시간이 동의서를 받을 때이기도 하면서 환자들을 진료하는 데 있어서 환자에 대한 설명의무가 점차 강화되고 있기 때문이기도 합니다. 하지만 많은 의사들이 환자들에게 설명을 할 때 무엇을 중점적으로 설명해야 할지에 대하여 잘 알지 못하는 경우가 많습니다. 여기서는 의사의 설명의무와 관련된 실제 사례들을 보면서 이야기해 보도록 하겠습니다.

사례 1)

평소 당뇨병으로 치료받던 환자 A는 움직일 때 발생하는 흉통으로 불안정협심증으로 진단받고 ○○병원에 입원하였습니다. 그리고 관상동맥 조영술상 관상동맥 여러 곳에 협착이 발생하였다는 것을 확인한 의료진은 관상동맥스텐트 삽입술로 치료하는 것은 어려울 것으로 판단하고 환자 및 보호자에게 관상동맥 우회수술을 권유하였고 수술을 받기로 하였습니다. 하지만 환자는 관상동맥 우회수술을 받은 후 회복과정에서 심장우측전방에 혈종이 생겼고, 이 혈종이 심장을 눌러 심장마비가 발생하였습니다. 이에 의료진은 심폐소생술을 하면서 응급 재수술을 통해 혈종을 제거하여 심장기능은 돌아왔지만 환자는 저산소성 뇌기능장애가 발생하여 의식을 회복하지 못하였습니다. 이후 다른 병원으로 전원하였지만 결국 사망하였습니다. 환자가족은 의료진들이 수술승낙을 받기 전에 관상동맥우회술의 내용과 효과, 그 위험 및 부작용을 인식하게 하고, 수술을 받을 때 생길 수 있는 위험과 수술을 받지 아니할 때의 위험을 평가할 수 있도록 질병의 상태, 수술의 내용과 효과, 부작용 등을 자세히 설명하지 않았다는 이유로 소송을 제기하였습니다.

쟁점

협심증이란 심장에 혈액을 공급해주는 관상동맥이 동맥경화로 좁아지는 질환으로 대표적인 치료방법으로 관상동맥 스텐트 삽입술과 관상동맥 우회술이 있습니다. 최근에는 관상동맥 스텐트 삽입술에 사용되는 스텐트나 장비, 시술기법이 많이 발달하였지만 관상동맥 여러 곳에 협착을 보이는 경우에는 아직도 관상동맥 우회수술이 주된 치료방법입니다. 이 사례의 쟁점은 다발성 관상동맥 협착소견을 보이는 환자에게 해당 의료진이 관상동맥 우회수술을 권유하였고, 수술을 받았지만 결국 수술과 관련된 합병증으로 사망한 사례에서 해당 의료진이 수술을 설명하면서 수술의 합병증, 수술이라는 치료방법의 선택과 시기, 설명과 합병증과의 인과관계가 있는지 여부입니다.

의료행위는 본질적으로 침습적인 행위로 다른 사람에게 고의로 상해를 입히는 것입니다. 하지만 이러한 의료행위가 법적인 처벌을 받지 않는 이유는 무엇일까요? 과거에는 의사가 환자를 치료하기 위한 의료행위가 정당한 행위이기 때문에 위법성이 없다고 해석하였습니다. 즉, 의사의 침습적인 의료행위는 사회구성원들이 보편적으로 가지고 있는 가치관 혹은 관념인 사회상규에 반하지 않는 적법한 행위라는 것입니다. 문제는 이러한 법해석은 의사가 환자보다 우월한 지위임을 전제로 하고 있습니다. 다시 말해서 의술을 보유한 의사가 질병을 가진 환자를 치료하는 것은 일종의 시혜적인 행위이기 때문에 비록 환자의 몸에 칼로 상처를 내거나 장기를 자르는 등 침습적인 성격을 띤다고 하더라도 상해에 해당되지 않는다는 것이라는 것입니다. 이러한 법해석에 따르면 의사의 의료행위를 하는데 있어서 환자의 동의가 없어도 적법한 행위라고 해석할 수 있습니다. 하지만 이러한 해석이 문제가 있다는 인식이 널리 퍼지면서 최근에는 의사의 침습적인 의료행위가 적법한 행위인 이유가 환자가 자신의 몸에 상처를 입히는 침습적인 행위에 동의하였기 때문으로 해석하고 있습니다. 이러한 해석은 의사와 환자의 관계가 수평적임을 보여주는 동시에 의사가 의료행위를 함에 있어서 환자에게 사전에 반드시 설명해야 하는 의무가 발생하기 때문입니다.

의사는 환자에게 의료행위를 함에 있어서 설명의무가 매우 중요함에도 불구하고 명문화되지 않다가 2016년에야 비로소 명문화되었고 이를 어기면 행정당국에서 과태료 처분과 함께 민법상 위자료나 손해배상을 해야 합니다.

보건의료기본법

제12조

모든 국민은 보건의료인으로부터 자신의 질병에 대한 치료방법, 의학적 연구대상 여부, 장기이식 여부 등에 관하여 충분한 설명을 들은 후 이에 관한 동의여부를 결정할 권리를 가진다.

의료법

제24조의 2

① 의사, 치과의사 또는 한의사는 사람의 생명 또는 신체에 중대한 위해를 발생하게 할 우려가 있는 수술, 수혈, 전신마취를 하는 경우 환자에게 설명하고 서면으로 그 동의를 받아야 한다. 다만, 설명 및 동의 절차로 인하여 수술 등이 지체되면 환자의 생명이 위험하여 지거나 심신상의 중대한 장애를 가져오는 경우에는 그렇지 아니하다.

② 환자에게 설명하고 동의를 받아야 하는 사항은 다음과 같다.

1. 환자에게 발생하거나 발생 가능한 증상의 진단명
2. 수술 등의 필요성, 방법 및 내용
3. 환자에게 설명을 하는 의사, 치과의사 또는 한의사 및 수술 등에 참여하는 주된 의사, 치과의사 또는 한의사의 설명
4. 수술 등에 따라 전형적으로 발생이 예상되는 후유증 또는 부작용
5. 수술 등 전후 환자가 준수하여야 할 사항

제92조

① 다음 각 호의 어느 하나에 해당하는 자에게는 300만 원 이하의 과태료를 부과한다.

1의 3. 환자에게 설명을 하지 아니하거나 서면 동의를 받지 아니한 자

1의 4. 환자에게 변경 사유와 내용을 서면으로 알리지 아니한 자

응급의료에 관한 법률

제9조

① 응급의료종사자는 다음 각 호의 어느 하나에 해당하는 경우를 제외하고는 응급환자에게 응급의료에 관하여 설명하고 그 동의를 받아야 한다.

1. 응급환자가 의사결정능력이 없는 경우
2. 설명 및 동의절차로 인하여 응급의료가 지체되면 환자의 생명이 위험해지거나 심신상의 중대한 장애를 가져오는 경우

이러한 설명의무는 의사와 같은 의료인만 지는 것이 아닙니다. 변호사, 보험회사, 투자신탁회사, 증권회사, 부동산 중개인 등 전문적인 지식의 비대칭성이 인정되는 다른 전문분야에서도 이러한 설명의무를 흔히 볼 수 있습니다.

그렇다면 의사가 환자에게 동의서를 받을 때 설명은 어떻게 해야 할까요? 현재까지 설명의무와 관련된 논문이나 여러 매체의 글들을 종합하면 다음과 같습니다.

1) 설명의 주체

의료행위에 대한 설명은 의사가 하는 것이 원칙입니다. 시술난이도가 높지 않고 부작용이 한정되어 있어 충분한 정보제공이 필요하지 않는 경우에도 의사가 설명하는 것이 원칙입니다. 의사가 중요한 내용만 설명하고 간호조무사나 코디네이터가 추가적으로 자세한 설명을 하고 동의서에 서명을 받는 것은 의료법 위반의 소지가 있습니다. 설명주체를 의사로 제한한 이유는 의료행위에 대한 설명이 단순히 부작용 등 특정사항을 나열하는 것이 아니라 설명내용에 대한 보충적인 질문을 받는 등 의사가 아닌 사람들은 충분한 정보를 제공해 줄 수 없기 때문입니다. 의료행위에 대한 설명은 원칙적으로 주치의가 해야 하나 특별한 사정이 없으면 다른 의사를 통한 설명도 가능합니다.

2) 설명의 대상

설명을 듣는 사람은 원칙적으로는 환자 본인이어야 하지만 환자 본인에게 설명을 할 수 없는 경우에 한하여 보호자에게 설명을 할 수 있습니다.

3) 설명의 범위

설명을 할 때 환자들이 관심을 가지고 있을 것으로 생각되는 사항들을 설명해야 합니다. 예를 들어 질병의 유무와 종류, 의사가 시행할 치료행위의 종류와 방법,

해당 치료행위에 따르는 부작용이나 후유증 등 치료행위의 필요성과 함께 치료행위로 인하여 나타날 수 있는 위험과 부작용에 대하여 설명을 해야 합니다. 이러한 설명은 환자의 눈높이에 맞춰 환자나 보호자가 이해할 수 있도록 설명하여야 합니다.

주의할 것은 의사는 자신의 지식과 능력에 따라 치료방법을 선택할 권리가 있지만 환자도 자신이 선호하는 치료방법을 선택할 권리가 있기 때문에 특정 질병에 대한 치료방법이 여러 가지 존재하는 경우 각각의 대안에 대한 설명을 하시는 것이 좋습니다. 또한 후유증이나 부작용 설명에 있어서 흔히 나타나는 부작용은 물론 발생가능성이 희박하지만 회복할 수 없는 중대한 부작용도 설명을 해주어야 합니다. 만약 시술이나 수술 이전에 동의서를 받았더라도 수술부위의 확대가 필요하거나 상황에 새로운 변화가 생겼을 경우에는 다시 설명을 하고 동의를 받아야 합니다.

이러한 설명의무는 특정상황에서는 면제되거나 줄어들게 되는데 대표적으로 응급수술이나 응급시술 등 빠른 처치가 필요한 응급상태가 이에 해당합니다. 또한 '환자가 의사로부터 침습행위 등의 부작용에 관한 설명을 듣기를 포기한다'라는 의사표시를 한 경우에도 설명의무가 면제됩니다. 하지만 '설명을 다하면 환자들이 겁을 먹고 치료를 포기하기 때문에 전부 설명하지 않았다'는 이유로 설명의무가 면제되지는 않습니다.

4) 동의서 서명

의사가 설명의무를 다한 후에 환자나 보호자로부터 문자로 된 동의서에 서명을 받아야 하는데 단지 동의서에 서명날인만을 받은 것만으로는 설명의무를 다한 것으로 인정되지는 않습니다. 실제적으로 환자가 알기 쉽게 자세히 설명의무를 다 했다는 것을 입증하기 위해서는 의사는 자필로 동의서에 후유증이나 다른 치료법에 대하여 설명하였다는 근거를 남기는 것이 좋습니다. 예를 들어 중요한 설명에 밑줄, 별표, 동그라미를 치거나 이해를 돕기 위하여 동의서 공란에 그림을 그리는 방법 등이 있습니다.

5) 설명의무위반에 의한 효과

만약 의사가 설명의무를 위반한 경우 과태료와 함께 환자에게 적절한 설명을 듣지 못한 것에 대한 위자료를 주어야 합니다. 만약 설명의무위반과 나쁜 결과 사이에 인과관계가 있음이 증명된 경우 재산상 손해배상도 해야 할 수 있습니다. 예를 들어 의료행위와 관련하여 특정한 후유증에 대하여 설명을 했다면 환자가 해당 시술을 받지 않았을 것이라는 사실이 인정되는 경우 위자료 외에도 재산상 손해배상도 추가적으로 배상을 해야 할 수도 있다는 것입니다.

6) 설명에 대한 입증책임

의사가 설명의무를 위반하였다고 환자가 소송을 한 경우 이에 대한 입증책임은 환자가 아닌 의사가 입증해야 합니다. 따라서 의사는 환자의 서명이 기재된, 설명을 하였다는 것을 확인할 수 있는 동의서를 반드시 가지고 있어야 합니다.

7) 설명의 시기

의사의 설명의무는 원칙적으로 의료행위가 있기 전에 설명을 해야 합니다. 또한 중대한 신체 침해일수록 환자가 충분히 숙고할 시간을 가질 수 있도록 미리 설명해야 합니다. 다만 응급환자의 경우 예외가 됩니다.

판결

법원은 환자 측에서 선택기회를 잃고 자기결정권을 행사할 수 없게 된 것에 대한 위자료를 청구하는 경우에는 의사의 설명 결여 내지 부족으로 선택의 기회를 상실하였다는 사실만을 입증함으로써 족하지만, 그 결과로 인한 모든 손해를 청구하는 경우에는 중대한 결과와 의사의 설명의무 위반 내지 승낙취득과정에서 상당한 인과관계가 존재하여야 한다고 하면서 다발성 관상동맥 협착은 약물치료는 치료에 한계가 있고, 관상동맥 스텐트 삽입술은 한두 군데 좁아졌을 때만 치료할 수 있을 뿐으로, 환자의 상황은 관상동맥 우회수술을 할 수밖에 없으며 환자가 지속적으로 흉통을 호소하고 있어 환자의 임상상황이 언제 더 나빠질 수 있을지 모르기 때문에 수술선택이나 시기에 의료진의 잘못이 있지 않다고 하였습니다. 또한 환자 상황이 관상동맥 우회술을 선택할 수밖에 없었던 점에 비추어 설명의무 위반과 수술 후 심장마비 및 저산소증에 의한 뇌손상 사이에는 상당인과관계가 없다고 보았습니다. 다만 의료진들은 환자 보호자들에게 수술전후 심장마비 등의 심각한 합병증이 발생할 수도 있다는 것을 설명하지 않는 것에 대하여는 위자료를 주어야 한다는 판결을 내렸습니다. (대법원 1994.4.15. 선고 93다60953판결)

Comment

이 사례의 경우 환자는 증상이 점차 악화되는 상황으로 관상동맥조영술에서 관상동맥이 여러 군데 좁아진 소견이 발견되어 이에 대한 치료는 관상동맥 우회술 외에 다른 치료방법이 없었기 때문에 수술 선택과 시기, 그리고 설명의무 위반과 환자의 합병증과는 상당인과관계가 없기 때문에 재산상 손해배상은 할 필요가 없지만 환자 및 보호자에게 수술전후 심장마비 등 심각한 합병증이 발생할 가능성이 있다는 것을 설명하지 않은 것에 대하여는 이에 대한 위자료를 지불해야 한다고 판단한 사례입니다. 만약 관상동맥조영술에서 한두 군데만 협착소견이 있었음에도 불구하고 환자에게 관상동맥 스텐트 삽입술과 같은 덜 침습적인 대안적인 치료에 대하여 설명하지 않고 관상동맥 우회수술만을 권유하였고 수술을 받은 이후 환자의 상태가 악화되거나 사망한 경우에는 설명의무 위반행위와 나쁜 결과 사이에 상당한 인과관계가 있음이 인정되어 위자료는 물론 재산상 손해배상도 해야 할 수 있습니다.

사례 2)

○○병원에 환자 A가 허리통증으로 내원하였습니다. 담당의사는 수술을 하기로 결정하였고 수술 전 검사로 내원 당일 10:30분경 경동맥 및 심장초음파를 시행하였습니다. 검사상 경동맥이 동맥경화로 인한 협착소견이 보여 의사는 환자 A에게 수술로 인한 뇌졸중 위험도가 다른 사람들에 비하여 상대적으로 높다는 설명과 함께 수술에 대하여 설명을 한 이후 당일 오전 11:10분경 마취와 함께 척추수술이 진행하였습니다. 환자 A는 수술을 받은 당일 저녁부터 갑자기 스스로 의사표현을 하지 못하였고 CT 결과 수술 합병증으로 발생한 뇌경색으로 확인되었습니다. 뇌경색 합병증으로 A는 좌측 편마비가 생겨 모든 생활에 타인의 도움을 받아야 하고 인지장애로 의사소통이 되지 않고 스스로 대소변을 조절할 수 없는 상태가 되었습니다. 환자 A는 수술 직전 경동맥 동맥경화로 인한 협착소견이 있기 때문에 뇌졸중의 위험을 낮춘 후 수술을 했어야 하는데 그런 조치가 없었고, 의료진이 수술로 인하여 합병증이 발생할 수 있다는 여부를 자세히 설명하지 않았다는 이유로 소송을 제기하였습니다.

쟁점

허리통증으로 내원한 환자를 당일 수술을 하기로 결정하였는데 수술 전 검사를 통해 의료진이 수술을 할 경우 뇌경색 위험도가 다른 사람들에 비하여 높은 것을 알았지만 의사는 단순히 환자에게 수술 전후 합병증이 발생할 위험도가 다른 사람보다 높다는 사실만 환자에게 설명하고 경동맥초음파를 시행한 지 40분 만에 바로 수술로 들어갔고 결국 뇌경색과 같은 중대한 합병증이 발생하였습니다. 이 사례의 쟁점은 수술과 관련된 합병증 위험도가 다른 사람에 비하여 높다는 사실을 알았지만 바로 수술에 들어 간 것이 의사의 설명의무를 위반한 것인지 여부입니다.

판결

1심과 2심에서는 의료진의 수술결정은 합리적으로 주의의무를 위반하지 않았고 A의 아들에게 수술의 목적이나 방법, 발생이 가능한 합병증에 대하여 설명하였음을 이유로 원고 패소판결을 내렸습니다. 하지만 대법원의 판단은 달랐습니다. 대법원은 의료진이 환자에게 설명의무를 언제 이행할지에 대하여 의료행위의 내용과 방법, 의료행위의 위험성과 긴급성의 정도, 의료행위 전 환자의 상태 등 여러 사정을 종합해서 개별적이고 구체적으로 판단해야 한다고 하면서 이 사건의 경우 해당 의료인이 주의의무를 위반하지는 않았지만 수술 후 뇌졸중 위험이 다른 사람들에 비하여 높다는 사실을 환자나 보호자가 충분히 숙고하고 주변 사람과 상의하는 등 수술로 자신에게 나타날 수 있는 후유증 등 위험성을 충분히 숙고할 수 있는 시간을 주지 않았다는 이유로 의료진이 설명의무를 위반하였다고 하면서 파기환송을 하였습니다. (대법원 2022.1.27. 선고 2021다265010 판결)

Comment

참고로 환자에게 시술이나 수술의 위험성에 대하여 언제 설명을 하여야 하는지에 대한 판단은 사례에 따라 다릅니다. 예를 들어 뇌막염이나 뇌염의 가능성이 커서 요추천자를 통한 빠른 뇌척수액 검사가 필요했던 상황에서 뇌척수액검사를 시행한 후 합병증인 뇌탈출에 의한 사망이 발생한 사례에서 합병증의 위험성을 설명하지 않았더라도 설명의무위반이 아니라고 보았습니다(서울남부지방법원 2014.03.18 선고 2012가합7381 판결). 하지만 응급을 요하지 않는 상황에서는 환자의 자기결정권과 선택권을 실질적으로 보장하기 위해서 수술이나 시술의 위험성에 대하여 충분히 숙고할 시간을 주어야 한다는 사례가 많습니다. 예를 들어 뇌하수체 선종에 의한 쿠싱증후군이 발생하였고 검사상 종양이 커서 수술 위험성이 높았지만 의사소통이나 행동에는 별다른 어려움이 없었던 환자에게 수술 전날 저녁에 수술에 대한 위험성을 설명하고 동의서를 받고 수술을 시행하였지만 결국 수술합병증으로 사망한 사례에서 수술결정은 며칠 전에 이미 통보되었지만 수술 전날 저녁에 수술내용이나 위험성에 대한 설명이 이루어진 것은 환자에게 수술의 위험성에 대한 충분한 시간이 주어진 것으로 볼 수 없다고 보았습니다(서울동부지방법원 2008.9.25. 선고 2006가합15982 판결).

중요한 것은 응급상황이 아니라면 수술 후 뇌졸중 등 합병증 위험도가 다른 사람들에 비하여 높은 경우 의사는 환자나 보호자가 이러한 위험성을 충분히 숙고하고 주변 사람과 상의하는 등 수술과 관련하여 발생할 수 있는 위험성과 수술적 치료로 인하여 얻을 수 있는 이득을 충분히 숙고할 수 있는 시간을 충분히 주고나서 수술이나 시술을 하는 것이 좋겠습니다.

정리

의사는 환자에게 의료행위를 하기 전에 설명을 할 의무가 있습니다. 침습적인 수술이나 시술을 시행하기 전에 수술이나 수술의 위험성에 대하여 의사가 직접 환자나 보호자에게 환자들이 관심을 가지고 있는 질병의 유무와 종류, 의사가 시행할 치료행위의 종류와 방법, 해당 치료행위에 따르는 부작용이나 후유증 등 치료행위의 필요성과 함께 치료행위로 인하여 나타날 수 있는 위험과 부작용 및 치료에 대한 다른 대안에 대하여 환자의 눈높이에 맞춰 환자나 보호자가 이해할 수 있도록 설명하고 그 근거를 남겨야 합니다. 그리고 설명이 끝나면 환자나 보호자에게 시술이나 수술에 대한 동의서에 서명을 받고 보관을 해야 합니다. 하지만 급성심근경색과 같이 긴급한 수술이나 처치가 필요한 경우에는 의사의 설명의무가 줄어들 수 있습니다. 하지만 응급상황이 아니면서 수술 전 검사에서 다른 사람에 비하여 수술과 관련된 합병증이나 부작용 발생위험도가 더 높다고 생각하면 환자와 보호자에게 치료 여부 판단을 위한 시간을 충분히 주어야 합니다. 만약 시술이나 수술로 인한 합병증이나 부작용 발생위험도가 다른 사람보다 높다고 생각되면 동의서 외에도 이러한 내용을 경과기록지에 함께 작성하는 것이 좋겠습니다.

의사에게 **성범죄**란?

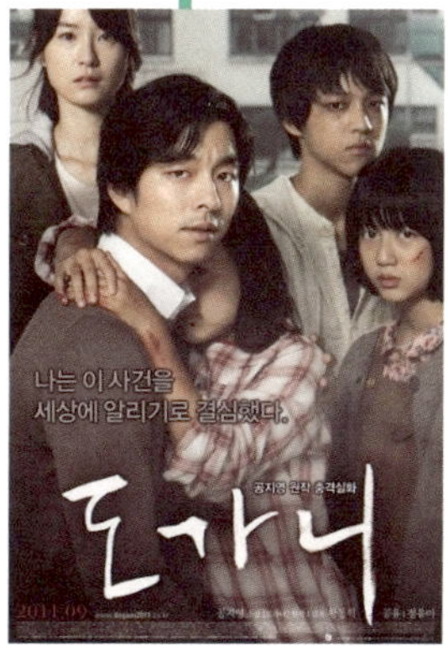

제공: 다음 영화

2011년 개봉하였던 '도가니'라는 영화를 알고 계시나요? 공지영 작가의 동명의 소설을 영화화한 작품으로 청소년 관람불가 등급이지만 466만 명이라는 많은 사람들이 관람하였고 사회적으로 큰 이슈가 되었습니다. 청각장애아 특수학교인 자애학원에 교사로 발령이 난 강인호(공유)는 학교의 왠지 어두운 분위기에 이상함을 느꼈습니다. 학생들은 강인호에게 교장과 선생님이 학생들에게 성폭행을 저질렀다는 사실을 알렸습니다. 강인호는 이 사실을 교육청에 알리지만 무시당하게 됩니다. 이에 강인호는 이 사실을 언론에 알렸고 언론이 보도하면서 사회적 주목을 받기 시작하였습니다. 검찰은 사실을 확인한 후 교장과 선생님들을 기소하였습니다. 하지만 여러 이유로 성폭행 가해자들인 교장과 선생님들은 집행유예를 받는 것으로 영화는 끝이 납니다. 이 영화는 권력을 가진 자들이 그렇지 못한 자들을 성적으로 이용하고 어떻게 책임을 회피하는지를 잘 보여주고 있습니다.

최근 성범죄는 사회적인 문제가 되고 있습니다. 의사도 성범죄에서 자유로울 수 없습니다. 이러한 성범죄는 의사와 환자 사이에서 발생할 수도 있지만 의사와 의사의 사이에서 발생할 수도 있습니다. 또한 이러한 성범죄가 나쁜 마음을 가진 의사에 의하여 고의적으로 발생할 수도 있지만 이러한 의도가 전혀 없이 환자들이 성범죄라고 여기는 억울한 경우도 있습니다. 여기서는 의사의 성범죄와 관련된 실제사례를 보면서 이야기해 보도록 하겠습니다.

사례 1)

20대 환자 A는 고열로 ◯◯대학병원에 입원하였습니다. 주치의는 열이 나는 원인을 찾기 위해서 혈액배양검사를 처방하였습니다. 인턴 B는 환자 A의 사타구니에서 혈액배양검사를 위한 채혈을 하기로 마음먹고 환자 A의 바지와 속옷을 내릴 것을 요구하였습니다. 하지만 환자 A는 다른 부위에서 혈액을 뽑기를 요구하면서 사타구니에서 혈액을 채취하는 것을 거부하였지만 인턴 A는 갑자기 환자의 바지와 속옷을 잡아 내렸고 환자는 성적 수치심을 느꼈다면서 인턴 B를 경찰에 신고하였습니다.

쟁점

고열로 입원한 환자에게서 발열의 원인을 조사하기 위한 가장 대표적인 방법이 동맥이나 정맥에서 혈액을 추출하여 배양하는 검사입니다. 열이 나는 환자의 혈액을 배양하면 발열의 원인이 되는 세균을 확인하고 환자에게 필요한 적절한 항생제를 찾아낼 수 있기 때문입니다. 이러한 혈액배양검사를 위해서는 30분 간격으로 세 번 혈액을 채취해야 하는데 가장 많이 사용되는 곳은 바로 팔에서 보이는 정맥입니다. 팔은 정맥이 쉽게 보이기 부위이기 때문입니다. 하지만 여성의 경우 팔에서 정맥이 잘 안보이는 경우가 많은데 이런 경우에는 발에서 혈액을 채취하기도 하고 만약 발에도 혈관이 잘 보이지 않으면 사타구니 혹은 허벅지 부위의 동맥에서 채취하게 됩니다. 문제는 허벅지 부위는 성적으로 매우 민감한 부위이기 때문에 젊은 여성들에게 이 부위에서 혈액을 채취하는 경우 성적 수치심을 느낄 수 있습니다. 이 사례의 쟁점은 환자에게 고열의 원인을 찾기 위하여 혈액배양검사가 필요한데 이러한 혈액배양검사를 위한 부위로 환자가 거부함에도 불구하고 사타구니에서 혈액을 채취한 행위가 성범죄에 해당하는지 여부입니다.

의사에게는 높은 수준의 도덕성과 직업윤리가 요구됩니다. 현재 의료법에서는 정신질환자, 마약중독자, 의료관련 법령을 위반하여 금고이상의 형을 선고받으면 의사가 될 수 없다고 규정을 하고 있기 때문에 환자진료와 관련한 성범죄로 금고이상의 형을 받으면 면허가 취소됩니다. 이와 함께 진료 중 성범죄행위를 한 경우에는 비도덕적 진료행위에 해당하여 자격정지 12개월 이내의 면허정지처분을 받을 수 있습니다. 또한 성범죄자는 아동이나 청소년대상 관련시설이나 기관에 취업이 최대 10년 동안 제한되는데 의료기관은 아동이나 청소년대상 관련시설로서 지정되어 있기 때문에 면허정지가 풀리더라도 의료기관에 취직이 불가능합니다. 따라서 의사가 성범죄로 처벌을 받으면 결국 상당기간 동안 환자진료 등 의사업무를 할 수 없습니다.

의료법

제8조 다음 각 호의 어느 하나에 해당하는 자는 의료인이 될 수 없다.

1. 정신질환자. 다만, 전문의가 의료인으로서 적합하다고 인정하는 사람은 그러하지 아니하다.
2. 마약, 대마, 향정신성의약품 중독자
3. 피성년후견인, 피한정후견인
4. 의료관련 법령을 위반하여 금고 이상의 형을 선고받고 그 형의 집행이 종료되지 아니하였거나 집행을 받지 아니하기로 확정되지 아니한 자.

의료관계 행정처분 규칙(별표)

32) 비도덕적 진료행위를 한 경우

가) 진료 중 성범죄: 자격정지 12개월

아동, 청소년의 성보호에 관한 법률(약칭: 청소년 성보호법)

제56조

① 법원은 성범죄로 형 또는 치료감호를 선고하는 경우에는 판결로 그 형 또는 치료감호의 전부 또는 일부의 집행을 종료하거나 집행이 유예, 면제된 날부터 일정기간 동안 아동, 청소년 관련기관 등 시설, 기관 또는 사업장을 운영하거나 취업 또는 사실상 노무를 제공할 수 없도록 하는 명령을 성범죄 사건의 판결과 동시에 선고하여야 한다.

12. 의료기관. 이 경우 의료인에 한정한다.

성희롱이란 상대방이 원하지 않는 성적인 말이나 행동을 하여 상대방에게 성적 굴욕감이나 수치심을 느끼게 하는 행위를 말합니다. 이러한 성희롱은 크게 육체적, 언어적, 시각적 성희롱으로 나눌 수 있습니다. 육체적 성희롱은 상대의 신체부위를 만지는 행동으로 상대방에게 성적인 수치심을 불러일으키는 행위로서 성추행과 동일하다고 할 수 있습니다. 언어적 성희롱이란 상대방에게 언어를 통해 성적 굴욕감이나 혐오감을 주는 행위로서 음담패설, 외모에 대한 성적인 비유나 평가, 성적인 내용이 담긴 정보를 유포하거나 성관계를 강요 또는 회유, 음란한 내용이 담긴 전화통화 등이 있습니다. 시각적 성희롱이란 성적 수치심을 유발할 만한 정보가 담긴 내용을 시각적으로 인지하게 하는 행위로 그림, 낙서, 출판물 등을 통해 상대방에게 성적인 수치심을 일으키거나 상대방에게 보여줄 목적으로 자신의 특정부위를 고의적으로 만지는 행위가 해당합니다.

참고로 강제추행이란 폭행 또는 협박과 같은 강제력을 사용해서 상대방을 추행하는 행위를 말하는데 여기서 폭행과 협박의 정도는 상대방이 움직이지 못할 정도의 강한 힘은 물론이고 상대방의 의사표현과 관계없이 추행이 가능할 정도로의 힘만을 사용하는 것도 강제추행에 해당합니다.

판결

대법원은 의사들이 사타구니 채혈을 선호하고, 그 과정에서 업무효율성을 위하여 환자들이 명시적으로 동의하지는 않지만 환자들의 하의를 직접 내리는 경우가 종종 있다고 하더라도 이 사건의 환자의 경우 성적 수치심을 발생시킬 방법으로 이루어지는 의료행위(사타구니 동맥채혈)와 그렇지 않은 의료행위(정맥채혈)를 선택할 권리가 있고, 인턴이 환자의 바지를 내리기 전에 피해자에게 사전에 동의를 구하였지만 사타구니 채혈에 대하여 거부의사를 계속 표시해 이를 충분히 인식할 수 있었고, 다른 부위에서 채혈이 가능하였지만 이를 시도하지 않았음을 인정하면서 의료행위라고 하더라도 환자의 동의없이 갑자기 환자의 하의를 내리는 것은 성적수치심을 일으키는 행위에 해당한다고 하면서 유죄를 인정하였습니다. (대법원 2017.9.26. 선고 2017도8304 판결)

Comment

검사의 필요성은 충분히 인정되는 경우라도 검사나 시술을 하기 전에 사전에 반드시 환자의 동의를 얻어야 합니다. 만약 환자가 이러한 검사나 시술에 거부의사를 계속 표시하였다면 대안적인 검사나 시술을 시행하여야 합니다. 만약 대안적인 검사나 시술을 시행하였지만 결국 실패한 경우에는 다시 한번 환자의 동의를 얻어 검사나 시술을 시행하는 것이 좋겠습니다.

사례 2)

소아과에서 봉직의로 근무하던 의사 A는 변비를 호소하여 병원을 찾은 14세 여성환자 B를 진료하였습니다. 의사 A는 진료과정에서 환자 B를 진료할 때 자신의 양 다리를 벌리고 진료의자를 움직여 피해자에게 다가가 환자 B의 무릎을 자신의 성기에 밀착하였고, 복부 촉진이 필요하다고 하면서 진료침대에 눕게 한 후 손으로 환자 B의 배꼽 주변을 누르다가 피해자의 속옷 안에 손을 넣어 음모가 난 부위를 만졌습니다. 검찰은 의사 A가 치료를 빙자하여 청소년인 피해자를 추행하였다는 이유로 기소하였습니다.

쟁점

이 사건의 쟁점은 의사 A가 진료 도중에 자신의 무릎이 여학생의 민감한 신체부위와 접촉이 있었고, 변비의 원인을 확인하기 위하여 신체를 촉진하는 과정에서 환자 B의 민감한 신체부위를 만진 행위로 인하여 환자 B가 성적 수치심을 느꼈는데 이러한 신체접촉이 우연이거나 진료를 위해 필요한 행위였는지 아니면 의도적인 성범죄인지 여부입니다.

일부 의사들이 환자를 성추행이나 성폭행을 하는 경우가 종종 보도되기도 합니다. 물론 일부 의사들은 이러한 환자와의 접촉을 자신의 성적만족을 위하여 고의적으로 하는 경우도 있지만 대다수의 의사들은 환자와의 신체접촉이 우연히 행해졌거나 아니면 진료에 필요해 어쩔 수 없이 필요한 경우였음에도 불구하고 환자들이 이와 같은 의사의 행동을 성추행으로 오해하는 경우가 있습니다. 문제는 이와 같은 신체접촉이 의사의 고의에 의한 것인지 아닌지를 구분하기 매우 어렵다는 것입니다.

판결

1심에서는 피해자의 진술이 구체적이고 일관되며, 피해자에게 사실과 다른 내용으로 피고인을 고소할 특별한 동기가 있다고 보이지 않는 점과 함께 굳이 복부촉진이 필요하였는지 의문이 들고, 필요하였다고 하더라도 통상적인 복부촉진의 범위를 넘어선 점을 들어 추행으로 인정하였습니다. 하지만 2심과 대법원은 '진료과정에서 환자의 성적자유를 침해하려는 의도에서 이루어진 추행행위로 평가하기 위해서는 합리적인 의심의 여지가 없는 증명이 필요하며, 검사의 증명이 유죄의 확신을 가지기에 충분한 정도에 이루지 못한 경우에는 비록 전체적인 치료과정에서 다소 석연치 않은 면이 있다고 하더라도 피고인의 이익으로 판단해야 한다'고 하면서 의사 A의 발기된 성기가 무릎에 닿았다는 취지로 여학생이 진술하였지만 의사 A는 당시 청바지를 입고 있었으므로 피해자의 느낌을 객관적으로 단정하기 어렵고, 전문심리의원은 당시 피해자의 증상을 고려할 때 복부촉진의 필요성이 있었던 것으로 보인다는 의견을 제출하였기 때문에 의사 A가 진료과정에서 환자 B의 하의 속옷 안쪽까지 손을 넣어 눌러본 것이 환자에게 성적인 수치심을 일으켰다고 하더라도 진료목적으로 한 행위라면 추행으로 단정할 수 없다고 하면서 의사에게 무죄를 선고하였습니다.[14] (대법원 2016.12.29. 선고 2015도624판결)

Comment

의사들은 환자들을 진료하면서 우연히 혹은 불가피하게 환자의 민감신체부위를 촉진하거나 접촉하는 경우가 있을 수 있는데 이러한 접촉이 환자들에게 성적 수치심을 유발할 수도 있습니다. 따라서 진료할 때 환자의 민감부위의 불필요한 신체접촉은 하지 않는 것이 좋겠고 진단을 위해 어쩔 수 없이 환자의 민감부위를 촉진하는 경우 환자에게 이러한 촉진이 필요한 이유를 충분히 설명하시고 환자의 동의를 얻는 후에 필요한 부위만 촉진을 시행하는 것이 좋겠습니다.

사례 3)

여성 인턴 A는 ○○대학병원에 정신건강의학과(이하 정신과)를 지망할 것임을 밝히고 정신과에 인턴 근무를 신청하였고 1개월간 정신과 인턴 근무를 하였습니다. 정신과 인턴 근무가 끝나는 날 저녁부터 다음날 새벽까지 정신과 과장을 비롯한 정신과 전공의들과 술집에서 4차에 걸친 회식을 하였습니다. 회식 당시 정신과 과장 B는 여성 인턴에게 술에 취해서 주사가 있는지 확인해야 한다는 취지의 말과 함께 평소에도 화장도 하고 옷을 잘 입는 등 예쁘게 꾸미고 다니라는 취지의 말을 하였습니다. 문제가 된 것은 4차 회식이었습니다. 4차 회식 장소에서 여성 인턴이 테이블에 기대어 졸고 있는 사이에 셔츠 앞 단추들 사이에 손가락을 넣는 방법으로 원고의 가슴을 만졌을 뿐만 아니라 귀가하는 과정에서도 여성 인턴의 손을 끌면서 다른 한 손으로 원고의 가슴을 계속 찌르는 행동을 하였습니다. 이후 여성 인턴은 위의 사건으로 인한 정신적 충격으로 인하여 결국 인턴 과정을 수료하지 못한 채 사직서를 제출했고 퇴직했습니다. 그리고 정신과 과장 B에 성희롱 및 강제추행에 대한 손해배상을 청구하였습니다.

판결

법원은 피고의 성희롱 및 강제추행을 인정하고 이에 대한 손해배상을 결정하였습니다. 이후 정신과 과장은 징계위원회에 회부되었고 파면처분을 받았습니다. (동부지방법원 2016.12.22. 선고 2016가단103225판결)

Comment

이전 사례까지는 의사와 환자 사이의 성추행에 대하여 알아보았다면 이 사례는 대학병원 교수가 인턴을 성추행한 사례입니다. 위 사례가 대학병원 교수에 의한 인턴 성추행이라는 것에 논란은 없습니다. 여기서 이야기하고 싶은 것은 대학병원 교수에 의한 혹은 상급전공의에 의한 하급전공의 성추행입니다.

대한의사협회 의료정책연구소가 2015년 전공의를 대상으로 조사한 결과 전공의의 33%가 성희롱 피해경험이 있다고 보고하였습니다. 가해자는 환자가 14.4%이었고, 교수와 상급전공의의 경우 각각 8.1%, 6.5%으로 환자에 의한 성희롱을 제외하고도 교수에 의한 성희롱의 빈도수가 적지 않음을 알 수 있습니다. 성희롱을 당한 경험은 여성 전공의가 남성 전공의에 비해 높게 나왔는데(여성 vs. 남성: 54.6% vs. 23.0%), 연차별로는 인턴 43.2%, 전공의 1년차 34.9%, 2년차 32.8%, 3년차 32.6%, 4년차 31.8%로 연차가 낮을수록 성희롱을 당한 경험이 많은 것으로 조사되었습니다. 또한 응답자의 13.7%가 성추행을 당한 경험이 있었는데 교수 3.6%, 상급전공의 2.1%이었으며 여성 수련의가 남성 수련의에 비해 높게 나타났습니다(23.7% vs. 9.6%). 2017년도에 같은 조사를 시행하였는데 전공의의 28.7%가 성희롱을 당한 적이 있었고 이 중에서 교수에 의한 성희롱이 9.5%, 상급전공의에 의한 성희롱이 6.9%으로 나와 유사한 결과를 보였습니다.

교수나 상급전공의에 의한 하급전공의 성희롱 혹은 폭행문제가 사회적 문제가 되면서 국회는 전공의의 수련환경 개선 및 지위 향상을 위한 법률(약칭: 전공의법)을 만들었습니다. 이 법에 의하면 전공의에 대한 폭행이나 성희롱, 성폭력이 발생한 경우 신속히 전공의를 보호할 수 있도록 하였습니다.

전공의의 수련환경 개선 및 지위 향상을 위한 법률(약칭: 전공의법)

제11조의 2

① 보건복지부장관은 전공의의 수련 및 지도, 감독 과정에서 전공의에 대한 폭행, 폭언, 성희롱, 성폭력 등(이하 폭행)을 예방하고 폭력이 발생한 경우 신속한 처리와 피해 전공의 보호를 위하여 수련환경평가위원회의 심의를 거쳐 수련병원 등의 장이 준수하여야 할 지침을 정하여 고시할 수 있다. 이 경우 성희롱, 성폭력에 관해서는 별도의 지침으로 고시할 수 있다.

② 폭행 등 예방 및 지침에는 다음 각 호의 사항이 포함되어야 한다.

1. 폭행 등에 대한 신고체계 마련안내
2. 폭행 등이 발생한 경우 조사 및 피해 전공의 보호
3. 폭행 등이 발생한 경우 가해자에 대한 징계
4. 폭행 등 예방 및 대응을 위한 수련병원 내 전담부서 지정
5. 수련환경평가위원회에 대한 사후 보고
6. 그 밖에 폭행 등 예방 및 대응을 위하여 보건복지부령으로 정하는 사항

제12조의 2

① 보건복지부장관은 지도전문의가 다음 각 호의 어느 하나에 해당하는 경우 수련환경평가위원회의 심의를 거쳐 그 지정을 취소하거나 3년의 범위에서 그 업무를 정지하도록 명할 수 있다.

1. 전공의에게 폭행 등을 행사하여 신체적 또는 정신적 손해를 입힌 경우

제13조의 2

① 보건복지부 장관은 다음 각 호의 어느 하나에 해당하는 사유가 발생한 경우 해당 수련병원 등의 장으로 하여금 소속 전공의가 다른 수련병원 등으로 소속을 옮겨 수련을 받는데 필요한 조치를 하도록 명할 수 있다.

1. 수련환경평가위원회가 폭행 등 및 그 밖에 부득이한 사유로 전공의가 해당 수련병원 등에서 수련을 계속 받기 어렵다고 인정한 경우

사례 4)

의과대학 남학생 3명이 MT로 간 민박집에서 함께 여행을 온 만취한 상태인 동기 여학생의 속옷을 벗기고 신체부위를 만지면서 해당 장면을 디지털카메라로 동영상 촬영을 하였습니다. 여학생은 위 학생들을 고발하였습니다. 결국 성추행을 가한 학생 3명은 1년 6개월에서 2년 6개월의 징역형을 받았고 학교에서 출교조치 되었습니다. 하지만 이 중에서 두 명은 출소 후 대학수학능력시험에 다시 응시하여 ◯◯의과대학에 입학하였고 무사히 졸업한 후에 의사시험에 합격하였습니다.

쟁점

이 사례는 법원까지 간 사례가 아니기 때문에 법원의 판결은 존재하지 않습니다. 하지만 생각해 볼 가치가 있어 보여 선택을 했습니다. 의사에게 성범죄 사건이 발생하면 의사의 면허를 정지하거나 취소하면 됩니다. 문제는 어느 정도 시간이 지나면 의사자격을 다시 회복하여 의료행위를 할 수 있습니다. 그렇다면 의과대학생으로 성범죄를 저지른 경우 혹은 이전에 성범죄로 처벌을 받은 후 의과대학생이 되었다면 이들이 의사가 되도록 허락을 해야 할까요?

현행법에서 성범죄를 한 사람은 아동이나 청소년대상 관련시설이나 기관에 취업이 최대 10년 동안 제한이 됩니다. 하지만 성범죄 전과가 있다고 하더라도 의과대학/치과대학/한의과대학에 입학하는 것을 금지하는 규정은 없습니다. 특히 성적만을 반영하는 입학전형에서는 성범죄 과거력이 아무런 영향을 미치지 못합니다. 앞서 말씀드린 대로 의료기관은 성범죄자들의 취업제한기관으로 지정이 되어 있습니다. 문제는 성범죄 전과로 취업제한을 받은 성범죄자가 의과대학에 입학하는 경우 성범죄로 인한 취업제한기간이 대학기간에 종료되어 졸업할 때가

되면 취업제한이 풀리게 되어 막상 인턴이나 전공의로 병원에 취직할 때에는 취업제한 기간의 영향을 받지 않게 됩니다.

그렇다면 성범죄를 저지른 의과대학생이 의사가 되거나 성범죄의 경력을 가진 사람이 의과대학생이 되는 것을 막아야 할까요? 아니면 허락을 해야 할까요? 이에 대하여 의사라는 직업의 특수성을 고려하여 모든 성범죄자들이 의과대학에 입학하는 것을 금지해야 한다는 의견도 있는 반면 이미 법원에서 결정한 형을 모두 다 받았고 공정한 경쟁을 뚫고 입학시험을 통과하였는데 이전의 실수로 인하여 의사라는 꿈을 이루지 못하게 하는 것은 형평의 원칙에 어긋나기 때문에 기회를 더 주는 것이 합리적이라는 견해도 있습니다. 특히 성범죄를 저지른 의사들은 해당 형벌과 면허정지 혹은 취소라는 행정처분을 받고 이후 일정시간이 지나면 다시 의사면허를 회복하여 환자들을 진료하는데 비하여 이전에 성범죄를 저지르고 처벌을 받았다는 이유로 의과대학에 입학하는 것을 막거나 의사가 되지 못하도록 제한하는 것은 문제가 있다는 의견도 있습니다.

참고로 해당 학생은 ○○대학병원에 인턴으로 합격하였지만 부적격자로 채용이 취소되었고 이후 다른 ○○병원에 인턴으로 근무하고 있다는 것이 언론에 보도되었습니다. (개인의 프라이버시를 침해할 수 있기 때문에 해당 참고문헌은 달지 않겠습니다)

정리

의사는 기본적으로 상호신뢰를 바탕으로 환자의 민감한 의료정보와 생명을 다루는 의료행위의 특수성으로 인해 보다 엄격한 윤리적인 기준이 적용되어야 하고, 의사들에 의한 성범죄의 경우 다른 사람들보다 더욱 엄격하게 처벌을 한다는 것에 의문을 제기하는 사람은 아마도 없을 것이라고 생각합니다. 하지만 '더욱 엄격하게' 처벌한다는 것이 어느 정도까지인지에 대하여는 논란이 있을 수 있습니다. 또한 의사들은 환자들을 진료하면서 우연히 혹은 불가피하게 환자의 민감신체부위를 촉진하거나 접촉하는 경우가 있을 수 있는데 이러한 접촉이 환자들에게 성적 수치심을 유발할 수도 있습니다. 따라서 진료할 때 환자의 민감부위의 불필요한 신체접촉은 하지 않는 것이 좋겠고 진단을 위해 어쩔 수 없이 환자의 민감부위를 촉진하는 경우 환자에게 이러한 촉진이 필요한 이유를 충분히 설명하시고 환자의 동의를 얻는 후에 필요한 부위만 촉진을 시행하는 것이 좋겠습니다.

이와 함께 의사면허를 받고 막 수련을 시작한 하급전공의들을 상급전공의나 대학교수의 폭력이나 성추행으로부터 어떻게 보호할 수 있을지도 고민을 해야 할 것으로 생각됩니다. 마지막으로 성범죄 경력이 있는 사람을 의과대학에 입학하는 것을 금지하여야 할지, 의사가 되도록 허용해야 할지, 종합병원에서 수련을 허용해야 할지도 생각해 볼 여지가 있다고 생각합니다.

의사에게 **'면허 외 의료행위'란? (1)**

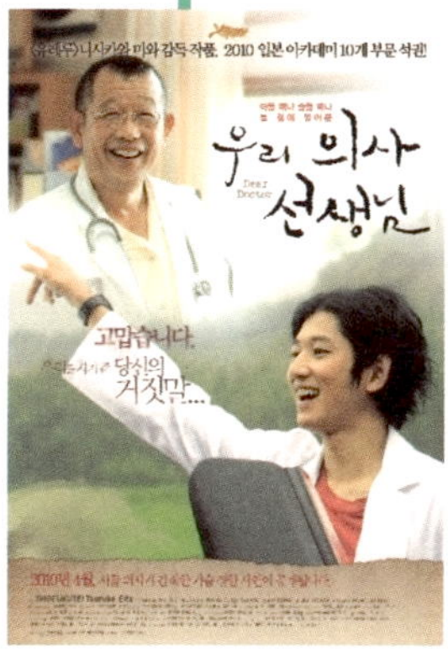

제공: 다음 영화

2010년 개봉한 '우리의사 선생님'이란 일본영화를 아시나요? 이 영화는 도쿄의 대형종합병원 인턴인 소마 케이스케가 시골마을 진료소(우리나라의 보건지소에 해당)에 두 달 동안 파견을 가면서 시작됩니다. 이 진료소에는 이노 오사무라는 일반의 선생님이 진료를 하고 있었습니다. 이노 선생님은 남녀노소를 가리지 않고 열정을 다해 환자들을 치료하고 보살펴주는 따뜻한 인품을 가지고 있었습니다. 또한 어려운 외과수술도 혼자서 할 정도로 실력을 갖춰서 마을 사람들이 무척 따르고 존경하는 의사 선생님이었습니다. 그러던 어느 날 이노 선생님이 갑자기 사라졌고 마을 사람들은 경찰에게 선생님을 찾아 달라고 부탁하였습니다. 하지만 경찰조사 결과 이노 선생님은 위조된 면허증을 가진 가짜의사였습니다. 그리고 이야기가 전개됩니다. 이 영화는 시골마을에서 벌어진 소동을 통해 의사면허란 본질이 과연 무엇인지를 묻고 있다고 할 수 있습니다.

우리나라의 의료전문직은 크게 의사, 한의사, 치과의사, 그리고 물리치료사, 방사선사, 임상병리사와 같은 의료보조인력으로 나눌 수 있습니다. 의료영역 중에서 각 의료전문직의 영역이 어디까지 인지 구분하기 쉬운 경우도 있지만 그렇지 않은 경우도 있습니다. 특히 의료전문직의 수가 급격히 증가함에 따라 생존을 위한 경쟁이 점점 더 치열해지고, 이전에 없던 새로운 의료기기들이 속속 도입되면서 의료전문직들은 기존의 영역을 벗어나 다른 의료전문직의 영역으로 확장하고 있습니다. 문제는 이렇게 다른 의료전문직의 영역으로 확장하면서 기존 전문직의 반발과 함께 새로 개발된 의료기기는 과연 누가 사용할 수 있는지에 대하여 법의 판단을 받는 경우가 많아지고 있습니다. 여기서는 의료전문직의 영역확장과 새로운 의료기기도입으로 인하여 발생한 실제사례를 보면서 이야기하도록 하겠습니다.

사례 1)

한의사 A는 IPL (Intense pulse light)을 사용하여 환자를 치료하였습니다. 하지만 한의사가 IPL을 사용하였다는 사실이 보건당국에 적발되었고 검찰은 한의사 A를 무면허 의료행위로 기소하였습니다.

쟁점

IPL은 태양광과 유사한 제논램프에서 발산되는 아주 강한 파장의 빛을 주기적으로 방출시키는 기기를 이용하여 주근깨나 기미의 원인이 되는 멜라닌 색소를 선택적으로 파괴하는 방법인데 주로 피부색소 침착, 여드름, 모세혈관확장의 각 치료 및 미세한 주름제거를 위해 양방에서 사용되는 치료법입니다. 문제는 한의사들은 한방치료를 위하여 사용이 허용된 적외선 치료기나 레이저침 치료기 등 IPL과 유사한 작동원리를 가진 기기를 이미 사용하고 있습니다. 해당 한의사는 IPL을 환자 피부질환치료를 위하여 사용한 것이 아니라 경락의 울체(鬱滯)를 해소하고 온통경락(溫通經絡) 등 한방치료를 위해 사용한 것이라고 항변하였습니다. 이 사례의 쟁점은 한의사가 적외선 치료기나 레이저침 치료기와 유사한 작동원리를 가진 IPL을 사용하는 것이 면허에서 허용되는 의료행위인지 아니면 '면허 외 의료행위'인지 여부입니다.

무면허 의료행위란 의료인이 아닌 사람이 의료행위를 하는 경우를 말합니다. 문제는 의료인이라고 하더라도 '면허에서 규정하고 있는 의료범위를 넘어서는 경우'에도 무면허 의료행위에 해당하는데 이를 꼭 집어 '면허 외 의료행위'라고 합니다. 예를 들면 의사가 발치나 스케일링을 하거나, 한의사가 맹장수술을 하거나 의사가 침을 놓게 되면 면허 외 의료행위가 됩니다. 문제는 발치나 스케일링과 같이 누구의 영역인지 구분하기 쉬운 경우도 있지만 실제 사례를 보면 구분하기가 쉽지 않은 경우도 많습니다.

의료법

제27조

① 의료인이 아니면 누구든지 의료행위를 할 수 없으며 의료인도 면허된 것 이외의 의료행위를 할 수 없다.

제2조

① 의료인은 종별에 따라 다음 각 호의 임무를 수행하여 국민보건향상을 이루고 국민의 건강한 생활 확보에 이바지할 사명을 가진다.

1. 의사는 의료와 보건지도를 임무로 한다.
2. 치과의사는 치과의료와 구강보건지도를 임무로 한다.
3. 한의사는 한방의료와 한방보건지도를 임무로 한다.

참고로 2020년 법이 개정되어 의료인이 아닌 자가 의료행위를 하거나 의료인이 면허사항 이외의 의료행위를 함은 물론 의료인이 아닌 자에게 의료행위를 하게 하거나 의료인에게 면허사항 외의 의료행위를 하게 할 경우 5년 이하의 징역이나 5천만 원 이하의 벌금과 해당 의료인은 3개월의 자격정지의 행정처분을 받습니다. 또한 생명 혹은 신체에 중대한 위해를 발생할 우려가 있는 수혈, 수술, 전신마취를 하게 하는 경우에는 해당 진료를 시행하게 한 의사의 의사면허를 취소할 수 있도록 하는 등 무면허 의료행위나 무면허 의료행위 지시에 대한 벌칙조항이 강화되었습니다.

<table>
<tr><th>위반사항</th><th>처분</th></tr>
<tr><td>의료인이 아닌 자가 의료행위를 한 경우(행위당사자)</td><td>형벌: 5년 이하의 징역 혹은 5천만 원 이하의 벌금</td></tr>
<tr><td rowspan="2">의료기사 아닌 자에게 의료기사의 업무를 하게 하거나 의료기사에게 그 업무의 범위를 벗어나게 한 경우</td><td>형벌: 5년 이하의 징역 혹은 5천만 원 이하의 벌금</td></tr>
<tr><td>행정처분: 자격정지 3개월</td></tr>
<tr><td rowspan="2">의료기사가 아닌 자에게 의료기사의 업무를 하게 하거나 업무 외 의료행위를 하게 하여 사람의 생명 혹은 신체에 중대한 위해를 발생할 우려가 있는 수혈, 수술, 전신마취를 하게 하는 경우</td><td>형벌: 5년 이하의 징역 혹은 5천만 원 이하의 벌금</td></tr>
<tr><td>행정처분: 면허취소</td></tr>
</table>

판결

대법원은 'IPL은 피부의 색소침착, 여드름, 모세혈관 확장 및 미세주름을 제거하기 위하여 사용되는 것으로 그 원리는 주위 조직에 손상을 주지 않고 특정한 조직을 파괴하는 선택적 광열용해를 이용하는 것'이기 때문에 '경락에 자극을 주어 질병을 치료하거나 예방하는 것을 목적으로 하는 적외선 치료기, 레이저침 치료기와 작용원리가 같다고 보거나 경락의 울체(鬱滯)를 해소하고 온통경락(溫通經絡)하기 위한 것으로 보기는 어렵다'고 하면서 IPL을 사용한 피부질환 치료는 한의사의 '면허된 것 이외의 의료행위'에 해당한다'고 판결하였습니다. (대법원 2014. 2. 13. 선고 2010도10352 판결)

Comment

한의사는 원칙적으로 자신과 관련이 있는 의료기기만을 사용할 수 있습니다. 그렇다면 자신과 관련이 있는 의료기기는 어떻게 판단할까요? 이에 대하여 헌법재판소는 면허된 것 이외의 의료행위에 대한 판단은 구체적인 의료행위의 태양 및 목적, 그 행위의 학문적 기초가 되는 전문지식이 양·한방 중 어디에 기초하고 있는지, 해당 의료행위에 관련된 규정, 그에 대한 교육 및 숙련 정도 등을 종합적으로 고려하여 사회통념에 비추어 합리적인 판단과 함께 보건위생상 위해가 되지 않을까 하는 걱정이 없이 진단이 이루어질 수 있다면 자격이 있는 의료인에게 그 사용권한을 부여하는 방향으로 해석되어야 한다'고 하였습니다.

사례 2

한의사 B가 얼굴의 전체적인 미관을 개선하기 위하여 1회용 주사기를 이용하여 환자의 코와 볼에 하이알루론산을 주입하였습니다. 이러한 사실이 적발되어 검찰에 의해 '면허 외 의료행위'로 기소되었습니다.

쟁점

필러(filler)시술에서 필러란 '무엇을 채우는 것이란 의미'로, 필러시술이란 피부와 유사한 물질을 피부진피층이나 피하지방층에 삽입하여 처진 피부나 함몰된 얼굴을 채워주고 깊은 주름을 펴주는 시술입니다. 필러시술에 흔히 사용되는 물질은 하이알루론산입니다. 하이알루론산은 세포를 접착시키고 물분자를 당겨 보습과 탄력을 유지시키는 기능을 합니다. 해당 한의사는 경혈을 자극하여 경혈과 연결된 인체의 각종 기관들의 기능을 촉진하기 위해서 하이알루론산을 얼굴에 삽입하는 필러시술을 했다고 항변하였습니다. 이 사례의 쟁점은 필러시술이 한의사의 면허에서 허용된 의료행위인지 아니면 면허 외 의료행위인지 여부입니다.

판단

법원은 한의사가 1회용주사기를 사용하여 환자의 코와 볼에 하이알루산을 삽입한 것은 시술부위의 피부탄력을 높임으로써 전체적인 얼굴미관을 개선하려는 것으로, 필러시술로 주입한 하이알루론산은 첨단장비를 이용하여 박테리아를 발효시켜 생산하는 것이기 때문에 한약이라고 볼 수 없고, 필러시술은 전적으로 서양의학의 원리에 따른 것이기 때문에 한의사가 필러시술을 하는 것은 '면허된 것 이외의 의료행위'에 해당한다고 판결하였습니다. (대법원 2014.1.16. 선고 2011도16649)

Comment

한의사는 원칙적으로 자신과 관련이 있는 의료기기만을 사용할 수 있습니다. 하이알루론산은 서양학문에 기초하여 생성된 물질로서 사람의 피부에 직접적으로 주입하는 침습적인 시술이기 때문에 한의사가 해서는 안 된다는 것으로 법원은 판단한 것으로 생각됩니다.

사례 3)

한의사 H는 의사들이 사용하는 안압측정기, 청력검사기 등의 의료기기를 이용하여 시력, 안질환, 청력검사를 하였고 그 결과를 토대로 한약처방을 하였습니다. 또 한의사인 P는 안압측정기, 안굴절검사기, 세극등현미경, 자동시야측정장비 등의 의료기기를 이용하여 시력 및 안질환 검사를 하고 그 결과를 토대로 한약처방을 하였습니다. 검찰은 두 한의사에 대하여 의료법 위반으로 기소유예처분[15]을 하였습니다. 이에 한의사 H와 P는 검찰의 기소유예처분이 자신의 평등권과 행복추구권을 침해하였다고 주장하면서 헌법소원을 청구하였습니다.

쟁점

안압측정기, 안굴절검사기, 세극등현미경, 자동시야측정장비, 청력검사기 등은 주로 안과와 이비인후과에서 주로 사용하는 의료장비입니다. 이 사례의 쟁점은 이와 같은 기기를 한의사가 사용한 것이 '면허 외 의료행위'에 해당하는지 여부입니다.

판결

헌법재판소는 '위의 기기들은 측정결과가 자동으로 추출되기 때문에 신체에 아무런 위해를 발생하지 않고, 측정결과를 한의사가 판독할 수 없을 정도로 전문적인 식견을 필요로 하지 않을 뿐 아니라 한의과대학의 교육과정에서 한방진단학, 한방외관과학 등의 강의와 실습을 통해 안과질환이나 귀질환에 대한 기본적인 교육이 이루어지고 침술이나 한약처방 등의 한방의료행위방식으로 치료가 이루어지기 때문이 이 기기 사용이 의사만의 전문적인 영역이라고 보기는 어렵다'고 하면서 검찰의 기소유예처분을 각하하였습니다. [헌재 2013. 12. 26. 2012헌마551, 2012헌마561(병합)]

Comment

앞서 말씀드린 헌법재판소의 판단기준에 따르면 안압측정기, 안굴절검사기, 세극등현미경, 자동시야측정장비, 청력검사기 등의 비침습적인 의료기기들은 보건위생상 위해가 발생할 가능성이 많지 않기 때문에 한의사도 할 수 있다고 판단한 것으로 보입니다.

사례 4)

정형외과 의사 A는 자신의 진료실에서 환자들을 진료용 침대에 눕히고 치료목적으로 이마, 오른쪽 귀, 손목, 허리 부위에 침을 놓고 근육 심부에 위치한 신경을 자극하는 근육내 자극요법(intramuscular stimulus, IMS)을 시행하였습니다. 검찰은 정형외과 의사 A를 '면허 외 의료행위'로 기소하였습니다.

쟁점

우리가 근육통증을 느끼는 상당수가 필요 이상으로 근육이 수축을 하기 때문에 발생합니다. 근육내 자극요법이란 통증 부위에 약물을 주입하지 않고 침을 삽입하면 수축한 근육이 이 침을 꽉 조이다가 점차 이완되는데 이러한 작용을 통해 통증완화 효과를 노리는 시술입니다. 이 시술은 각종 검사를 통해 이상이 있다고 생각되는 신경절의 척추주위 근육과 해당 분절의 통증부위에 침을 시술하고 전기자극도 함께 주는데 주로 요통, 오십견, 관절통 등에 많이 사용합니다. 이 사례의 쟁점은 정형외과 의사 A가 근육내 자극요법이라는 명목으로 통상적인 부위가 아닌 이마, 오른쪽 귀, 손목 부위와 같이 한방의 침술요법에서 많이 사용되는 부위에 침을 삽입한 것이 근육내 자극요법에 해당하는 의료행위인지 여부입니다.

판결

법원은 의사 A가 환자 B의 이마와 허리에 침을 놓는 행위는 침을 놓은 부위가 대체로 침술행위에서 통상적으로 시술하는 부위인 경혈(經穴), 경외기혈(經外奇穴) 등에 해당하고, 깊숙이 침을 삽입할 수 없는 이마 등도 그 부위에 포함된 점을 고려한다면 의사 A의 행위는 한방 의료행위인 침술행위에 해당하며 이는 의사 A의

'면허된 것 이외의 의료행위에 해당한다'고 판결하였습니다. (대법원 2014.9.4. 선고 2013도7572판결)

Comment

의사는 원칙적으로 자신과 관련이 있는 의료기기와 시술만을 할 수 있습니다. 아무리 의사가 침술과 유사한 IMS를 할 수 있지만 일반적인 IMS와 다른 위치에 여러 대의 침을 삽입한 것은 한의사의 침술행위에 해당한다고 판단한 것으로 보입니다.

사례 5)

치과의사 A는 자신이 운영하는 치과병원에서 환자의 미간과 눈가의 주름을 치료하기 위하여 보톡스 시술을 하였습니다. 다른 치과의사 B는 안면 부위에 미용목적의 프락셀 레이저 시술, 주름제거, 피부 잡티제거 등 피부 레이저 시술을 하였습니다. 검찰은 두 치과의사를 의료법 위반으로 기소하였습니다.

쟁점

보톡스란 식중독을 유발하는 클로스트리디움 보툴리눔(Clostridium botulinum)에서 분비되는 일곱종류의 독소 중에서 A형 독소를 정제한 것으로 근육수축 신경신호를 근육에 전달하는 물질인 아세틸콜린의 분비를 방해하여 근육수축을 억제합니다. 현재 보톡스는 얼굴주름을 제거하는 피부미용에 많이 사용되고 있지만 이 외에도 사시, 안검경련, 사경 등의 치료에도 사용되고 있습니다. 이러한 보톡스를 이용한 치료는 주로 의사에 의하여 행해집니다. 이 사례의 쟁점은 치과의사가 피부미용을 목적으로 보톡스 시술을 시행한 것이 치과의사의 허가된 의료행위에 해당하는지 여부입니다.

판결

대법원은 구강악안면외과는 치과영역으로 인정되고 있고, 치과의사 국가시험과목으로도 규정하고 있고, 교과과정에도 포함되어 있으며, 의학과 치의학은 의료행위의 기초가 되는 학문원리가 다르지 않고, 대학교육과정이나 수련과정도 공통되는 부분이 적지 않게 존재하고 있다는 전제하에서 치의학의 고유한 영역인 치아교정, 치아재식 등에는 치료대상의 기능회복과 함께 미용목적도 함께 있기 때문에 안면미용성형이 미용을 목적으로 하는 의료행위라는 이유로 치과의 의료행위에서 반드시 배제될 것은 아닌 것으로, 치과의사의 보톡스 시술은 면허에서 허용되는 의료행위로 판단하였습니다. 마찬가지로 치과의사가 안면부 레이저 시술을 시행하는 것도 치과의사의 면허범위를 벗어나지 않는다고 판단하였습니다. (대법원 2016.7.21. 선고 2013도850판결, 대법원 2016.8.29. 선고 2013도7796판결)

Comment

치과의사는 원칙적으로 자신과 관련이 있는 의료기기만을 사용할 수 있습니다. 의학과 치의학은 모두 서양의학을 기초로 만들어져 기본 원리가 유사하고 보톡스시술 및 안면부 레이저시술은 침습적인 의료행위이지만 치과의 한 영역으로 안면부를 치료하는 영역인 구강악안면외과가 있고 치과대학 수업과목에도 포함이 되어 있기 때문에 치과의사도 보톡스 및 안면부 레이저 시술이 가능하다고 판단한 것으로 보입니다.

사례 6)

한의사 A는 대학병원으로 자궁내막증식증으로 진단받고 한의원을 찾은 여성에게 2010년부터 2012년까지 68회 복부초음파를 시행하였고 이를 기반으로 침치료와 한약을 처방했는데 한의사임에도 불구하고 진단목적으로 초음파기구를 사용하였습니다. 검찰은 한의사 A를 면허 외 의료행위로 기소하였습니다.

쟁점

초음파는 내과와 영상의학과 이외에 여러 과에서 진단 목적으로 사용하고 있습니다. 이 사례의 쟁점은 한의사가 초음파를 사용한 것이 '면허 외 의료행위'에 해당하는지 여부입니다.

판결

1심과 2심에서는 한의사 A가 초음파 진단기기를 사용한 것은 '면허 외 의료행위'로 판단하였습니다. 하지만 대법원은 한의과대학에서 진단용의료기기 사용관련 교육과정이 지속적으로 보완 및 강화되었고, 의료계에서 초음파 진단기기는 안전하고 광범위하게 사용되고 있는 상황에서 한의사가 진단보조를 위해 초음파기기를 사용하는 것은 국민의 건강을 보호하고 증진하는 것이고, 동시에 이와 같은 행위가 한의학적 의료행위의 원리를 적용하거나 응용하는 행위와 무관하다고 명백히 증명됐다고 볼 수 없고, 현대의 진단용 의료기기는 의사만이 독점적으로 의료행위에 사용할 수 있는 성질의 것이라고 보기 어렵다고 판단하면서 무죄취지로 서울중앙지방법원에 환송하였습니다. 다만 이와 같은 판결은 한의사가 모든 현대적 의료기기를 사용할 수 있는 것은 아니고 진단용 의료기기를 한의학적 진단의 보조수단으로 사용할 수 있다고 부가설명을 하였습니다. (대법원 2022.12.22. 2016도21314판결)

이와 더불어 대법원에서는 기존에는 한의사의 면허 외 의료행위에 대한 판단기준으로 1) 해당 법령에 금하는 규정이 있는지, 2) 한의사가 사용하면 의료행위에 통상적으로 수반되는 수준을 넘어서는 보건위생상 위해가 생길 우려가 있는지, 3) 전체 의료행위의 경위/목적/태양에 비추어 한의사가 해당 의료기기를 사용하는 것이 한의학적 의료행위의 원리에 입각하여 이를 적용 내지 응용하는 행위와 무관한 것이 명백한지 등을 종합적으로 고려하여 사회통념에 따라 합리적으로 판단하여야 한다고 하는 새로운 판단기준을 제시하였습니다.

Comment

기존의 판결은 '면허범위'라는 기준에 초점을 맞추어 한의사가 초음파 진단기기를 사용해 진단하는 행위는 면허범위를 벗어난 것이고 오진 가능성이 있어 국민건강에 위해를 가할 수 있다는 것에 초점을 맞춘 것이라면 이번 판결은 현대 진단의료기기 사용이라는 의료행위가 '보건위생상 위해가 생길 우려가 있는지'에 초점을 맞추어 초음파 진단기기자체는 위해성이 적고 보조적 진단수단으로 사용하는 것은 국민건강증진에 도움이 된다고 판단한 것이라고 요약할 수 있겠습니다.

그렇다면 이번 판결로 한의사가 초음파 진단기기를 사용하는 것이 합법화된다면 이에 대한 비용을 환자에게 청구하는 것이 가능할까요? 이에 대하여 복지부 보험급여과 관계자는 한 신문사와의 통화에서 한의사가 초음파기기를 사용하고 이에 대한 비용을 청구하기 위해서는 한의과 행위 목록에 등재하는 절차를 걸쳐 건정심 산하 전문평가위 평가를 거친 후 급여든 비급여 여부를 결정해야 하기 때문에 이런 절차가 해결되기 전까지 한의사는 비록 초음파 진단장비를 사용하더라도 환자에게 비용을 청구할 수 없다고 하였습니다.

개인적으로는 서양의학을 기반으로 만들어진 초음파기기를 금지규정이 없고 보건상 위해 가능성이 낮다는 이유로 한의사의 기기사용을 허용하는 이번 판결이 납득이 잘 되지 않는 것은 사실이고 반대의견에서 제시한 근거와 논리가 좀더 합리적이고 타당하다고 생각합니다. 이러한 개인의견과 상관없이 이번 대법원판결에서 면허 외 의료행위인지에 대한 새로운 판단기준을 제시함에 따라 앞으로 한의사가 현재 의사들이 독점적으로 사용하고 있던 여러 비침습적인 진단기기를 사용하는 것이 가능할 것으로 보입니다.

정리

의료법은 의료인은 자신에게 허용된 의료행위 이외의 의료행위를 하지 않도록 하고 있으나 현재의 의료법에서는 각 의료인에게 면허된 의료행위가 어디까지 허용하는지에 대하여 구체적인 규정을 두고 있지 않기 때문에 어디까지 면허에서 허용된 의료행위고 어디부터 면허 외 의료행위인지에 대한 논란이 자주 발생합니다. 하지만 의료기술이 점차 발달하고 의료기기도 발달하기 때문에 이에 대한 구분이 더욱 어려워지고 있습니다. 하지만 판례를 종합해 보면 환자에게 주사를 놓거나 주입하는 것과 같은 침습적인 치료는 한의사에게 허용하고 있지 않지만 그렇지 않은 경우는 허용하고 있는 것으로 보입니다. 하지만 안면부에 대한 침습적인 치료나 레이저 치료는 치과의사에게 허용되고 있습니다.

만약 치료나 미용목적으로 자신의 영역과 깊게 관련되지 않은 시술을 시행하거나 고려하는 경우 이전 사례를 파악하고 앞으로 전개되는 대법원 판결방향도 주의 깊게 살필 필요가 있을 것으로 생각됩니다.

의사에게
무면허 의료행위란? (2)

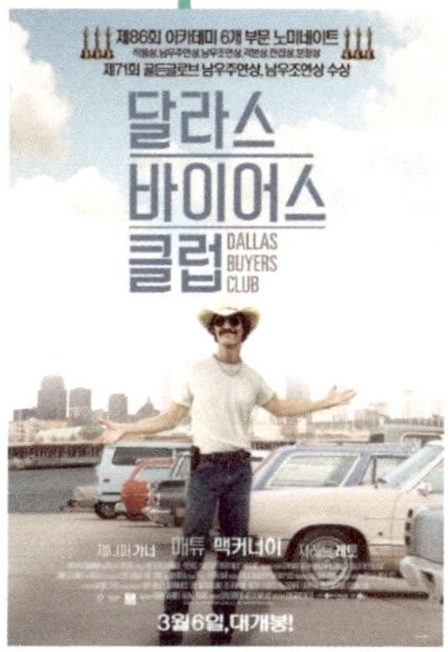

제공: 다음 영화

2014년 개봉한 '달라스 바이어스 클럽'이라는 영화를 아시나요? 1992년 사망한 에이즈 환자 론 우드루프의 실화를 소재로 한 영화로 2014년 제86회 아카데미에서 남우주연상, 남우조연상, 분장상을 수상하였습니다. 영화는 에이즈가 막 퍼져 나가면서 에이즈에 대한 각종 두려움과 혐오 등이 사회적인 문제가 되었지만 아직 치료약물이 개발되기 전인 1980년대를 배경으로 하고 있습니다. 약물을 즐기고 방탕하고 자유로운 삶을 사는 전기기술자 주인공 론 우드루프(매튜 매커너히)는 자신이 에이즈에 걸렸음을 알게 되면서 영화는 시작합니다. 담당의사는 론에게 치료하지 않으면 한달 후 죽는다고 이야기하였습니다. 당시에는 에이즈 치료제가 개발되기 이전이라 실제로 에이즈로 진단되면 많은 사람들이 금방 죽었습니다. 이에 론은 새로운 에이즈치료제인 아지도티미딘(azidothymidine, AZT)의 치료효과를 확인하기 위한 임상시험에 참여하였지만 오히려 몸상태는 더욱 악화되었습니다. 이에 멕시코로 가서 불법행위로 의사면허가 취소된 의사를 만나서 상담한 결과 론의 몸상태가 악화된 요인이 에이즈 때문이 아니라 마약과 에이즈 치료제 때문이라는 이야기를 들었습니다. 이에 마약과 에이즈치료제를 중단하니 실제로 몸이 좋아지는 것을 느낀 론은 현재 제약회사들은 약을 팔기 위해서 환자들에게 거짓말을 하고 있고, 에이즈치료제는 효과가 없고 환자상태를 악화시키는 약이라고 확신하게 됩니다. 이에 멕시코의사가 권유한 다른 약을 잔뜩 가지고 와서 에이즈환자들에게 밀수한 약을 넘기게 됩니다. 하지만 멕시코의사가 권유한 약들은 에이즈치료제로 사용허가를 받지 않은 약으로 식품의약국(FDA)에게 약품을 압류당하게 됩니다. 식품의약국이 제약회사 편을 들어 효과도 없는 약을 환자들에게 강제하려 자신을 방해하고 있다고 생각한 론은 식품의약국을 고소합니다. 결국 정부를 상대로 승리하지는 못하였지만 개인적으로는 이러한 약품을 사용해도 좋다는 허가를 받았습니다. 론은 다른 사람들에게도 허가받지 않은 에이즈치료약물을 공급하면서 7년을 더 살다가 세상을 떠났습니다.

앞서서는 의사와 한의사, 의사와 치과의사와 같은 의료전문직 사이에서 발생할 수 있는 무면허 의료행위에 대하여 살펴보았습니다. 하지만 의사들이 이런 경우를 경험할 가능성은 높지 않습니다. 실제적으로 문제가 되는 것은 원무과 직원과 같은 비의료인에게 의료행위를 하도록 하게 하거나 간호사/방사선사/임상병리사에게 면허 외의 의료행위를 하도록 지시하는 경우입니다. 여기서는 이와 관련된 실제 사례를 보면서 이야기해 보도록 하겠습니다.

사례 1)

의료법인 이사장인 의사 A는 해당 병원 소속 간호사들에게 병원검진센터에서 의사의 현장감독 없이 단독으로 자궁질 도말세포 병리검사를 위한 검체채취를 하도록 시켰습니다. 검찰은 간호사의 자궁질 도말세포 검체채취는 법에서 정한 범위를 벗어난 면허 외 의료행위에 해당한다고 판단하고 간호사에게 면허 외 의료행위를 하도록 한 의사 A를 의료법 위반으로 기소하였습니다.

쟁점

자궁질도말 세포병리검사란 자궁암 여부를 확인하기 위하여 자궁질의 세포를 현미경으로 관찰하고 자궁암과 관련된 세포들이 있는지를 보는 것으로 이러한 세포병리 검사를 하기 위해서는 질경(speculum)으로 여성의 질을 열고 자궁경부 내부에 브러쉬를 넣고 돌려 분비물을 채취하야 하는데 이와 같이 자궁질도말 세포검체 채취는 의료행위에 해당합니다. 이 사건의 쟁점은 간호사가 자궁질도말 세포검체 채취를 한 것이 간호사에게 허용되는 의료행위인지 아니면 간호사의 의료행위범위를 넘어선 '면허 외 의료행위'인지 여부입니다.

현재 의료법에서는 간호사, 간호조무사, 의료기사들의 업무범위를 규정하고 있습니다. 이에 따르면 간호사는 환자를 관찰 및 자료수집, 요양간호, 진료보조, 보건활동 등이 있습니다. 간호조무사는 간호사를 보조하여 간호사의 업무를 수행하는 것이 업무범위이지만 의원급 의료기관에 한하여 간호 및 진료보조를 할 수 있습니다. 의료기사는 각 종별에 따라 다른 의료행위를 할 수 있습니다. 이 규정에 따르면 간호사가 심전도를 찍거나 흉부X선을 찍는 행위는 면허 외 의료행위에 해당하게 되고 의사가 간호사에게 심전도를 찍거나 흉부X선을 찍도록 지시하였다면 의료인의 면허 외 의료행위의 교사에 해당됩니다.

의료법

제2조

1. 간호사는 다음 각 목의 업무를 임무로 한다.
   가. 환자의 간호요구에 대한 관찰, 자료수집, 간호판단 및 요양을 위한 간호
   나. 의사, 치과의사, 한의사의 지도하에 시행하는 진료의 보조
   다. 간호 요구자에 대한 교육, 상담 및 건강증진을 위한 활동의 기획과 수행. 그 밖의 대통령령으로 정하는 보건활동
   라. 간호조무사가 수행하는 가목부터 다목까지의 업무보조에 대한 지도

제80조의 2

① 간호조무사는 간호사를 보조하여 간호사의 업무를 수행할 수 있다.

② 간호조무사는 의원급 의료기관에 한하여 의사, 치과의사, 한의사의 지도하에 환자의 요양을 위한 간호 및 진료의 보조를 수행할 수 있다.

제27조

① 누구든지 의료인이 아닌 자에게 의료행위를 하게 하거나 의료인에게 면허 사항 외의 의료행위를 하게 해서는 아니 된다.

의료기사 등에 관한 법률

제2조

① 의료기사의 종류는 임상병리사, 방사선사, 물리치료사, 작업치료사, 치과기공사 및 치과위생사로 한다.

② 의료기사는 종별에 따라 다음 각 호의 업무 및 이와 관련하여 대통령령으로 정하는 업무를 수행한다.

1. 임상병리사: 각종 화학적 또는 생리학적 검사
2. 방사선사: 방사선 등의 취급 또는 검사 및 방사선 등 관련 기기의 취급 또는 관리
3. 물리치료사: 신체의 교정 및 재활을 위한 물리요법적 치료
4. 작업치료사: 신체적, 정신적 기능장애를 회복시키기 위한 작업요법적 치료
5. 치과기공사: 보철물의 제작, 수리 및 가공
6. 치과위생사: 치아 및 구강질환의 예방과 위생 관리 등

위와 같이 구분이 쉬운 경우도 있지만 간호사의 진료보조행위를 구체적으로 규정하고 있지 않기 때문에 법에서 허용된 간호사의 진료보조의 범위인지가 명확하지 않은 경우가 많다는 것입니다. 보건복지부는 간호사의 진료보조행위의 범위에 대하여 '구체적인 사실관계 및 종합적인 정황을 고려하여 판단해야 한다'는 애매한 유권해석을 하면서 대법원 판례에 따라 가능한 진료보조행위를 나열했습니다. 이러한 상황을 보면 간호사의 진료보조의 범위는 상황에 따라 판단해야 하며 대법원 판례를 통해 간접적으로 추측할 수 있을 뿐입니다. 하지만 이전 판례를 종합해 보면 의사의 지시나 감독하에 시행된 간호사의 의료행위를 합법으로 보는 경우가 많습니다. 여기서 '의사의 지도'란 보건복지부는 '업무의 종류에 따라 정도가 달라질 것이지만 일반적으로 의사가 같은 진료실에 있거나 최소한 지도감독이 가능한 의료기관 내에 공존해야 함을 의미한다'고 유권해석을 하였습니다.[16]

판결

법원은 자궁질도말 세포검체채취는 사람의 생명, 신체나 공중위생에 위해를 발생시킬 우려가 있어 의료법상 간호사가 할 수 있는 요양상의 간호, 진료보조, 보건활동 범위를 넘어 의사가 행하여야 할 의료행위에 해당하고, 간호사들로 하여금 의사의 현장감독조차 없이 단독으로 자궁질도말 세포검체채취를 하게 한 것은 무면허 의료행위를 교사한 것에 해당한다'고 판시하였습니다. (대법원 2007.7.26. 선고 2005도5579판결)

Comment

원칙적으로 의료행위는 의사가 시행하여야 합니다. 만약 최소한의 침습적인 행위인 경우 간호사에게 의료행위를 하도록 지시를 할 수도 있지만 이러한 경우에도 의사는 최소한 같은 진료실에 있는 등 지도 및 감독이 가능한 장소에 있어야 할 것으로 생각됩니다.

사례 2)

병원 외과전문의 A는 환자 B를 치질수술을 위해 입원시켰습니다. 문제는 이 병원은 수술실이 1개밖에 없는데 다른 환자가 이미 척추수술을 받고 있었습니다. 이에 외과전문의 A는 수술실 옆 수술준비실에서 마취과 의사 대신 마취전문간호사 C에게 마취를 부탁하고 치질수술을 시행하였습니다. 하지만 수술 중에 환자는 심한 고혈압상태가 지속되다가 수술이 끝나고 저혈압 및 빈맥 후 의식을 소실하였고 이에 기도삽관 및 심폐소생술을 시행하면서 환자 B를 상급병원으로 전원하여 심폐소생술을 시행하였지만 회복되지 않고 사망하였습니다. 검찰은 외과전문의 A를 업무상과실치사와 함께 마취간호사에게 면허 외 의료행위를 하도록 한 것에 대하여 의료법 위반으로 기소하였습니다.

쟁점

이 사례에서 우리가 주목할 것은 마취전문간호사입니다. 우리나라는 2003년 전문간호사영역을 10개로 인정하고 전문간호사가 되기 위해서는 3년 이상 해당 분야의 실무경력과 함께 대학원 석사과정 이상의 자격이 있어야 전문간호사가 될 수 있습니다. 즉, 마취전문간호사가 되기 위해서는 마취영역의 간호사로 3년 이상 실무

경력과 함께 석사과정을 마쳐야 합니다. 그렇다면 이러한 마취전문간호사가 마취과의사의 지도나 감독없이 스스로 마취를 한 것이 전문간호사에게 허용된 의료행위인지 아니면 면허 외 의료행위인지 여부입니다.

판결

대법원은 '의사가 간호사에게 진료보조행위를 하도록 지시하거나 위임할 수 있으나 고도의 지식과 기술을 요하며 반드시 의사만이 할 수 있는 의료행위를 하도록 지시하거나 위임하는 것은 허용되지 않는다'고 하면서 간호사가 의사의 지시나 위임을 받지 않고 의료행위를 한 경우에는 의료법에서 금지하는 무면허 의료행위에 해당하는 것으로 일정한 자격을 가지고 자격시험에 합격하여 자격인정을 받은 마취전문간호사라고 하더라도 의사만이 할 수 있는 의료행위를 직접 할 수 없는 것은 다른 간호사와 마찬가지라고 하였습니다. (대법원 2010.3.25. 선고 2008도590판결)

Comment

원칙적으로 의료행위는 의사가 시행하여야 합니다. 만약 최소한의 침습적인 행위인 경우 간호사에게 의료행위를 하도록 지시를 할 수도 있습니다. 하지만 마취와 같은 매우 침습적인 의료행위의 경우 전문간호사라고 하더라도 의사의 지시나 감독 없이 혼자서 할 수는 없습니다.

사례 3)

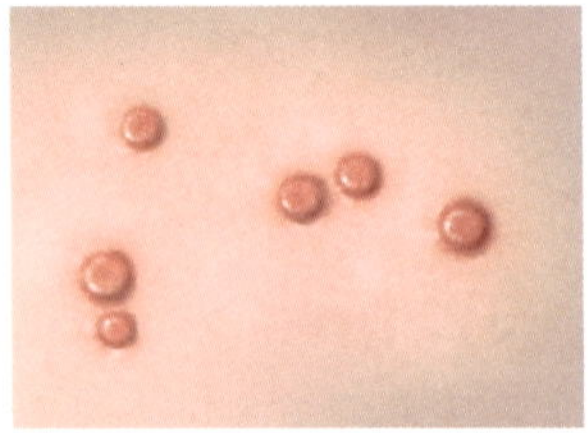

의사 A가 근무하는 의원에 3세 아이가 왼쪽 다리에 발생한 물사마귀(전염성 연속종)로 내원하였습니다. 이 아이는 3개월 전에 알레르기성 접촉성 피부염 증상으로 진료를 받은 적이 있었습니다. 의사 A는 간호조무사 B로 하여금 물사마귀를 제거하는 시술을 하도록 지시하였고 간호조무사 B는 아이의 물사마귀를 직접 제거하였습니다. 환자 보호자는 이 사실을 경찰에 신고하였고 검찰은 의사 A를 의료법 위반으로 기소하였습니다.

쟁점

전염성 연속종이란 바이러스(Molluscum contagiosum virus)의 감염에 의해 발생하는 피부질환으로 주로 어린 소아에게 생깁니다. 모양은 3-6밀리미터 정도 크기의 반구형의 사마귀형태로 안에 액체가 들어 있어 물사마귀라고도 합니다. 대부분 문제가 없으면 자연치유되지만 두 달 이상 지속되는 경우 제거시술을 하게 됩니다. 물사마귀 제거시술은 큐렛이나 작은 핀셋을 이용해 물사마귀를 긁어내는 비교적 간단한 시술이지만 엄연히 의료행위에 속합니다. 이 사례의 쟁점은 의사의 지시를 받고 간호조무사가 의사대신 전염성 연속종 제거술을 시행한 것이 면허 외 의료행위에 해당하는지 여부입니다.

많은 개인의원급 의료기관에서 임금 등 여러 이유로 간호사 대신 간호조무사를 고용하고 이들에게 여러 진료보조업무를 하도록 지시하는 경우가 많습니다. 의료법상 간호조무사의 업무는 간호사의 업무를 보조하는 역할이지만 의원급 의료기관에 한하여 의사의 간호 및 진료보조업무도 종사할 수 있습니다.

의료법

제80조의 2

① 간호조무사는 간호사를 보조하여 간호사의 업무를 수행할 수 있다.

② 간호조무사는 의원급 의료기관에 한하여 의사, 치과의사, 한의사의 지도하에 환자의 요양을 위한 간호 및 진료의 보조를 수행할 수 있다.

하지만 간호조무사의 '간호 및 진료보조'의 범위를 법에서는 명확히 규정하고 있지 않습니다. 다만 대법원 판례 및 보건복지부 유권해석에 따르면 간호조무사의 간호 및 진료보조업무란 다른 면허자의 업무영역에 속하지 않는 업무로서 의사 등의 구체적인 지시나 지도를 받아 행할 수 있는 의료행위로 간단한 문진, 활력징후측정, 혈당측정, 채혈 등 진단보호행위, 피하/근육/혈관 등 주사행위, 수술실에서 마취보조/수술진행보조, 병동진료실에서 소독/마취/소변로 확보/관장/깁스 등 치료보조행위, 입원실이 있는 의료기관에서 조제/투약 등을 돕는 약무보조행위 등으로 예시하고 있습니다. 이 사례의 쟁점은 간호조무사의 간호 및 진료보조행위에 물사마귀를 제거하는 의료행위도 포함이 되는지 여부입니다.

판결

대법원은 큐렛을 이용해 물사마귀를 제거하는 시술은 의학적 관점에서 재량적 판단이나 전문적인 기술을 요하지 않는 비교적 단순한 행위로서 제거시술은 의사만이 할 수 있는 진료행위가 아닌 간호사나 간호조무사가 의사의 적절한 지도감독하에 진료보조행위로 수행가능한 업무영역에 해당된다고 하면서 무죄를 선고하였습니다. (대법원 2019.8.14. 선고 2019도7082판결)

Comment

원칙적으로 의료행위는 의사가 시행하여야 합니다. 만약 최소한의 침습적인 행위인 경우 간호사에게, 의원급 의료기관의 경우 간호조무사에게 의료행위를 하도록 지시할 수 있습니다. 하지만 시술을 하도록 지시하는 경우에도 최소한 같은 진료실에 있는 등 의사는 동일한 장소에서 의료행위를 지도 및 감독을 해야 합니다.

사례 4)

정신과 의사 B는 요양원의 촉탁의 업무를 위해 자리를 비운 사이에 재진 환자가 내원하자 의사가 간호조무사를 통해 환자와 통화한 후 환자의 편의를 위하여 기존 처방과 같은 처방전을 작성해 교수하라는 지시를 하였고, 이에 따라 간호조무사는 이전의 처방전을 복사 및 출력하여 환자에게 교부를 하였습니다. 검찰은 간호조무사가 처방전을 복사하여 출력한 행위를 면허 외 의료행위로 판단하고 기소하였습니다.

쟁점

의사 B가 다른 이유로 의료기관에 없는 상태에서 이전부터 다니던 환자가 병원을 방문하였는데 처방전을 발행할 능력이 없는 간호조무사에게 처방전을 대신 발급한 경우 간호조무사는 법에서 허용된 업무범위를 벗어난 면허 외 의료행위에 해당하는지 여부입니다.

판결

1심과 2심 판결은 위와 같은 행위가 간호조무사의 무면허의료행위에 해당한다고 보았으나, 대법원은 의사 B가 '이전에 처방을 받은 내용과 동일하게 처방하라'고 지시한 경우 특별한 사정이 없는 한 처방전 기재내용은 특정되었고, 그 처방전의 내용은 간호조무사가 아니라 의사 B가 결정한 것으로 보아야 하기 때문에 지시에 따라 처방전의 내용을 동일하게 복사하고 발급한 간호조무사의 행위는 무면허 의료행위라고 볼 수 없다고 판단하였습니다. (대법원 2020.1.9. 선고 2019두50014 판결)

Comment

이 사례의 경우 대법원은 1) 처방의 내용결정과, 2) 단순한 처방전의 작성/교부는 개별된 행위로서 1)만이 의료행위에 해당한다고 본 것입니다. 참고로 간호조무사에게 의사 대신 처방전을 발급하고 환자에게 교부하도록 지시하는 것은 환자를 '직접 진료'한 사람만이 처방전을 발급할 수 있다는 의료법을 위반한 행위에 해당합니다. 따라서 자신이 외근을 나간 경우 환자에 대한 처방전을 간호사나 간호조무사에게 대신 발급하도록 지시하는 일을 하지 않는 것이 좋겠습니다.

사례 5)

피부과를 운영하고 있는 의사 A는 피부과 진료로 의원경영이 여의치 않자 피부질환 치료 외에 피부관리서비스도 함께 제공하기로 결정하고 의원 내에 피부관리실을 차린 다음 피부관리사 2명을 고용하였습니다. 그리고는 피부미용과 마사지 등 기본적인 피부관리 업무 외에 피부관리사들로 하여금 산화알루미늄 성분의 연마제가 든 크리스탈 필링기를 사용하여 얼굴의 각질을 제거해 주는 피부박피술을 시행하게 하였습니다. 검찰은 의료인이 아닌 피부관리사에게 피부박피술을 시행하도록 한 의사 A를 의료법 위반으로 기소하였습니다.

쟁점

크리스탈 필링이란 1970년대에 개발된 기술로 강한 진공에너지에 의해 분사된 크리스탈을 각질층에 부딪치게 하여 각질층을 제거하는 방법으로 미세연마술(microabrasion)이라고도 합니다. 그리스탈 필링은 시술시간이 짧고 간단하며 시술 후 일상생활에 지장이 없다는 점에서 개원 피부과는 물론 피부관리실에서 많이 사용되고 있습니다. 이 사례의 쟁점은 크리스탈 필링을 이용한 피부박피술이 의료행위인지 여부입니다. 만약 크리스탈 필링을 이용한 피부박피술이 의료행위라면 피부관리사와 같이 의료인이 아닌 자가 할 수 없기 때문입니다.

판결

법원은 피부박피술은 사람의 생명, 신체나 공중위생상 위해를 발생시킬 우려가 있기 때문에 단순한 미용술이 아니라 의료행위에 해당하며, 의료관련면허가 없는 피부관리사들로 하여금 필링기를 사용하여 얼굴의 각질을 제거해주는 시술을 하게 한 것은 비의료인에 의한 무면허 의료행위에 해당한다고 판결하였습니다. 또한 전체 의료행위 중에서 일부만이라도 의료인이 아닌 자는 할 수 없으며 실제 그 행위에 대하여 의료인과 같은 수준의 전문지식과 시술능력을 갖추었다고 하더라도 마찬가지라고 판단하였습니다. (대법원 2003.9.5. 선고 2003도2903판결)

Comment

의원급 의료기관에서 피부관리실을 운영하면서 박피술도 시행하고 있다면 이러한 박피술은 의사가 해야 합니다. 또한 전체 의료행위 중에서 일부만이라도 의료인이 아닌 자는 할 수 없으며 실제 그 행위에 대하여 의료인과 같은 수준의 전문지식과 시술능력을 갖추었다고 하더라도 마찬가지입니다. 참고로 피부관리실에서 의사없이 박피술을 시행하고 있는 경우가 있고 이는 원칙적으로 의료법 위반에 해당합니다.

사례 6)

의원을 운영하고 있는 의사 A는 통증으로 환자가 내원하면 환자가 호소하는 통증부위를 기재한 쪽지를 보내주면 물리치료사 B는 자신의 판단으로 통증유발점을 찾아내어 그 통증점에 0.5 cm 정도의 깊이로 침을 꽂는 행위를 시행하였고 의사는 이 침을 통해 경피자극요법이나 전기자극요법을 시행하였습니다. 검찰은 침을 놓는 행위를 한 물리치료사를 의료법 위반으로, 그리고 의사는 물리치료사가 면허 외 의료행위를 하도록 지시하였다는 이유로 기소하였습니다.

쟁점

의사는 환자가 호소하는 통증부위를 기재한 쪽지를 보내주면 물리치료사 B는 자신의 판단으로 통증유발점을 찾아내어 그 통증점에 0.5 cm 정도의 깊이로 침을 꽂는 행위를 시행하였는데 이러한 의료행위가 물리치료사에게 허용된 의료행위인지 여부입니다.

현재 법에서는 물리치료사의 치료범위는 온열치료, 전기치료, 광선치료, 수치료, 기계 및 기구치료, 마사지, 신체교정운동 및 재활운동 등 기타 물리요법적 치료업무에 종사한다고 규정하고 있습니다. 이를 종합하면 물리치료사가 할 수 있는 업무범위는 인체 외부에 물리적인 힘이나 자극을 가하는 물리요법적 치료에 해당한다고 할 수 있습니다.

의료기사, 보건의료정보관리사 및 안경사의 업무범위(제2조제1항 관련)

1. 물리치료사

가. 신체의 교정 및 재활을 위한 물리요법적 치료에 관한 다음의 구분에 따른 업무

1) 물리요법적 기능훈련, 재활훈련

2) 기계, 기구를 이용한 물리요법적 치료

3) 도수치료: 기구나 약물을 사용하지 않고 손으로 하는 치료

4) 도수근력(손근력), 관절가동범위 검사

5) 마사지

6) 물리요법적 치료에 필요한 기기, 약품의 사용, 관리

7) 신체교정운동

8) 온열, 전기, 광선, 수(水)치료

9) 물리요법적 교육

나. 그 밖에 신체의 교정 및 재활을 위한 물리요법적 치료에 관한 업무

판결

법원은 환자의 몸에 침을 놓는 것과 같은 침습적인 의료행위는 물리치료사가 할 수 있는 업무법위를 벗어난 면허 외 의료행위로 판단하였습니다. 그리고 의사 A는 물리치료사로 하여금 무면허 의료행위를 하도록 지시한 것은 무면허 의료행위 지시에 해당한다고 판단하였습니다. (대법원 2002.8.23. 선고 2002도2014판결)

Comment

물리치료사의 치료범위는 인체외부에 물리적인 힘이나 자극을 가하는 물리요법적 치료만이 해당하고 침을 놓는 것과 같은 침습적인 치료행위는 시행할 수 없습니다.

사례 7)

성형의원을 운영하고 있는 의사 A는 환자 B에게 이마거상술을 시행하였습니다. 이후 실밥을 제거하기 위해 내원한 환자 B를 자신이 다른 환자를 수술하고 있어 치료할 시간이 없다는 이유로 환자를 진료하지 않고 간호조무사 C에게 혼자 실밥을 제거하도록 지시하였습니다. 이에 C는 메스와 핀셋을 이용해 환자의 양쪽 두 눈 위아래에 꿰매어 놓은 실밥을 제거하였습니다. 검찰은 검찰은 간호조무사는 무면허 의료행위로, 그리고 의사는 간호조무사가 면허 외 의료행위를 하도록 사주하였다면서 기소하였습니다.

쟁점

간호보조사는 의원급 의료기관에서 진료보조를 할 수 있습니다. 이 사건의 쟁점은 간호보조사가 의사의 지도감독 없이 혼자서 실밥을 푼 행위가 간호보조사에게 허가된 의료행위에 해당하는지 여부입니다.

판결

법원은 수술 후 실밥을 제거하는 행위는 간호사나 간호조무사도 의사의 지시하에서 할 수 있는 진료보조행위이지만 실밥 제거에 앞서 수술부위 상태의 이상 유무를 비의료인인 간호조무사가 아니라 의사의 의학적 판단이 우선되어야 한다고 하면서 의사가 환자를 전혀 진찰하지 않은 상태에서 간호조무사가 단독으로 진료행위를 하는 것은 진료보조행위에 해당한다고 볼 수 없고, 실밥제거행위가 긴급했는지나 방법 등을 따져볼 때, 의사가 아닌 간호조무사만이 환자의 상태를 확인한 뒤 실밥을 제거한 것이 사회통념에 비춰 용인될 수 있는 정당행위라고 볼 수 없다고 판시하면서 의사 A는 벌금을 선고하였습니다. 또한 의사의 지도감독 하에서 실밥을 제거하였기 때문에 위법성이 없다고 주장한 간호조무사의 유죄도 인정하

였습니다.[17]

Comment

원칙적으로 의료행위는 의사가 시행하여야 합니다. 만약 최소한의 침습적인 행위인 경우 간호사에게, 의원급 의료기관의 경우 간호조무사에게 의료행위를 하도록 지시를 할 수도 있습니다. 하지만 간호조무사에게 시술을 하도록 지시하는 경우에도 최소한 같은 진료실에 있는 등 의사는 동일한 장소에서 간호조무사의 의료행위를 지도 감독을 해야 할 것으로 생각됩니다.

정리

현재 간호사, 간호보조사, 의료기사와 같은 의료보조인력의 의료행위가 법령에서 명확하게 정해져 있지 않고, 이들의 면허나 자격제도의 구조가 복잡하기 때문에 법원의 판결도 사례에 따라 엇갈리는 경우가 많습니다. 하지만 법원은 간호사나 간호보조사의 의료보조행위가 면허에서 허용하는 행위 여부를 판단하는 데 있어서 의사의 지도감독이 없이 시행되었는지, 문제가 되는 행위가 객관적으로 위험이 따르거나 부작용 혹은 후유증이 있을 수 있는지, 당시 환자 상태가 어떤지, 간호사의 자질과 숙련도가 어느 정도인지를 종합적으로 판단해 적용하는데 일반적으로 의사의 지시나 감독하에 시행된 간호사의 의료행위를 합법으로 보는 경우가 많습니다. 이러한 상황을 고려한다면 의료행위에 해당한다고 판단되는 행위는 의사가 직접 시행하는 것이 좋겠지만 어쩔 수 없이 간호사나 간호보조사에게 위임하는 경우 적어도 같은 공간 안에서 의사의 지도 및 감독 하에서 진행할 수 있도록 하는 것이 좋겠습니다.

하지만 명확한 것은 원무과 직원과 같은 비의료인에게 의료행위를 하도록 하거나, 간호사/방사선사/임상병리사에게 자신의 면허 외의 의료행위를 하는 경우는 처벌을 받습니다. 예를 들어 심전도 검사의 경우 의료법에 의하여 의사가 직접 수행하거나 의사의 지시감독 아래서 임상병리사만이 할 수 있게 되어 있으므로 만약 간호사나 간호조무사로 하여금 심전도 검사를 위하여 환자 몸에 패치를 부착하거나 작동버튼을 누르거나 하는 경우 면허 외 의료행위에 해당합니다. 마찬가지로 간호조무사에게 물리치료를 지시하거나 방사선촬영을 지시하는 경우도 면허 외 의료행위에 해당합니다.

참고1) 해결되지 않은 문제, 간호사의 초음파 검사

대학병원이나 종합병원에서 심장초음파를 의사가 아닌 간호사가 시행하고 있는 것은 공공연한 비밀입니다. 병원마다 하루에 수십 건에서 수백 건의 심장초음파를 시행하고 있는데 이런 심장초음파를 의사만 한다는 것은 사실상 불가능하기 때문입니다. 이에 병원들은 자체적인 교육프로그램을 통해 심장초음파를 할 수 있는 간호사를 양성하였고, 실제로 심장초음파 검사의 상당수를 간호사가 시행하고 판독만 의사가 하는 경우가 많습니다. 하지만 최근 심장초음파가 건강보험에 편입되면서 간호사가 심장초음파 검사를 시행하는 것에 대한 논란이 심화되고 있습니다. 현재 보건복지부 고시에 따르면 초음파검사는 원칙적으로 의사가 하되, 의사가 방사선사나 임상병리사와 동일한 공간에서 촬영영상을 동시에 보면서 실시간 지도와 진단을 하는 경우에만 급여로 인정되고 있기 때문입니다. 문제는 심장초음파가 초음파기기로 분류되기 때문에 방사선사나 임상병리사는 할 수 있지만 간호사는 할 수 없다는 것입니다. 하지만 병원에서는 관례적으로 간호사들이 심장초음파를 시행하는 것을 선호합니다. 심장은 움직이기 때문에 심장에 대한 구조적인 이해가 없이는 심장영상을 촬영할 수 없고, 심장초음파를 하면서 추가적으로 약물을 사용하는 경우가 있는데 방사선사와 임상병리사의 경우 약물을 알지도, 다루지도 못하기 때문입니다. 이런 의료현장의 관례는 심장초음파가 건강보험에 포함되기 전까지는 문제되지 않았지만 최근에 건강보험급여대상으로 편입이 되면서 문제가 불거진 것입니다. 2019년 포항북부경찰서는 포항 소재 A의료기관에서 간호사의 심장초음파 검사를 한다는 것을 확인하고 압수수색을 진행하였고 수사 중에 보건복지부에 간호사의 심장초음파 시행이 합법 행위인지에 대하여 보건복지부에 유권해석을 요청하였습니다. 하지만 보건복지부는 '간호사가 심장초음파를 시행하는 것은 의료법에서 정한 의사의 지도하에 시행하는 진료보조를 넘어선 행위로 무면허 의료행위에 해당할 소지가 있지만 무면허의료행위에 해당하는지 여부는 구체적인 사실관계를 종합적으로 고려해 판단해야 한다'고 하면서 여지를 남겼습니다. 이와 함께 복지부관계자는 한 언론과의 인터뷰에서 '이제까지 간호사의 의료행위가 환자에게 해를 끼쳤다면 몰라도 그게 아닌 상황에서 처벌은 하는 것은 무리가 있다'고 하면서 '간호사가 처벌받는 것은 원치 않고 심장초음파 시행주체 조정행위가 진행되고 있기 때문에 여기서 결론이 날 때가지 기다려 달라'는 입장을 전달하였다고 합니다. 결국 2021년 검찰은 간호사 초음파검사에 대하여 무혐의로 판단하였습니다.

대학병원은 간호사들이 심장초음파를 시행하는 것은 관행적이고 일종의 불문율로서 지금의 현실을 인정하고 이를 합리적인 방향으로 제도화하는 방안을 찾아야 한다고 주장한 반면 개원의사들은 간호사와 같은 진료보조인력에게 초음파를 맡기는 것은 의료법이 정한 면허의 범위를 벗어나는 것으로 이를 허용한다면 앞으로 한의사가 초음파를 한다고 하더라도 막을 수 없다는 이유로 간호사에 의한 심장초음파 검사를 진료보조인력을 활용한 불법적이고 편법적인 행위로 간주하고 이를 고발하거나 직접 단속하겠다고 발표하였습니다.

만약 심장초음파를 간호사들이 하는 것을 허용한다면 다른 초음파 검사도 의사보조인력(PA)에 의해 시행되는 것을 막지 못할 것이라는 개원의들의 우려도 이해가 안 가는 것은 아닙니다. 앞으로 의사보조인력에 의한 검사를 어떻게 해결해야 할지에 대한 사회적인 논의가 필요해 보입니다.

참고2) 분업적 의료행위에 따른 간호사의 의료행위범위와 책임

의료가 전문화되면서 한 명의 환자를 치료하는 데 의사 외에도 간호사, 방사선사, 간호조무사 등 많은 의료진이 환자들의 치료에 참여하게 됩니다. 문제는 한 명의 환자를 진료하는데 많은 의료진이 참여하다 보니 환자를 진료하는데 예상치 못한 문제가 발생하였을 때 서로가 다른 사람에게 책임을 떠넘기는 경우가 발생하기도 합니다. 그렇다면 의사의 지시를 따르던 간호사가 잘못 처치하였고 이로 인해 환자의 피해가 발생하였다면 이 피해의 책임은 간호사의 의료행위를 제대로 감독하지 못한 의사가 져야 할까요? 아니면 지시를 잘 따르지 못한 간호사가 져야 할까요? 또한 의사가 잘못된 처방을 내렸을 때 이러한 처방을 간호사가 확인 없이 따랐다면 간호사는 이러한 행동에 책임이 없을까요? 이에 대한 흥미로운 판결이 있어 소개하자면 다음과 같습니다.

사례 1)

70세 여성 환자가 뇌출혈 증세로 입원하여 뇌실외배액술 수술을 받은 후 중환자실에서 치료하다가 일반병실로 옮겨졌는데 당시 환자의 몸에는 대퇴부 정맥에서 수액을 공급하는 정맥관과 함께 머리에는 뇌실 삼출액을 배출하기 위한 뇌실외배액관이 있었습니다. 간호사들은 신경외과 전공의 A의 처방 및 지시에 따라 대퇴부 정맥에 연결된 튜브를 통해 항생제, 소염진통제 등의 주사액을 투여하였었습니다. 수술 7일째 전공의 A는 이전 처방과 마찬가지로 환자에게 항생제, 소염진통제 등을 정맥에 투여할 것을 당직간호사에게 지시하였고 간호사 B는 간호학생 C에게 주사기를 주면서 환자의 정맥에 주사하라고 지시하고 자신은 그 병실의 다른 환자에게 주사를 하고 있었습니다. 하지만 간호학생 C는 환자의 뇌실외배액관을 대퇴부정맥에 연결된 튜브로 착각하고 그 곳에 주사액을 주입하였습니다. 이를 뒤늦게 발견한 간호사 B는 이를 즉시 제지하고 나머지 주사액을 대퇴부정맥에 연결된 튜브에 주입하였지만 환자는 결국 뇌압상승에 의한 호흡마비로 사망하였습니다.

쟁점

실제 의료현장에서 의사는 환자에 대한 약물처방을 지시하면 간호사는 지시에 따라 약물을 환자에게 주입하거나 복용할 수 있게 환자에게 전달합니다. 이러한 약물을 주입하거나 환자에게 전달할 때 의사가 현장에 입회하여 일일이 지도하지는 않습니다. 이 사례의 쟁점은 의사가 환자에게 약물처방을 지시하였고 간호사는 이에 대한 약물을 주입하다가 문제가 발생하였을 경우 누구의 책임인지 여부입니다.

판결

대법원은 간호사의 모든 진료보조행위를 의사가 현장에 입회하여 일일이 지도 및 감독을 해야 한다고 할 수는 없고 경우에 따라서는 의사가 현장에 입회할 필요없이 일반적인 지도나 감독을 하는 경우도 있을 수 있기 때문에 간호사가 의사처방에 의한 정맥주사를 의사의 입회 없이 간호학생에게 실시하도록 하여 발생한 의료사고에 대하여 의사의 책임을 부정하였습니다. (대법원 2003.8.19. 선고 2001도3667판결)

Comment

의사가 병원에서 시행되는 모든 의료행위에 참가할 수는 없습니다. 실제 의료현장의 경우 환자에 대하여 의사는 환자에 대한 처방이나 의료행위를 지시하면 간호사는 지시에 따라 약물을 환자에게 주입하거나 복용할 수 있게 환자에게 전달하거나 의료행위를 하게 됩니다. 하지만 의사가 이를 현장에 입회하여 일일이 지도하지는 않습니다. 이 판례는 의사가 환자에게 약물처방이나 최소한의 침습행위를 간호사가 시행하다가 문제가 발생하였을 경우에 이에 대한 책임은 간호사가 진 것이라고 할 수 있습니다.

사례 2)

환자 A는 ○○대학병원 정형외과에서 종양제거 및 피부이식수술을 받고 회복 중이었습니다. 수술 2일째 되던 날 담당의사 B의 명령을 받은 인턴 C는 전날 처방에 포함된 수술에 사용되는 근이완제인 베큐로니움 브로마이드를 별 생각없이 다시 처방하였고 간호사는 의사의 처방을 별다른 확인절차 없이 정맥주사하였습니다. 베큐로니움을 맞은 환자는 호흡곤란으로 인한 뇌손상으로 의식불명상태에 빠졌습니다. 검찰은 의사와 간호사를 업무상 과실치상죄로 기소하였습니다.

쟁점

베큐로니움은 근이완제로서 주로 마취할 때 기도삽관을 돕기 위해 사용하는 약물입니다. 문제는 약을 주입하게 되면 근육이 이완되어 숨도 쉬지 못하게 됩니다. 참고로 이 사례에서 수술에 사용된 근이완제가 수술 다음날 처방된 이유는 수술 당시 투약된 실제 사용량과 전산으로 입력된 용량의 차이를 메우기 위하여 마취과 의사가 다음날 처방에 포함시켜 둔 것인데 이와 같은 사정을 모르는 담당의사 B는 전날 같은 내용을 처방할 것을 인턴에게 지시하였고 인턴은 컴퓨터를 이용해 단순히 처방을 복사하면서 베큐로니움이 다음날도 처방된 것이라고 합니다. 이 사례에서 해당 주치의의 업무상 주의의무위반 책임은 이해하기 쉽습니다. 이 사례의 쟁점은 단순히 의사의 잘못된 지시를 받아 이를 수행한 간호사도 업무상 과실치사의 책임이 있는지 여부입니다.

판결

법원은 의사들의 주의의무위반과 처방체계의 문제점으로 인하여 인공호흡 준비를 갖추지 않은 상태에서는 사용할 수 없는 약제가 잘못 처방되었고, 종합병원 간호사로서 환자의 투약과정 및 경과관찰 등의 직무수행에 있어서 처방약제의 기본적인 약효나 부작용 및 주의사항을 확인하지 않고 이를 주사하였고, 이로 인하여 환자가 의식불명이 된 것은 간호사의 업무상 과실로 판단하였습니다. (대법원 2009.12.24. 선고 2005도8980판결)

Comment

의사는 환자에게 약물이나 의료행위를 지시하거나 처방할 때 문제가 없도록 확인할 의무가 있습니다. 이 사례에서 간호사는 의사의 처방약제에 대한 이중체크해야 할 의무가 있음을 인정한 것이라고 할 수 있습니다. 즉, 간호사가 단순히 의사의 처방이라는 이유로 처방이 적절한지 여부를 확인하지 않고 지시에 따라 약물을 주입하여 사고가 발생한 경우 의사의 지시대로 따르더라도 책임이 면제되지 않는다는 것입니다. 이와 같은 법원의 판단을 고려한다면 간호사분들은 의사가 처방사항이 이상하다고 생각하면 반드시 다시한번 확인을 거친 후에 환자에게 약물을 주입하거나 복용시키는 것이 좋겠습니다.

정리

의료현장에서 간호사의 역할이 확대되고 있고 간호사의 독립적 업무능력이 늘어나면서 의료과실의 법적판단에 있어서 간호사의 책임도 증가되고 있습니다. 이제 간호사가 진료보조위치에 머물며 의료사고나 과실에 대하여 의사의 관리책임 뒤편에서 보호받는 시대는 끝나가고 있다고 해도 과언이 아닙니다. 의료현장의 업무효율성을 고려하더라도 간호업무의 독립적인 영역을 인정할 수밖에 없고 이러한 확대된 영역에 따른 권한과 지위에 따른 책임을 지우는 것은 당연하다고 할 수 있습니다.[18]

참고3) 교수의 전공의 환자진료위임에 대한 책임의 범위와 한계

82세 환자 A는 뇌경색으로 신경과에서 진료를 받던 중 대장암으로 인한 장폐색소견으로 소화기내과로 전과되었습니다. 내과 전공의 B는 본인이 시행한 신체검진상 복부팽만이나 압통이 없고 배변이 되고 있다는 것으로 보아 대장내시경검사를 할 수 있다고 판단하였고 이러한 소견을 소화기내과 교수 C에게 전화로 보고하였고 교수 B는 대장내시경 검사와 장정결제 투여를 승인하였습니다. 이에 전공의 B는 장절결제 2리터를 30분 간격으로 4회에 나누어 투여하고 다시 다음날 5시 같은 요령으로 2리터를 추가적으로 투여할 것을 지시하였습니다. 하지만 장결절제를 투여받은 환자 A는 장폐색으로 인하여 장결절제 투여로 인한 가스와 장내분변이 제대로 체외로 배출되지 못하고 장천공 발생 및 다발성장기부전으로 인하여 사망하였습니다. 이에 검찰은 전공의 B와 교수 C에 대하여 장폐색이 있는 환자에게 장결절제를 투여한 것과 함께 피해자와 가족들에게 장결절제를 투여할 경우 그에 따라 발생할 수 있는 부작용을 충분히 설명하지 않았음을 이유로 기소하였습니다.

쟁점

현대의 의료는 점차 분업화, 세분화되고 있어 각 의료종사자 사이의 긴밀한 협력은 필수적입니다. 특히 대학병원은 입원환자를 진료하는데 직접 환자치료를 담당하고 있는 전공의와 환자치료를 위임하고 전공의를 지도 및 감독하는 대학교수로 나눌 수 있습니다. 그렇다면 교수가 지휘감독관계에 있는 전공의를 신뢰하고 자신의 의료행위를 위임하였지만 위임받은 전공의의 과실로 환자상태가 악화되었을 때 위임한 교수는 어디까지 책임을 져야 할지가 쟁점입니다.

참고로 행위자가 스스로 주의의무를 다하면서 다른 참여자도 주의의무를 준수할 것을 신뢰한 경우에 특별한 사정이 없는 한 비록 다른 참여자가 규칙을 준수하지 않아 법익침해라는 결과가 발생하였더라도 행위자는 그 결과에 대하여 책임을 지지 않는다는 원칙을 신뢰의 원칙이라고 하는데 이러한 신뢰의 원칙은 교수와 전공의와 같이 수직적인 지휘/감독 관계인 경우 적용되지 않습니다.

판결

전공의 C의 경우 환자 및 보호자에게 환자상태 및 이에 따른 장정결제 투여의 위험성 및 부작용을 설명하였다면 환자와 그 가족은 장정결제 투여 자체를 거부하거나 통상적인 투여방법 대신 좀 더 조심스러운 방법으로 장정결제를 투여할 수 있었음에도 이를 제대로 설명하지 않아 의사 설명의무를 위반하였고, 장폐색이 의심되는 환자에게 대장내시경을 시행하는 경우 소량씩 장정결제를 투여하여 부작용유무를 조심스럽게 확인한 후 폐색이 더 진행되거나 흡인성폐렴이 의심되는 경우 중단하여야 함에도 불구하고 이렇게 시행하지 않은 것은 환자진료에 대한 주의의무를 위반한 것을 인정하면서 유죄를 확정하였습니다. 하지만 교수의 경우 수련병원에서 주된 의사가 지휘/감독관계가 있는 다른 의사에게 의료행위를 위임하더라도 전적으로 위임된 것이 아닌 이상 자신이 담당하는 환자를 확인하고 감독할 주의의무가 있고, 업무상 주의의무를 소홀히 하여 위해가 발생하였다면 주된 의사는 이에 대한 과실책임을 면할 수는 없습니다. 하지만 전적으로 위임된 것인지 여부는 위임의 합리성을 인정하기 어려운 사정이 존재하지 않아야 하는 것으로 단순히 교수 B가 전공의 C를 지휘/감독하는 지위에 있다는 사정만으로 교수가 직접 수행하지 않은 장정결제 처방 및 환자 및 보호자에게 장정결로 발생할 수 있는 위험성에 관한 자세한 설명을 하지 않은 것에 대한 책임은 없다고 하면서 무죄로 판단하였습니다. (대법원 2022.12.1. 선고 2022도1499판결)

Comment

의사는 환자를 진료하면서 필요한 검사나 치료를 할 때 이에 대한 위험성과 필요성을 환자 및 보호자에게 자세히 설명할 의무가 있습니다. 또한 검사나 치료를 할 때 환자에게 문제가 생기지 않도록 주의를 하여야 합니다. 대학병원과 같은 수련병원에서 교수는 입원환자진료를 전공의에게 위임하면서 해당 전공의를 지휘/감독할 의무가 있습니다. 하지만 교수의 위임을 받은 전공의가 시행한 의료행위에 문제가 있어 환자의 상태가 악화되었을 경우 의료행위를 위임한 교수의 책임여부는 위임을 받은 의사의 자격, 평소 수행한 업무, 위임경위와 상황 등 여러 사정을 고려해야 하고, 만약 환자진료에 대한 위임을 받은 전공의가 시행한 의료행위가 위임을 통해 분담할 수 있는 내용이고 실제로도 위임이 있었다면 위임한 교수에게는 전공의의 의료행위 과실에 대한 형사적인 책임이 면제됩니다.

진료비 거짓청구와 부당청구

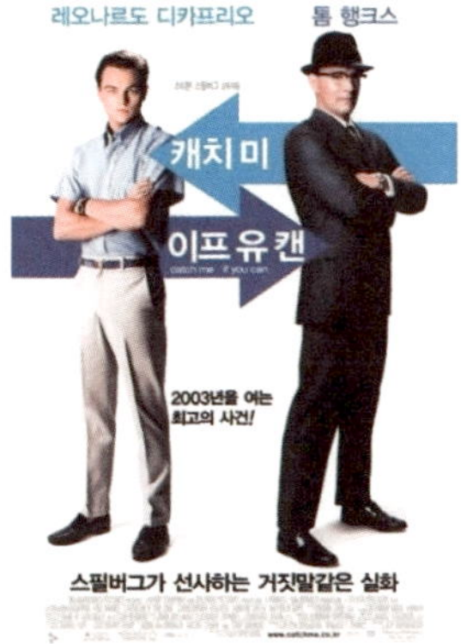

제공: 위키피디아

2002년 개봉한 '캐치 미 이프 유 캔'이라는 영화를 아시나요? 미국에서 10대 후반의 나이에 희대의 사기꾼이자 수표 위조범으로 활동했던 프랭크 윌리엄 에버그네일 주니어의 동명 회고록을 바탕으로 제작된 영화로 레오나르도 디카프리오가 주연을 맡고 스티브 스필버그가 감독하였습니다. 영화는 성공한 부유한 사업가의 집안에서 태어났지만 아버지 사업이 망하고 부모가 이혼하자 집에서 나와 위조수표를 만드는 일과 인격 사칭 등 사기를 벌이며 도망을 다니는 프랭크(레오나르도 디카프리오)와 그를 잡기 위해 동분서주하는 FBI요원 칼(톰 행크스)의 쫓고 쫓기는 두뇌싸움을 그리고 있습니다. 하지만 도망을 다니던 프랭크는 잡히고 4년의 감옥형을 받은 후에는 자신의 위조기술을 이용하여 위조수표 감별사이자 보안컨설턴트로 활동하면서 수표위조방지 시스템을 개발하여 금융계에 혁명을 일으켰고, 일년에 수백만 달러가 넘는 로열티를 받았음은 물론 자신을 체포한 칼과도 친구로 지내게 됩니다.

민영의료보험이 주된 미국과 달리 우리나라는 단일한 공적의료보험을 전국민을 대상으로 의료보험서비스를 제공하고 있습니다. 이와 같은 제도아래서는 미국과 같이 의료보험에 가입하지 않아 발생하는 문제는 없지만 저효율과 저수가, 낮은 보장성이라는 고질적인 문제는 해결되지 않고 있습니다. 특히 저수가 문제는 의료기관의 경영에 많은 어려움을 주고 있는데 이러한 저수가 문제를 해결하기 위하여 일부 의료기관의 경우 진료비를 과다하게 청구하거나, 거짓으로 청구하는 등 불법적인 수단을 사용하여 사회적 문제가 되고 있습니다. 하지만 거짓청구나 부당청구의 의도 없이 단지 행정적 착오나 보험급여삭감 회피의 수단, 혹은 환자를 위해 선의로 했던 행동이 거짓청구나 부당청구로 적발되는 사례도 있습니다. 여기서는 진료비 거짓청구나 부당청구와 관련된 실제 사례들을 보면서 이야기해 보도록 하겠습니다.

사례 1)

자신의 의원을 운영 중인 의사 A는 통원치료가 가능한 환자 B에 대하여 14일 동안 입원하도록 지시하였습니다. 입원기간 동안 환자 B는 번번히 외출하거나 외박을 하는 등 제대로 관리가 이루어지지 않았습니다. 그럼에도 불구하고 의사 A는 건강보험공단에 환자 B가 입원치료를 받은 것으로 요양급여를 청구하였습니다. 건강보험공단은 환자 B가 제대로 관리가 이루어지지 않음에도 요양급여를 청구한 것은 거짓청구로 판단하고 의사 A에게 이미 지급한 요양급여비를 환수처분을 하였습니다. 이러한 건강보험공단의 결정에 의사 A는 소송을 제기하였습니다.

쟁점

병실을 운영하고 있는 의원급 의료기관의 경우 제한된 인력으로 인하여 환자관리가 쉽지 않은 경우가 많습니다. 이 사례의 쟁점은 서류상 환자가 입원한 상태이지만 의료기관의 통제를 벗어나 자의적으로 자기 집에서 자거나 다른 곳에서 자는 경우에 이러한 환자의 입원치료비를 건강보험공단에 청구한 것이 거짓청구라고 판단하고 지급한 요양급여비를 회수한 건강보험공단의 판단이 합당한지 여부입니다.

진료비 거짓청구란 진료행위가 실제 존재하지 않는데도 관련서류를 위조 혹은 변조하는 등 부정한 방법으로 진료행위가 존재하는 것처럼 가장해 진료비를 청구하는 것을 말합니다. 보건복지부의 진료비 거짓청구에 대한 예시로 1) 입원일수 또는 내원일수를 부풀려 청구하는 경우, 2) 비급여대상 비용을 전액 환자에게 부담시킨 후 이를 다시 요양급여대상으로 청구하거나, 3) 실제 실시 또는 투약하지 않은 요양급여 행위료, 치료재료비용 및 약제비를 청구하거나, 4) 의료행위 건수를 부풀려 청구하거나, 5) 면허자격증 대여나 위변조를 통해 요양기관에 실제 근무하지 않은 인력을 근무한 것처럼 꾸며서 청구하거나, 6) 무자격자의 진료나 조제 등으로 발생한 비용을 청구한 경우 등으로 규정하고 있습니다.

요양기관 행정처분 감면기준 및 거짓청구 유형

제3조 요양기관이 속임수를 사용하여 공단 가입자 및 피부양자에게 요양급여비용을 부담하게 한 경우란 다음 각 호에 해당하는 경우를 말한다.

1. 입원일수 또는 내원일수를 부풀려 청구하는 경우
2. 비급여대상 비용을 전액 환자에게 부담시킨 후 이를 다시 요양급여대상으로 청구한 경우
3. 실제 실시 또는 투약하지 않은 요양급여 행위료, 치료재료비용 및 약제비를 청구한 경우
4. 의료행위 건수를 부풀려 청구한 경우
5. 면허자격증 대여나 위변조를 통해 요양기관에 실제 근무하지 않은 인력을 근무한 것처럼 꾸며서 청구한 경우
6. 무자격자의 진료나 조제 등으로 발생한 비용을 청구한 경우

만약 당국에 거짓청구로 확인이 되면 해당 의료인은 1년 이하의 자격정지, 해당 의료기관은 1년 이하의 업무정지를 받게 됩니다. 의료기관 개설자가 허위로 진료비를 청구하여 금고 이상의 형을 선고받으면 의료기관의 개설허가가 취소되거나 폐쇄됩니다. 또한 허위청구금액 1,500만 원 또는 허위청구비율 20% 이상인 경우 허위청구기관의 명칭, 주소 및 대표자 성명 등 홈페이지에 공개되고, 허위청구금액 750만 원 또는 허위청구비율 10% 이상인 경우 사기죄로 고발됩니다.

의료법

제66조

① 보건복지부장관은 다음 각 호의 어느 하나에 해당하면 1년의 범위에서 면허자격을 정지시킬 수 있다.

1. 관련서류를 위조, 변조하거나 속임수 등 부정한 방법으로 진료비를 거짓청구할 때

국민건강보험법

제98조

① 보건복지부장관은 요양기관이 다음 각 호의 어느 하나에 해당하면 그 요양기관에 대하여 1년의 범위에서 기간을 종하여 업무정지를 명할 수 있다.

1. 속임수나 그 밖의 부당한 방법으로 보험자, 가입자 및 피부양자에게 요양급여비를 부담하게 한 경우

진료비 거짓청구금액이 1,500만 원 또는 허위청구비율 20% 이하인 경우는 월 평균 거짓청구금액과 거짓청구비율에 의하여 행정처분의 정도가 결정됩니다. 만약 진료비 거짓청구금액과 그 비율이 처분기준에 미치지 못하는 경우 거짓청구에 수반되는 행위인 진료기록부 허위작성으로 행정기관으로부터 자격정지 1개월 처분을 받게 됩니다.

표 1. 거짓청구 및 부당청구에 대한 조치

구분	내용
행정처분	1년 범위 내 요양기관 업무정지
	업무정지 처분에 갈음하여 거짓 혹은 부당청구금액의 5배 이하 과징금 부과
	면허자격정지: 1-10월의 범위 안에서 면허자격정지
	의료기관 개설자가 허위로 진료비를 청구하여 금고 이상의 형을 선고받은 경우 개설허가 취소 및 폐쇄
명단공표	허위청구금액 1,500만 원 또는 허위청구비율 20% 이상인 경우 허위청구기관의 명칭, 주소 및 대표자 성명 등 홈페이지에 공개
형사고발	허위청구금액 750만 원 또는 허위청구비율 10% 이상인 경우 사기죄 고발

판결

법원은 환자가 입원하지 않고 외출이나 외박을 하는 등 관리가 제대로 되지 않았음에도 불구하고 입원한 것으로 입원비를 청구한 것은 사기 및 사기방조와 거짓 청구로 판단하였습니다.[19]

Comment

의료기관은 환자를 입원시키면 제대로 관리해야 합니다. 환자가 제대로 관리되지 않는다면 입원비를 청구하지 않는 것이 좋습니다.

사례 2)

자신의 안과의원을 운영 중인 안과의사 A는 비급여대상인 시력교정술인 라식을 실시하였고 이에 대한 비용을 환자로부터 비급여로 받았습니다. 하지만 진찰료 및 수술 전에 시행하는 일반적인 근시검사는 건강보험급여항목에 해당이 되기 때문에 이에 대한 부분을 요양급여비용을 건강보험에 청구하였습니다. 보건복지부는 비급여대상치료임에도 불구하고 요양급여비용으로 청구했다는 이유로 과징금과 요양급여비용 환수처분을 시행하였습니다. 이에 안과의사 A는 이러한 과징금과 요양급여비용 환수처분에 대한 소송을 제기하였습니다.

쟁점

건강보험 적용이 되는 질환에 대한 진료의 경우 환자는 의사가 진찰하기 전에 진료비를, 진료 후 검사를 하게 되면 검사비를, 치료를 하게 되면 치료비를 내야 합니다. 하지만 라식이나 비만치료와 같은 비급여진료의 경우 보험진료와 같이 진료비, 검사비, 치료비를 따로 청구하는 것이 아니라 포괄해서 총 ○○원으로 환자에게 받는 것이 일반적입니다. 하지만 라식이나 라섹과 같이 건강보험 적용이 되지 않는 치료이지만 수술전에 시행하는 진찰이나 검사는 건강보험급여기준에 해당하는 경우가 있습니다. 이 사건의 쟁점은 건강보험급여 대상 의료행위와 비대상 의료행위가 혼합되어 있는 경우 건강보험급여대상이 되는 의료행위만 따로 건강보험급여청구를 해도 되는지 여부입니다.

판결

법원은 '시력교정술이란 시력교정술 및 이에 필요한 수술 전후의 진찰, 검사, 처치 등의 행위를 모두 포함한다'고 하면서 비록 근시검사는 건강보험급여대상이지만 비급여로 진료하면서 급여대상항목을 분리하여 따로 요양급여를 신청하는 것은 진료비 거짓청구로 판단하였습니다. (대법원 2012.12.29. 선고 2009도3637판결)

Comment

사례와 같이 비급여 의료행위를 하면서 환자에게 비용을 전액 부담시킨 후 이 중 일부를 요양급여대상으로 청구하는 것을 '비급여 이중청구'라고 합니다. 현재 법원은 비급여 이중청구를 거짓청구로 판단하기 때문에 만약 비급여진료를 하는 경우 보험이 적용되는 항목이 있어도 모두 비보험으로 적용해야 합니다. 예를 들어 비보험급여인 독감예방접종을 하고 부작용인 미열을 예방하기 위하여 타이레놀을 보험급여으로 처방하고 이에 대한 진료비를 건강보험에 청구하거나, 비보험으로 비만치료를 하고 함께 위산제거제와 수면제 등의 의약품을 급여로 처방하고 요양급여청구를 하거나[20], 비보험으로 영양제를 투여하면서 진찰료를 건강보험에 청구하는 것 등이 있습니다.[21] 주의할 것은 비급여진료에 대한 비용을 타기관보다 적게 받았다고 하더라도 건강보험으로 청구될 수 없다는 것을 명심해야 하겠습니다.[22] 하지만 최근 시력교정술 전후에 이루어진 진료라고 하더라도 시력교정술의 합병증으로 볼 수 없는 결막염, 각막염, 녹내장 등의 진단으로 진료를 봤다면 이는 건강보험급여 청구를 할 수 있다는 판결도 있습니다.[23]

이 외에도 환자에게 물리치료를 처방하였으나 환자는 물리치료를 받지 않고 귀가하였지만 이를 청구하거나, 증기흡입치료 처방을 하였으나 환자가 받지 않고 갔음에도 이를 청구하거나, 검사결과를 전화로 상담하고 진료비를 청구하는 것도 거짓청구에 해당합니다.[24]

사례 3)

신경외과 의원을 운영하고 있는 원장 A는 허리통증으로 내원하여 레이저 추간판 절제술을 시행하였습니다. 원장 A는 레이저 추간판 절제술을 시행하면서 CO_2레이저를 사용하였지만 환자에게는 홀뮴레이저를 이용하였다고 설명하였고 이에 대한 재료대를 환자에게 청구하였습니다(당시에는 레이저를 이용한 척추시술은 보험적용이 되지 않았습니다). 이러한 사실이 발각되어 검찰은 해당 원장 A를 진료비 부당청구로 기소하였습니다.

쟁점

이 사례의 쟁점은 가격이 싼 CO_2레이저를 사용하였음에도 불구하고 가격이 비싼 홀뮴레이저를 사용한 것처럼 건강보험공단에 급여를 신청한 것이 부당청구에 해당하는지 여부입니다.

레이저(LASER)란 light amplification by stimulated emission of radiation의 약자로서 신체 내 특정 목적물을 겨냥하는 고강도의 빛을 말합니다. 레이저를 몸에 비치게 하면 광열, 광화학, 광면역, 광효소반응이 일어나는데 의학적 치료에 주로 이용되는 것은 열에너지로 인한 광열반응으로 레이저를 신체조직에 비추면 100도 이상의 온도로 조직을 순식간에 기화, 탄화시키면서 시술부위를 절개하고, 동시에 60–100도의 온도를 일으켜 세포의 단백질을 변성시켜 조직을 응고/파괴하는 작용으로 지혈이 됩니다. 따라서 레이저를 이용해 수술하게 되면 절개와 함께 지혈이 되기 때문에 1) 출혈이 적고, 2) 주위조직 손상이 최소화되며, 3) 암의 파급을 예방하고, 4) 수술 후 통증과 반흔형성이 적다는 장점으로 최근 많이 사용되고 있습니다. 특히 추간판탈출증의 경우 이전에는 좁은 공간을 통해 디스크나 뼛조각을 제거하고 인조디스크와 핀으로 교정하는 척추유

합수술을 시행했지만 효과적으로 추간판을 제거하지 못해 수술 후 지속적인 다리통증이 발생하는 문제점이 있었습니다. 하지만 최근 레이저를 이용한 내시경 시술은 이러한 문제를 많이 해결할 수 있기 때문에 임상에서 많이 사용하고 있습니다. 임상에서 사용되는 레이저 중에서 가장 흔한 것은 CO_2레이저와 홀뮴레이저입니다. CO_2레이저는 가격이 상대적으로 저렴하지만 시술시간이 많이 걸린다는 문제가 있었습니다. 하지만 홀뮴레이저는 발생되는 열에너지가 확산이 되지 않아 열로 인한 손상부위가 좁고, 조직침투 깊이가 얕아 조직을 절개할 때 주변조직의 손상을 최소화하면서 효과적인 절개를 할 수 있다는 장점이 있지만 상대적으로 비용이 비싼 문제점이 있습니다. 참고로 진료비 부당청구란 진료행위는 실제 존재하지만 요양급여기준이나 진료수가 등이 건강보험기준을 위반하는 등 부당한 방법으로 진료비를 청구한 경우를 말합니다.

판결

법원은 CO_2레이저를 사용했음에도 불구하고 홀뮴레이저를 사용한 것으로 가장하여 그 재료대를 환자에게 받은 것은 진료비 부당청구에 해당한다고 판결하였습니다. (대법원 2001.3.23. 선고 99두4204판결)

Comment

환자를 진료하고 치료에 의료기기를 사용할 수 있습니다. 국민건강보험에 의료급여청구를 할 때에는 실제로 사용한 의료기기를 가지고 청구해야 합니다. 만약 사용하지 않은 의료기기를 사용하였다고 청구하는 경우는 거짓청구나 부당청구에 해당합니다. 의료기기를 사용한 경우 의료기기를 사용하였다는 근거를 남겨야 나중에 거짓청구로 오인되는 것을 예방할 수 있습니다.

사례 4)

대학병원에 근무하고 있는 의사 A는 백혈병환자들을 치료하는데 요양급여 기준만으로는 환자를 치료하는 데 치료효과나 감염 등의 위험성이 높을 것으로 생각되어 요양급여기준을 넘어 의약품을 사용하고, 이렇게 급여기준을 넘어 사용한 의약품은 요양급여삭감을 피하기 위하여 환자에게 비급여 처방을 하였습니다. 또한 요양급여에서 별도로 산정할 수 없는 치료재료 비용을 별도로 산정하여 환자에게 청구하였습니다. 이에 검찰은 해당 병원 의사와 병원을 의료법 위반으로 기소하였습니다.

쟁점

요양기관이 의료보험의 요양급여기준과 절차를 위반하거나 초과하여 환자로부터 요양급여비용을 받거나, 요양급여에 해당됨에도 불구하고 환자본인과 비급여로 하기로 상호합의한 후에 진료비용을 수진자에게 지급을 받은 경우를 임의비급여라고 합니다. 이 사례의 쟁점은 이렇게 환자의 동의없이 혹은 동의를 구두로 받고 급여대상항목임에도 불구하고 비보험으로 처방을 하는 것이 진료비 부당청구에 해당하는지 여부입니다.

판결

법원은 요양급여기준을 위반하여 의약품이나 기기를 사용하고, 요양급여비용 산정기준에 따라 별도로 산정할 수 없는 치료재료의 비용을 별도로 산정하여 비용을 받는 것은 진료비 부당청구에 해당한다고 판단하였습니다. 다만 예외규정을 두어 필요한 경우에 한하여만 인정을 받을 수 있도록 하였습니다. (대법원 2012.6.18. 선고 2010두27639, 27646판결)

Comment

백혈병과 같이 매우 중한 질병의 경우 치료과정에서의 사소한 위험이 환자에게는 매우 치명적으로 다가올 수 있기 때문에 담당의사는 환자의 상태가 약간만 변하더라도 현재 사용할 수 있는 최선의 치료방법을 사용하기 원합니다. 하지만 국민건강보험공단은 요양급여기준을 마련하여 요양급여기준을 넘어서는 치료에 대해서는 요양급여를 삭감하고 있습니다. 이와 같이 요양급여 삭감이 많으면 많을수록 해당 의료기관은 적자부담이 증가하게 됩니다. 이러한 문제가 지속적으로 발생하자 해당 병원 의료진들과 병원은 요양급여기준에 해당되는 항목은 건강보험으로 청구하고, 요양급여기준을 넘어 사용한 검사나 약물들을 모두 비급여로 처리하여 환자에게 부담하게 하는 것이 관례였습니다. 하지만 법원에서는 이러한 관례는 불법적인 행위라고 판단한 판결이라고 할 수 있습니다.

사례 5)

의원을 운영하고 있는 의사 A에게 환자가 방문하여 온몸이 아프고 힘이 없다고 호소하였습니다. 의사가 검사한 결과 특별한 이상소견은 발견되지 않아 '만성피로증후군'으로 상병명을 기입한 후에 비타민이 포함된 정맥주사제를 비보험으로 처방하였습니다. 정맥주사가 비보험으로 주입된 것을 확인한 환자는 의사 A를 고발하였고 검찰은 의사 A를 의료법 위반으로 기소하였습니다.

쟁점

요양급여기준에 따르면 단순한 피로 및 권태 등 질병이나 부상의 치료목적이 아니거나 업무 또는 일상생활에 지장이 없는 질환, 기타 보험급여의 원리에 부합하지 아니하는 경우는 의료보험급여대상에서 제외하도록 하고, 이외에는 임의로 비급여대상으로 적용하여서는 안된다고 되어 있습니다. 이 사례의 쟁점은 만성피로증후군이 의료보험급여대상인지 아닌지 여부입니다.

판결

법원은 '만성피로증후군은 의료보험급여의 대상에서 제외되어 있지 아니한 질병이므로 요양기관이 임의로 수진자로부터 비급여 진료비를 지급받아서는 안 된다'고 하면서 요양기관이 법령에 정한 기준과 절차를 따르지 아니하고 임의로 비급여진료행위를 한 후 환자에게 본인부담금을 초과하는 진료비를 받는 것은 진료비 부당청구에 해당한다고 판단하였습니다. (대법원 2005.10.28. 선고 2003두13434판결)

Comment

환자가 피로, 권태, 무기력 등을 주소로 내원한 경우 진찰 후에 몇 가지 검사를 하거나 상담을 하고 특별한 이상이 없는 경우 진단명을 어떻게 해야 할까 고민이 되는데 흔히 사용하는 것이 R53(단순한 피로 및 권태, malaise and fatigue)과 G93.3(만성피로증후군)입니다. 이 두 진단명 자체는 약간 다르지만 그 차이는 큽니다.

우선 '단순한 피로 및 권태'의 경우 현재 국민건강보험 요양급여기준에서 비급여 대상으로 명시되어 있습니다. 따라서 해당 환자의 상병명을 '단순한 피로 및 권태' 코드인 R53을 입력하면 진료도 비급여처리가 되고 영양제나 주사제가 비급여로 처방이 가능합니다. 문제는 만약 R53으로 상병코드를 입력하고 요양급여청구를 하면 진료내역 전체가 삭감이 되고 실손보험에서도 이에 대한 보상을 하지 않습니다. 이에 비하여 유사한 증상을 호소하는 '만성피로증후군'은 보험급여 대상입니다. 따라서 만약 피로, 권태, 무기력 등으로 비보험으로 처방을 원하신다면 R53으로 상병코드를 입력하시고 외래진료비 및 약물치료를 모두 비보험으로 처방해야 합니다. 만약 환자의 증상이 건강보험의 요양급여기준에 해당된다고 판단하시면 만성피로증후군에 해당하는 G93.3으로 진단명 입력을 하시고 모두 건강보험기준에 합당한 치료를 하시는 것이 좋겠습니다. 위의 사례는 아마도 개원의께서 상병코드 입력문제로 인하여 발생한 것으로 생각됩니다.

국민건강보험 요양급여의 기준에 관한 규칙 (별표 2)

비급여 대상(제9조제1항관련)

1. 다음 각목의 질환으로서 업무 또는 일상생활에 지장이 없는 경우에 실시 또는 사용되는 행위, 약제 및 치료재료

   가. 단순한 피로 또는 권태

정리

거짓청구나 부당청구를 의도한 경우도 있지만 이러한 의도 없이 행정적 착오나 질병코드를 삽입할 때 실수나 오류, 보험급여삭감 회피수단, 혹은 환자를 위해 선의로 했던 행동이 억울하게 거짓청구나 부당청구로 적발될 수 있습니다. 특히 입원한 환자가 제대로 관리되지 않았음에도 불구하고 보험급여를 청구한다면 거짓이나 부당청구로 판단될 가능성이 있습니다. 만약 비급여진료를 하는 경우 보험이 적용되는 항목이 있어도 모두 비보험으로 적용해야 합니다. 환자를 진료하고 치료에 사용한 의료기기에 대한 의료급여청구를 할 때에는 실제로 사용한 의료기기를 가지고 청구해야 합니다. 요양기관이 의료보험의 요양급여기준과 절차를 위반하거나 초과하여 환자로부터 요양급여비용을 받거나, 요양급여에 해당됨에도 불구하고 수진자본인과 비급여로 하기로 상호합의한 후에 진료비용을 수진자에게 지급을 받은 경우를 임의비급여라고 하는데 이러한 경우에도 진료비 부당청구에 해당합니다. 마지막으로 '단순한 피로 및 권태'의 경우 진료도 비급여처리가 되고 영양제나 주사제가 비급여로 처방이 가능하지만 '만성피로증후군'은 보험급여 대상으로 외래진료비 및 약물치료를 모두 비보험으로 처방해야 합니다.

만약 진료비 거짓청구로 인정되면 해당 의사는 자격정지처분을, 해당 의료기관은 업무정지처벌을 받고 동시에 형법상 사기죄로 기소되는 등 3중 처벌과 함께 건강보험공단은 해당 의료기관에 대하여 거짓처분으로 인한 부당이득환수처분을 내리게 됩니다. 거짓청구가 일정액을 넘어서는 경우 위반사실을 외부에 공포하는 처벌을 추가로 받을 수 있습니다.

참고) 실수로 거짓청구나 부당청구를 하는 경우도 처벌을 받을까요?

행정처분의 대상이 되는 위법행위는 고의에 한정하지 않고 과실에 의한 위법행위도 대상이 됩니다. 특히 국민건강보험법은 고의나 과실을 구분하는 규정이나 과실일 경우 처분을 감경하는 규정이 없습니다. 대법원도 행정처분의 경우 고의나 과실을 평가하지 않습니다. 따라서 청구과정에서 실수로 거짓청구나 부당청구를 한 경우에도 행정처분을 받을 수 있고 실수나 착오로 인정되더라도 이러한 행정처분이 취소되는 경우는 거의 없기 때문에 실수나 착오로 건강보험을 청구하는 일이 없도록 주의하시는 것이 매우 중요합니다.

의사에게 **리베이트**란?

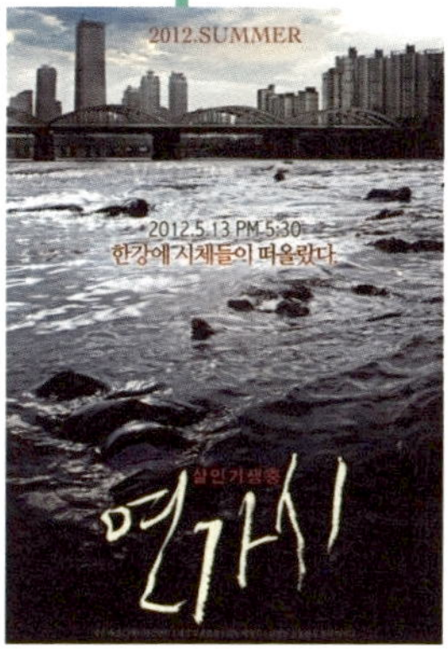

제공: 다음 영화

2012년 개봉한 '연가시'라는 영화를 아시나요? 이 영화는 인간의 신체에 기생하여 물에 빠져 죽게 만드는 변종 연가시를 소재로 하였는데 코로나19가 대유행하면서 많은 사람들에게 다시 회자된 영화입니다. 영화는 곤충에만 기생하는 연가시가 변종이 생기면서 인간의 뇌에 기생하면서 과도한 폭식과 극심한 목마름과 같은 증상과 함께 사람들이 죽기 시작하였는데 이러한 연가시에 대한 특효약을 확보하려고 전쟁을 벌이게 되는 여러 에피소드와 함께 해당 제약회사의 추악한 비밀을 보여주고 있습니다. 이 영화에서 주목할 것은 주인공인 재혁(김명민)의 삶입니다. 화학과 교수였던 재혁은 주식투자를 잘 못했다가 큰 돈을 잃고 제약회사 영업사원이 되었습니다. 제약회사 영업사원인 그는 큰 수술이 잡힌 의사를 대신해 의사가족들을 데리고 놀이공원에서 하루 종일 놀아 주기도 하고, 휴일에는 의사들과 접대골프를 치기도 합니다. 또한 현금을 리베이트로 건네기도 하는 등 이제까지 영화에서 잘 다루지 않던 제약회사의 영업사원의 고달픈 삶을 보여주고 있습니다. 영화속에서 재혁은 "약 팔려고 이런 것까지 해야 돼? 이게 약장수냐? 인간적으로 이건 아니라고 본다."라는 등 제약회사의 리베이트 관행에 대하여 불만을 터뜨리게 됩니다.

리베이트란 판매자가 재화나 서비스 판매액의 일부를 구매자에게 돌려주는 행위로서 최종소비자 혹은 고객처와 좋은 거래관계를 맺기 위한 판매촉진수단으로 많이 사용됩니다. 하지만 의료계의 리베이트의 경우 최종소비자인 환자가 아닌 약물을 처방하는 의사에게 리베이트의 혜택이 가기 때문에 최종소비자인 환자는 리베이트로 인한 경제적 혜택을 받을 수 없고, 리베이트로 사용된 비용은 의약품이나 의료기기 가격에 고스란히 전가하게 되어 국민건강보험 재정에 악영향을 미치게 됩니다. 또한 리베이트의 불법성으로 인하여 실제로 이를 행하고 있는 제약회사 영업사원들이 자살하는 등 많은 사회적인 부작용을 일으키면서 정부와 법원에서는 제약회사의 의사에 대한 리베이트관행에 대하여 매우 엄격하게 처벌하고 있습니다. 여기서는 리베이트와 관련된 실제 사례를 보면서 이야기해 보도록 하겠습니다.

사례 1)

영업사원 A는 의사 B에게 본인회사에서 생산 및 판매하고 있는 전문의약품을 처방해주면 현금 등 경제적 이익을 제공하겠다는 제안을 하였고, 이후 법인카드로 구매한 골프채와 함께 소정의 현금을 선물하였습니다. 하지만 의사 B는 영업사원 A에게 선물을 받을 후에도 해당 회사제품을 새로 채택하지 않았고, 처방액도 이전과 차이가 없었습니다. 검찰은 의사 B를 리베이트를 수수했다는 이유로 기소하였습니다.

쟁점

해당 의사는 영업사원으로부터 받은 선물과 현금을 받았지만 이후에 처방약물의 채택이나 사용량의 변화가 없었더라도 이와 같은 선물과 현금이 리베이트로 인정되는지 여부입니다.

의료법에서는 의사는 의약품공급자와 의료기기 제조업자/수입업자로부터 의약품채택, 처방유도, 거래유지 등 판매촉진을 목적으로 제공되는 금전, 물품, 편익, 노무, 향응, 그 밖의 경제적 이익을 받거나 의료기관으로 하여금 받게 해서는 안 된다고 되어 있습니다.

의료법

제23조의 5

① 의료인, 의료기관 개설자 및 의료기관종사자는 의약품공급자로부터 의약품 채택, 처방유도, 거래 유지 등 판매촉진을 목적으로 제공되는 금전, 물품, 편익, 노무, 향응, 그 밖의 경제적 이익을 받거나 의료기관으로 하여금 받게 해서는 아니 된다.

② 의료인, 의료기관 개설자 및 의료기관 종사자는 의료기기 수입업자, 의료기기 판매업자 또는 임대업자로부터 의료기기 채택, 사용유도, 거래유지 등 판매촉진을 목적으로 제공되는 경제적 이익 등을 받거나 의료기관으로 하여금 받게 해서는 아니 된다.

이러한 리베이트는 급여약물과 비급여약물을 구분하지 않고 모두 적용됩니다. 또한 리베이트는 단순히 선물과 현금만이 아니라 급여약품은 물론 비급여약품을 낮은 가격에 공급받거나, 높은 금액으로 약품을 공급받고 해당 금액을 전부 지급하지 않거나, 혹은 허위거래명세표를 발행하여 소득세를 탈루를 하는 경우에도 리베이트에 해당됩니다.[25]

리베이트를 받은 것으로 인정되면 해당 의사는 징역 3년 이하(2016년 전에는 2년 이하) 또는 3천만 원 이상 벌금과 같은 형사처벌과 함께 리베이트에 대한 부당이익환수처분을 받게 됩니다. 또한 해당 의사는 리베이트 수수액에 따라 자격정지의 행정처분을 받게 됩니다. 벌금은 리베이트 수수액 1/2 이상을 구형하게 되며 그 액수는 기본적으로 200만 원 이상이 됩니다. 일반적으로 초범이면서 수수액 300만 원 이하인 경우 기소유예의 형사처벌이 가능하지만 만약 재범인 경우 실형이 나올 수도 있습니다.

하지만 제약회사에서 제공하는 모든 경제적인 이익이 리베이트로 처벌을 받는 것은 아닙니다. 현재 법에서 허용된 경제적 이익으로는 1) 견본품 제공은 허용됩니다. 하지만 이렇게 받은 견본품을 환자에게 돈을 받고 판매하는 것은 불법입니다. 2) 제약회사의 학술대회지원 및 학술대회에서 발표자, 좌장, 토론자가 주최자로부터 교통비, 식비, 숙박비, 등록비를 실비로 지원받는 것은 허용됩니다. 3) 제약회사가 임상시험을 지원하는 것도 허용됩니다. 4) 제품설명회 및 제품설명회에서 참석자에게 교통비, 5만 원 이하의 기념품, 숙박, 식음료(10만 원 이하)를 제공하는 것은 허용됩니다. 5) 대금결제조건에 따라 거래 후 2개월 이내 결제하는 경우 1.2%, 1개월 이내 1.8%의 비용을 할인받을 수 있습니다. 6) 건당 5만 원 이하의 시판 후 조사도 허용됩니다. 만약 희귀질환이나 장기간 추적조사가 필요한 경우에는 건당 30만 원 이하의 사례비를 제공할 수 있습니다.

표 2. 리베이트 액수에 따른 자격정지처분 정도

수수액	1차위반	2차위반	3차위반
300만 원 미만	경고	자격정지 1개월	자격정지 3개월
300만 원 이상 ~ 500만 원 미만	자격정지 2개월	자격정지 4개월	자격정지 6개월
500만 원 이상 ~ 1,000만 원 미만	자격정지 4개월	자격정지 6개월	자격정지 8개월
1,000만 원 이상 ~ 1,500만 원 미만	자격정지 6개월	자격정지 8개월	자격정지 12개월
1,500만 원 이상 ~ 2,000만 원 미만	자격정지 8개월	자격정지 10개월	자격정지 12개월
2,000만 원 이상 ~ 2,500만 원 미만	자격정지 10개월	자격정지 12개월	자격정지 12개월
2,500만 원 이상	자격정지 12개월	자격정지 12개월	자격정지 12개월

판결

법원은 의료법에서 '의약품 채택, 처방유도 등 판매촉진'에는 특정 의약품을 새롭게 채택하는 것뿐만 아니라 종전에 채택해 온 특정의약품을 그대로 유지하는 것도 포함되고, 2015년 개정된 의료법에서 '거래유지'라는 문언을 추가한 것은 '판매촉진'의 의미를 분명하게 하기 위한 것이기 때문으로 제공된 물품이 판매촉진의 목적인지 여부를 판단하는 데 있어서 실제 대상 의약품이 채택되거나 처방이 증가되어야 하는 것을 요건으로 하는 것은 아닌 것으로 의사 A는 영업사원으로부터 받은 선물과 현금을 받은 후 처방액이 증가하거나 새로운 약물을 채택하지는 않았다고 하더라도 리베이트에 해당한다고 판단하였습니다. (대법원 2017.9.12. 선고 2017도10476판결)

Comment

의사는 의약품이나 의료기기공급자로부터 의약품 채택, 처방유도, 거래유지 등의 판매촉진을 목적으로 제공되는 금전, 물품, 편익, 노무, 향응, 그 밖의 경제적 이익을 받아서는 안 됩니다. 불법적인 리베이트 여부를 판단함에 있어서 현금이나 선물을 받았는지 여부로 족하고 실제 대상 의약품의 채택이나 처방증가 여부를 고려하지는 않습니다.

사례 2)

부산에서 내과의원을 운영하고 있는 의사 A는 제약회사 영업사원 B로부터 특정 전문의약품을 처방해주면 리베이트를 제공하겠다는 제안을 받고 3년 동안 34회에 걸쳐 총 4,371만 원을 받았습니다. 하지만 이러한 사실이 발각되어 검찰에 의해 기소되어 법원에서 징역 6월, 집행유예 2년, 사회봉사명령을 받았습니다. 이러한 법원의 판결로 인하여 의사 A는 리베이트 액수 2,500만 원 초과로 자격정지 12개월의 행정처분을 예상하였지만 보건복지부는 의사의 결격사유에 해당한다고 판단하여 의사면허를 취소시켰습니다. 이러한 보건복지부의 행정처분에 대하여 불복하여 의사는 소송을 제기하였습니다.

쟁점

리베이트를 받은 것으로 인정되면 그 액수의 정도에 따라 자격정지 처분의 기간이 결정됩니다. 사례에서 의사 A는 4,371만 원의 리베이트를 받은 것으로 인정되었고 행정처분원칙에 따르면 자격정지 12개월에 해당됩니다. 하지만 보건복지부는 의료관련 법령을 위반하여 금고이상의 형을 선고받았다는 이유로 자격정지의 행정처분 대신 의사면허를 취소하는 강력한 처벌을 하였습니다. 이 사건의 쟁점은 리베이트에 대한 행정처벌로서 통상적으로 적용하는 자격정지의 행정처분이 아닌 의사면허취소라는 보다 강력한 행정처분을 내린 보건복지부의 처분이 정당한 처분인지 여부입니다.

의료법에서는 정신질환자, 향정신의약품 중독자 및 의료관련 법령을 위반하고 금고 이상의 형을 선고받은 자는 의료인이 될 수 없도록 규정하고 있습니다.

의료법

제8조 다음 각 호의 어느 하나에 해당하는 자는 의료인이 될 수 없다.

1. 정신질환자
2. 마약, 대마, 향정신성의약품 중독자
3. 피성년 후견인, 피한정후견인
4. 의료관련법령을 위반하여 금고이상의 형을 선고받고 그 형의 집행이 종료되지 아니하였거나 집행을 받지 아니하기로 확정되지 아니한 자

판결

법원은 의료법상의 면허정지규정은 의료인이 의약품제조업자 등으로부터 의약품 판매촉진을 목적으로 제공되는 경제적 이익을 받아 약제비가 인상되는 것을 방지함으로써 국민건강보험재정의 안전성과 국민건강증진을 도모하기 위한 목적과 함께 보건의료시장에서 공정하고 자유로운 경쟁을 확보하기 위한 규정인 반면 면허취소규정은 의료인이 의료법을 위반해 금고이상의 형을 선고받고 그 형의 집행이 종료되지 않거나 집행받지 않기로 확정되지 않음으로써 의료인이 될 수 없는 상황에 처한 경우 그 자격을 박탈하기 위한 규정으로, 불법적인 리베이트수수로 금고 이상의 형이 선고된 경우는 의료법위반죄에 해당하여 금고이상의 형이 선고된 것이라고 보아 의료인 면허취소사유에 해당한다고 보는 것이 타당하다고 판단하였습니다. (대법원 2022.2.10. 선고 2020두326364 판결)

Comment

이 판결 이후 의료법이 개정되어 리베이트와 관련하여 금고이상의 형을 받게 되면 행정당국에 의해 자격정지처분이 아닌 면허취소처분을 받도록 되었습니다. 이 외에 보건복지부장관이 임의적으로 의사면허를 취소할 수 있는 사유는 다음과 같습니다.

의료법

제65조

① 보건복지부장관은 의료인이 다음 각 호의 어느 하나에 해당하는 경우 그 면허를 취소할 수 있다. 다만 제1호의 경우 면허를 취소하여야 한다.

1. 제8조(의료인의 결격사유)의 어느 하나에 해당하게 된 경우
2. 자격정지 처분기간 중에 의료행위를 하거나 3회 이상 자격정지처분을 받는 경우
3. 면허조건을 이행하지 아니한 경우
4. 면허를 대여한 경우
5. 삭제
6. 일회용의료기기를 재사용하여 사람의 생명 또는 신체에 중대한 위해를 발생한 경우
7. 사람의 생명 또는 중대한 위해를 발생하게 할 우려가 있는 수술, 수혈, 전신마취를 의료인 아닌 자에게 하거나 의료인에게 면허사항 외로 하게 한 경우

사례 3)

의원을 운영하는 의사 A는 2011년부터 2013년까지 제약회사 영업사원으로부터 6차례에 걸쳐 총 2,375만 원의 리베이트를 받았습니다. 2016년 검찰은 의사 A가 제약회사로부터 리베이트를 받은 사실을 확인하고 기소하였습니다. 법원은 2019년 벌금 2천만 원과 추징금 2,375만 원을 선고하였고 형이 확정되었습니다. 이에 따라 의사 A는 행정당국으로부터 자격정지 처벌을 받는데 행정당국은 2011년에 받은 리베이트 액수도 자격정지기간을 정하는데 포함시켰습니다. 의사 A는 2011년에 받은 리베이트는 행정처분의 대상이 아니다고 하면서 소송을 제기하였습니다.

쟁점

위 사례에서 의사 A가 받은 리베이트 중에서 기소되기 5년 이내인 2012년부터 2013년까지의 리베이트는 행정처분대상인 것에 이의가 없습니다. 이 사례의 쟁점은 2011년에 받은 리베이트가 기소되기 5년이 지났음에도 불구하고 보건복지부 행정처분시효를 결정하는데 포함을 시켜야 하는지 여부입니다.

형사소송법에 따르면 공소가 제기된 경우 공소가 제기된 날로부터 재판이 확정된 날까지의 기간은 시효기간에 산입하지 않습니다. 또한 2016년 자격정지처분의 시효기간을 정해 사유가 발생한 날로부터 5년이 지나면 하지 못하도록 의료법이 개정되었습니다. 만약 이렇게 개정된 의료법을 적용한다면 5년 전에 받은 리베이트는 자격정지기간을 책정하는 데 포함을 시켜서는 안 됩니다.

의료법 부칙 (법률 제14220호, 2016.5.29.)

제3조 (자격정지처분 시효의 적용에 관한 경과조치)

이 법 시행 전에 발생한 사유로 인하여 자격정지처분은 이 법 시행일 이전 그 사유가 발생한 날부터 5년(관련서류를 위조, 변조하거나 속임수 등 부정한 방법으로 진료비를 거짓청구함에 따른 자격정지처분의 경우에는 7년으로 한다)이 지나면 하지 못한다. 다만 그 사유에 대하여 공소가 제기된 때에는 공소가 제기된 날부터 해당 사건의 재판이 확정된 날까지의 기간은 시효기간에 산입되지 아니한다.

판결

법원은 '같은 상대방으로부터, 같은 장소에서, 의약품 채택, 처방, 유도 등 판매촉진이라는 같은 목적으로 제공되는 현금을 연달아 지급받은 것은 계속적으로 행해진 행위에 해당하는 것으로 전체적으로 하나의 행위에 해당한다'고 하면서 리베이트수수가 계속 행해진 경우 처분시효 기산점은 마지막 행위를 기준으로 해야 하기 때문에 2011년 수수한 리베이트를 포함시켜 자격정지기간을 정한 것은 적법하다고 판단하였습니다.[26]

Comment

2016년 의료법이 개정되면서 자격정지 처분사유의 행위 시효기간을 정해 사유가 발생한 날로부터 5년이 지나면 하지 못하게 되었지만 리베이트로 금품을 받는 행위가 여러 번으로 같은 상대방으로부터 같은 장소에서 같은 목적으로 연속해서 받은 경우 리베이트의 시효기간은 받을 당시를 기점이 아니라 최종적으로 받은 날짜를 기준으로 이전에 받은 금액을 모두 포함한 총 수수액에 따른 처벌정도를 판단하게 됩니다.

정리

최근 판결들을 보면 검찰과 법원은 제약사의 의약품 리베이트 관행에 대하여 더욱 엄격하게 판단하고 있습니다. 이에 따라 과거에는 리베이트로 인정되지 않았던 영업활동이 리베이트로 인정되어 실제 대상 의약품의 채택이나 처방이 증가되지 않았더라도 현금이나 선물을 받은 경우에도 리베이트로 인정될 수 있습니다. 또한 리베이트와 관련하여 금고이상의 형을 받게 되면 자격정지처분이 아닌 면허취소처분을 받습니다. 리베이트 수수행위도 각각의 수수행위를 따로 평가하는 것이 아니라 전체적으로 하나의 행위로 평가하고 있습니다.

이와 같은 사실을 고려한다면 의료인은 리베이트에 대한 관행 혹은 유혹에서 벗어나야 할 것으로 생각합니다. 리베이트를 받지 않는 이유가 단순히 엄격한 처벌이 있기 때문만은 아닐 것입니다. 의사는 의료전문가라는 자부심이 있기 때문입니다. '노블리스 오블리주(noblesse oblige)'라는 말이 생각나게 됩니다.

의사에게 **진료거부**란?

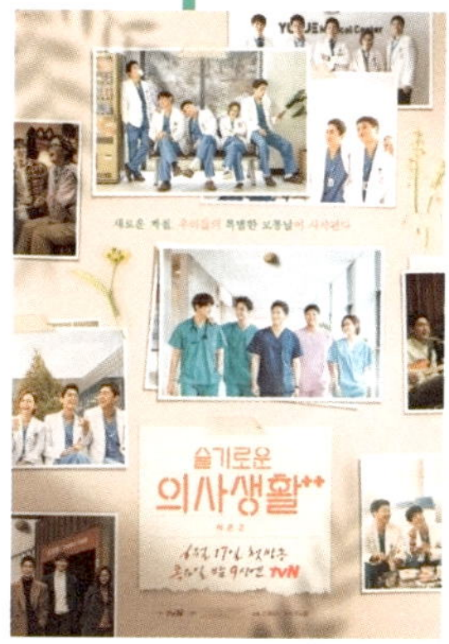

제공: CJ ENM

2020년 tvN에서 방영된 '슬기로운 의사생활'이라는 드라마를 아시는지요? 영화는 99학번 의대 동기 다섯 명을 중심으로 병원에서 펼쳐지는 이야기를 재미있게 그려 역대 tvN 주중 드라마 중에서 수도권 최고 시청률 1위를 기록하였고 이러한 인기에 힘입어 시즌 2까지 나오게 되었습니다. 슬기로운 의사생활에서는 환자들을 치료하는 의사들이 겪을 수 있는 여러 에피소드들이 나오는데 이 장에서 주목할 것은 시즌 2의 2화입니다. 외과교수인 이익준(조정석)이 간이식 수술을 두 번이나 받은 환자의 외래진료를 하는 장면이 나옵니다. 이 환자는 간이식을 두 번 받았는데 첫 번째 수술에 사용된 간은 첫째 딸에게서 공여를 받았습니다. 하지만 간이식을 받은 이후에도 술을 마셨고 결국 간기능이 악화되어 둘째 딸에게서 공여받은 간으로 이식수술을 다시 받았습니다. 하지만 아버지는 두 번째 간이식수술을 받은 이후에도 계속 술을 마셨고 결국 다시 간기능이 악화되었습니다. 이에 이익준은 '환자에게 더 이상 진료할 수 없으니 가까운 다른 병원으로 보내드리겠다'고 합니다. 이에 환자는 '술을 먹지 않겠다'고 장담하지만 이익준은 냉담하게 '다음 환자분 들어오라'는 장면이 있습니다.

"나는 환자의 몸을 내 몸과 같이 여겨 생명이 다할 때까지 절대 포기하지 않고 전력을 다하여 치료하겠습니다…"

의사라면 의대를 졸업할 때 하는 히포크라테스 선서의 일부분입니다. 이 문장에서는 의료인으로서 환자를 진료할 때의 책임과 의무, 소명을 다짐합니다. 하지만 의사가 환자를 진료하면서 때로는 여러 이유로 환자진료를 할 수 없는 상황이 발생하게 됩니다. 하지만 우리나라의 법에서는 정당한 사유 없이 진료거부를 할 수 없도록 되어 있습니다. 그렇다면 어떤 경우가 불법적인 진료거부로 인정될까요? 여기서는 의사의 환자진료 거부와 관련된 실제 사례를 가지고 이야기해 보도록 하겠습니다.

사례 1)

환자 A는 교통사고로 인근 병원응급실을 방문하였고 해당 의사 B는 환자를 진찰한 후 좌측 고환파열, 장파열 혹은 복막염으로 진단하고는 환자상태가 위급하다고 진단하였고 해당 병원에는 수술의료진이 없으니 다른 큰 병원으로 전원하기 권유하였습니다. 이에 환자 A는 가해자 C와 함께 택시를 타고 D병원 응급실을 방문하였습니다. D병원 응급실 앞에서 D병원 간호사들은 환자가 무릎에 머리를 기대고 비스듬히 누운 채로 눈을 뜬 채 있었고 심한 외상이나 출혈은 보이지 않음을 확인하였습니다. 가해자 C는 D병원 간호사에게 이 병원은 자동차보험 처리가 되는지 물었고 D병원 간호사와 의사 E는 D병원은 보험회사와 계약이 체결되지 않았기 때문에 치료비를 우선 개인이 부담하고 나중에 보험사에 보험비용청구를 하여야 하고, 다른 병원으로 옮기려 해도 서류절차가 복잡하다고 하면서 보험처리가 되는 F병원을 추천하였습니다. 이에 환자를 F병원으로 이송하기로 결정하였지만 환자는 이송 도중 사망하였습니다. 검찰은 D병원 의사와 간호사를 환자진료거부 위반으로 기소하였습니다.

쟁점

이전에는 보험회사와 계약이 되지 않은 대형종합병원이 있었고 이런 병원의 경우 교통사고환자가 진료를 받을 수 없거나 받더라도 사례와 같이 환자 혹은 가해자가 우선 모두 부담하고 나중에 환급을 받아야 했습니다. 따라서 가해자는 환자를 자동차보험처리가 되는 병원을 찾아 다니는 경우가 실제로 많이 있었습니다. 사건의 쟁점은 환자 A가 응급수술과 함께 중환자실 치료가 필요한 상황으로 의사들이 처치가 가능한 타병원으로 전원을 권유한 것이 진료거부에 해당되는 지와 함께 간호사가 환자 및 가해자에게 보험처리가 되지 않는다고 가해자와 환자에게 설명한 행위가 진료거부행위에 해당되는지 여부입니다.

의료법에서 의사는 정당한 사유없이 진료거부를 할 수 없습니다. 만약 정당한 이유 없이 진료를 거부한 경우 1년 이하의 징역이나 1,000만 원 이하의 벌금 및 자격정지 1개월의 행정처분도 함께 받을 수 있습니다.

의료법

제15조

① 의료인 또는 의료기관 개설자는 진료나 조산 요청을 받으면 정당한 사유 없이 거부하지 못한다.

② 의료인은 응급환자에게 최선의 처치를 하여야 한다.

그렇다면 진료거부를 할 수 있는 '정당한 사유'란 무엇일까요? 법에서 정당한 사유를 규정하고 있지는 않습니다. 이에 보건복지부는 '정당한 사유'를 1) 의사가 부재중이거나 신병으로 인하여 진료를 행할 수 없는 경우, 2) 병상, 의료인력, 의약품, 치료재료 등 시설 및 인력 등이 부족하여 새로운 환자를 받아들일 수 없는 경우, 3) 의원 또는 외래진료실에서 예약환자 진료일정 때문에 당일방문 환자에게 타 의료기관 이용을 권유할 수밖에 없는 경우, 4) 의사가 타 전문과목 영역 또는 고난이도의 진료를 수행할 전문지식 또는 경험이 부족한 경우, 5) 타 의료인이 환자에게 시행한 치료사항을 명확히 알 수 없는 등 의학적 특수성 등으로 인하여 새로운 치료가 어려운 경우, 6) 환자가 의료인의 치료방침에 따를 수 없음을 천명하여 특정치료의 수행이 불가하거나, 환자가 의료인으로서 양심과 전문지식에 반하는 치료방법을 의료인에게 요구하는 경우, 7) 환자 또는 보호자 등이 해당 의료인에 대하여 모욕죄, 명예훼손죄, 폭행죄, 업무방해죄에 해당될 수 있는 상황을 형성하여 의료인이 정상적인 의료행위를 행할 수 없도록 한 경우, 8) 과거의 모욕죄, 명예훼손죄, 폭행죄, 업무방해죄 등으로 인하여 의료인 판단으로 위해가 생길 우려가 있다고 보는 경우로서 당장 진료하지 않더라도 환자에게 중대한 위해가 발생하지 않는다는 전제하에 다른 의료기관을 안내하는 경우, 9) 더 이상의 입원치료가 불필요함 또는 대학병원급 의료기관에서의 입원치료는 필요치 아니함을 의학적으로 명백히 판단할 수 있는 상황에서 환자에게 가정요양 또는 요양병원, 의원급 의료기관, 요양시설 등의 이용을 충분히 설명과 함께 권유하고 퇴원을 지시한 경우로 나열하고 있습니다. (보건복지부 보건의료정책과-5266)

판결

법원은 의료인의 진료거부죄가 성립하려면 환자 측의 진료요구가 있어야 하지만 환자가 택시에서 내리는 등의 조치를 취하지 아니하였고, 보험처리가 되지 않을 경우에 소요되는 비용과 절차 등에 관하여만 물어보았다면 환자 측에서 진료를 요구한 행위가 있었다고 단정하기 어렵다고 판단되며, 해당 간호사가 환자 측이 보험치료가 되는 병원을 찾는 것으로 생각하고 이에 관하여 대답을 하자 더 이상 보험치료가 아닌 일반환자로서 치료를 해 달라고 요청하지 아니하고 다른 병원으로 갔다면 이는 진료거부에 해당되지 않는다고 판단하였습니다. (서울지법 동부지원 1993.1.15. 선고, 92고합90)

Comment

의사의 진료거부죄가 성립하려면 우선 환자 측의 진료요구가 있어야 합니다. 만약 환자의 진료요구가 없는 상태라면 진료거부에 해당하지 않습니다.

사례 2)

의사 A는 군의관으로 국군○○병원에서 정형외과 전문의로 근무하고 있습니다. 상관인 의사 B는 외래진료 정도에 따라 포상휴가를 제공하던 제도가 폐지되자 소속 군의관들에게 외래환자를 하루에 40명만 하도록 지시하였습니다. 군은 외래환자 수를 제한한 의사 A를 진료거부로 기소하였고 군법원은 외래환자 수를 제한한 것은 진료거부로 판단하여 기소유예처분을 하였습니다. 의사 A는 이러한 판단에 헌법소원을 제기하였습니다.

쟁점

병원의 경우 외래에서 예약된 환자가 너무 많으면 진료의 질이 떨어질 우려로 인하여 외래당 환자수를 제한하는 경우가 많습니다. 하지만 일반사병들은 자신이 아프더라도 자유롭게 진료를 볼 수 없고 특정일에 부대에서 구급차를 타고 군병원으로 호송되어 진료를 보아야 하는데 군병원에서 외래환자 숫자를 제한하게 되면 진료를 받기 위해서 내원한 사병들 중에서 진료를 보지 못하는 경우가 발생합니다. 이런 경우 민원이 발생하게 됩니다. 이 사건에서의 쟁점은 진료의 질 저하를 우려하는 것이 아닌 단지 포상을 없앴다는 이유만으로 외래환자 수를 제한한 의사들의 행위가 진료거부에 해당하는지 여부입니다.

판결

법원은 상관의 지시에 따라 외래환자 수를 제한하는 것만으로 진료거부의 의사가 있다고 보기는 어렵고, 의사 A는 상관의 지시에도 불구하고 40명이 넘는 환자를 진료하였기 때문에 의사 A의 외래 환자 수를 제한한 행위는 진료거부로 판단하지 않았습니다. (헌법재판소 2018.8.30. 2018헌마176결정)

Comment

의사는 환자진료를 거부할 수 없고 정당한 사유에 한하여 인정됩니다. 병원이 외래진료에서 예약환자 진료일정 때문에 당일방문 환자에게 타 의료기관 이용을 권유할 수밖에 없는 경우에 진료거부의 의사가 있다고 보기는 어렵습니다. 다만 군병원이라는 특수한 사정과 함께 과다한 외래진료인원으로 인한 진료의 질 저하를 우려하는 것이 아닌 단지 포상을 없앴다는 이유만으로 외래환자 수를 제한한 의사들의 행위가 과연 적절한지는 고민을 해보아야 할 것으로 생각됩니다.

사례 3)

환자 A는 빗길에서 자동차가 미끄러지면서 발생한 교통사로고 발관절에 상처를 입고 종합병원으로 후송되었습니다. 해당 병원에서 정형외과 전문의 B는 환자를 진찰하고 발의 골절부위에 대하여 진찰하였고 수술치료를 하였습니다. 하지만 이후 상처부위가 괴사되고 혈액순환도 여의치 않아 보여 상급종합병원에 전원하여 치료를 받을 것을 권유하였습니다. 하지만 환자 A는 전원을 거부하다가 점차 상태가 악화되자 결국 상급종합병원으로 이송되어 치료받았습니다. 환자 A는 정형외과 의사 B를 진료거부로 소송하였습니다.

쟁점

교통사고 상처에 대하여 최선의 치료를 하였지만 상태가 점차적으로 악화되는 양상을 보이자 주치의는 환자상태가 자신이 치료할 수 있는 범위를 넘어선 것으로 판단하고 상급종합병원으로 전원을 시켰는데 이와 같은 행위가 환자진료거부에 해당하는지 여부입니다.

판결

법원은 환자와 그 가족에게 조직괴사에 대응하기 위하여 필요한 검사나 치료를 하기 위하여 상급종합병원으로 전원할 것을 권유하였다면 이는 의사의 진료상 의무를 다한 것으로 가족들이 개인병원으로 전원하는 것을 만류 혹은 제지하거나, 의사가 해당 환자를 직접 종합병원으로 전원하여야 할 의무는 없으며, 환자가 그 권유를 따르지 아니하여 증상이 악화된 경우 의사의 과실이 있다고 할 수는 없다고 판단하였습니다. (대법원 1996.6.25. 선고 94다13046판결)

Comment

의사는 환자진료를 거부할 수 없고 정당한 사유에 한하여 인정됩니다. 의사가 고난이도의 진료를 수행할 전문지식 또는 경험이 부족하여 타병원으로 전원을 한 경우 진료거부의 의사가 있다고 보기는 어렵습니다.

사례 4)

환자 A는 손떨림 증상으로 B 대학병원을 방문하여 시행한 검사상 대뇌에 낭종이 발견되어 신경외과에서 낭종막 절제수술을 받았습니다. 하지만 수술 후 수술부위가 아닌 인접부위에 뇌출혈이 발생하였고 수술하였지만 합병증으로 의식저하 및 반신마비가 발생하여 가족이나 간병인의 항시 간호가 필요한 상태가 되었습니다. 이에 환자 A는 의료과오소송을 제기하면서 진료비 지급을 거부하였습니다. 이에 B 대학병원은 환자 A의 상태가 안정적으로 다른 사람의 도움을 받으면 일상생활을 영위할 수 있고, 객담제거, 식이섭취, 소변관리, 욕창관리, 물리치료 등은 대학병원이 아닌 1차 혹은 2차 의료기관에서도 충분히 가능하기 때문에 대학병원과 같은 상급종합병원에 입원하여 치료할 필요가 없다고 판단되고, 진료비지급을 거부하는 것은 불법적인 병실점유라고 하면서 퇴원을 요구하였지만 환자 A는 퇴원을 거부하고 B 대학병원이 환자진료거부를 한다는 소송을 제기하였습니다.

쟁점

환자 A가 수술 후 합병증으로 인하여 의식저하 및 반신마비가 발생하였지만 상태가 안정적인 상태로 다른 사람의 도움을 받으면 일상생활을 영위할 수 있고 환자에게 필요한 처치가 대학병원이 아닌 1차 혹은 2차 의료기관에서도 충분히 가능한 상황이라는 이유로 퇴원을 요구하는 것이 진료거부에 해당하는지 여부입니다.

판단

법원은 대학병원은 중증도가 높은 환자만 치료를 받을 수 있는 의료기관이 아니며, 환자의 반신마비로 인한 물리치료 및 여러 치료들은 대학병원에서 행할 수 있는 진료범위에 해당한다고 하면서 환자 A는 퇴거할 의무가 없다고 판단하였습니다. (서울중앙지방법원 2009.1.14. 선고 2007가합59573판결)

Comment

의사는 환자진료를 거부할 수 없고 정당한 사유에 한하여 인정됩니다. 더 이상의 입원치료가 불필요함 또는 대학병원급 의료기관에서의 입원치료는 필요치 아니함을 의학적으로 명백히 판단할 수 있는 상황에서 환자에게 가정요양 또는 요양병원, 의원급 의료기관, 요양시설 등의 이용을 충분히 설명과 함께 권유하고 퇴원을 지시한 경우는 정당한 진료거부에 해당합니다. 하지만 퇴원이유에 대한 충분한 설명과 환자 및 환자의 동의없이 단지 중증도가 떨어진다는 이유로 전원이나 퇴원을 요구하는 경우 환자/보호자가 이를 거부할 수 있습니다.

사례 5)

환자 A가 갑작스러운 복통과 오한으로 119 구급요원과 함께 ○○병원 응급실을 방문하였습니다. 원무과 직원 B는 환자의 인적사항을 확인한 결과 이전에 환자 A가 술에 취한 상태에서 링거를 맞다가 스스로 바늘을 뽑고 진료비 1만7천 원을 미납하고 귀가한 전력을 확인하였고 이전 미납한 1만 7천 원을 완납할 때까지 진료접수를 할 수 없다고 하면서 진료접수를 거부하여 환자 A가 의사의 진료를 받지 못하게 하였습니다. 결국 환자는 범발성 복막염으로 사망하였습니다. 환자 가족은 원무과직원 A를 진료거부로 고소하였습니다.

쟁점

의사의 진료거부는 법적으로 금지하고 있지만 의사나 간호사가 아닌 원무과 직원이 이전 미납한 비용문제로 환자접수를 거부한 행위가 진료거부에 해당되는지 여부입니다.

판결

법원은 과거에 환자가 진료비를 미납한 경우가 있다고 하더라도 응급진료에 대한 판단은 의사에게 있기 때문에 의학적 지식이 없는 원무과 직원이 판단해서는 안 된다고 하면서 원무과직원에게 실형을 선고하였습니다. (서울북부지방법원 2017.12.22. 선고 2016고단5902)

Comment

의사는 환자진료를 거부할 수 없고 정당한 사유에 한하여 인정됩니다. 이 사례 이후 원무과 직원 등에 의한 진료거부를 금지할 필요성이 인정되어 원무과 직원 등 의료기관 종사자에 대한 총괄관리 및 감독 주체인 '의료기관 개설자'도 진료 거부금지 의무를 부여하도록 법이 개정되었습니다.

정리

의료인에게 진료거부금지위반으로 인정되는 사례가 많지는 않습니다. 이는 현실적으로 의사가 의료기관을 방문한 환자에게 진료를 거부하는 사례가 극히 드물기도 하지만 진료거부를 당한 환자는 다른 의료기관에서 필요한 의료서비스를 받을 수 있기 때문이기도 합니다. 하지만 드물게 진료거부와 관련된 사건들이 발생합니다. 이에 대한 상당수는 환자가 전원 또는 퇴원조치에 불만을 제기하거나 의료기관을 방문하는 과정에서 사망하는 경우에 발생하는 경우가 많습니다. 또한 환자들이 진료거부금지에 대한 내용을 가지고 의사를 고발하겠다고 하는 등 악용하는 경우도 종종 있습니다. 주의할 것은 의사는 정당한 사유에 한하여 진료거부를 할 수 있습니다. 하지만 각각의 진료거부사례가 '정당한 사유'에 해당되는지는 법원의 해석이 필요하기 때문에 가능한 진료거부와 관련된 문제가 생기지 않도록 하는 것이 좋을 것 같습니다. 무엇보다도 환자가 '진료비를 내지 못할 것 같다'와 같은 경제적인 이유로 진료를 거부하는 것은 어떠한 이유를 대더라도 정당한 진료거부가 아닙니다. 마지막으로 종합병원에서 환자의 상태가 호전되었다는 이유로 무조건 퇴원을 강요하기보다는 환자와 충분히 상의하고 설득한 후에 자발적인 퇴원을 할 수 있도록 하는 것이 좋겠습니다.

개인적으로는 환자와 의사와의 진료계약은 공적인 계약이 아닌 사인과 사인 간의 계약임에도 불구하고 의료는 공공성이 강하다는 이유만으로 법으로 강세하고 이를 어길 경우 민사적인 배상이나 보상이 아닌 형사처벌을 받게 되는 현재의 상황이 안타깝기는 합니다. 앞으로 이에 대하여 사회적인 논의가 있었으면 좋겠습니다.

의사에게 **진단서 허위작성**이란?

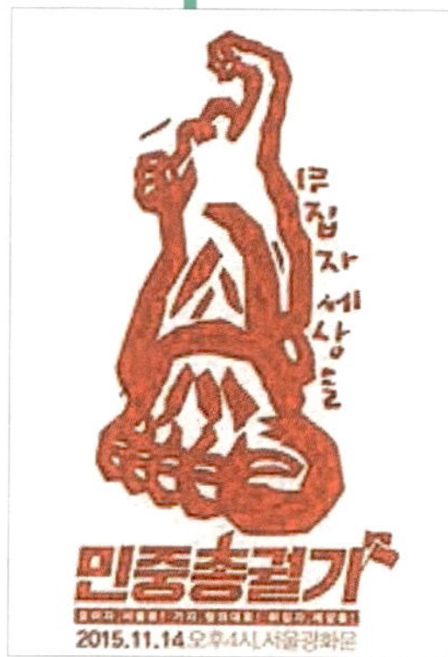
민중총궐기
2015.11.14 오후4시 서울광화문

제공: 위키피디아

박근혜 정부는 2015년 한국사교과서 국정화, 쉬운 해고를 위한 노동법개정, 한중 FTA를 계획하고 있었습니다. 이러한 정책을 비판하고 민의를 전달하려는 목적으로 2015년 11월 14일 민중총궐기라는 집회를 계획하였고 집회추산 13만 여 명(경찰추산 6만 8천여 명)의 시민이 광화문광장에 모였습니다. 하지만 670대가 넘는 경찰버스가 광화문광장을 둘러싸면서 차벽을 설치하였고, 이와는 별개로 폭력시위 발생시 물대포를 쏘기 위한 살수차와 2만 명이 넘는 경찰도 광화문광장에 투입되었습니다. 집회 참가자들은 청와대 앞까지 이동해서 이들의 목소리를 전달하려고 하였지만 경찰은 시위대의 행진을 원천적으로 봉쇄하였습니다. 결국 집회 참가자들 중 일부가 쇠파이프, 사다리, 각목 등을 사용하는 등 폭력적으로 변하였고, 경찰버스를 밧줄로 묶고는 손으로 잡아당겨 차벽을 없애려는 시도도 하였습니다. 이에 경찰은 폭력적인 집회참가자들을 향하여 물대포를 쏘았습니다. 저녁 7시경 전남 보성에서 올라와 집회에 참가 중이던 69세의 농민이 물대포를 맞고 쓰러지며 의식을 잃었습니다. 농민은 ○○대학교병원으로 옮겨져 뇌출혈로 진단받고 4시간에 걸친 응급수술을 받았으나 1년 가까이 의식이 회복되지 않다가 결국 사망하였습니다. 환자의 가족은 병원의료진을 상대로 사망진단서를 요구하였습니다. 사망진단서에는 사망원인을 기재하여야 하는데 ○○대학교병원 의료진은 사망원인을 '외부충격에 의한 뇌출혈'과 같은 '외인사(外因死)'가 아닌 '급성신부전의 합병증인 고칼륨혈증[27]에 의한 심정지'라는 '병사(病死)'로 기재하였고 이러한 의료진의 사망진단서에 많은 의료계와 시민단체들이 의혹과 의문을 제기하였습니다. 결국 ○○대학교병원은 병원윤리위원회를 열고 사인을 '병사'에서 '외인사'로 수정할 것을 권고하였고, 결국 해당 의료진은 사인을 병사에서 외인사로 수정하였습니다. 이와 같이 사망진단서에 사망원인을 외인사가 아닌 병사로 기록하였던 것에 대하여 환자 가족은 ○○대학교병원 주치의를 상대로 손해배상청구소송을 제기하였고 1심 법원은 ○○대학교병원 주치의에게 4,500만 원을 배상할 것을 판결했습니다.

의사가 환자를 진료하다 보면 진단서를 작성하는 경우가 많습니다. 진단서란 건강상태를 증명하기 위하여 의사가 진찰이나 치료결과에 대한 판단을 표시하여 작성하는 문서로서 학교에 입학하거나 결석할 때, 직장에서 취업하거나 결근할 때, 운전면허를 취득하거나, 장애나 산업재해를 판정하거나 보험금을 신청하기 위하여, 병역관계 등 여러 분야에서 폭넓게 사용되고 있습니다. 특히 행정기관이나 법원에서는 의사가 작성한 진단서가 매우 중요한 역할을 합니다. 예를 들어 진단서에서 기술된 상해정도에 따른 치료기간은 피고의 구속여부, 벌금액 산정의 기준이 됩니다. 출생진단서는 출생신고에, 사망진단서는 사망신고나 고인의 재산을 정리하는 데에도 사용됩니다. 사망진단서에 작성된 사인은 사망원인통계를 비롯하여 여러 사업의 기초자료가 되며 보건통계에도 이용되고 있습니다. 이렇게 진단서는 의사라는 사적인 개인이 작성하였음에도 불구하고 사적은 물론 공적으로도 이용되기 때문에 진단서는 그 객관성이 매우 중요하다고 할 수 있습니다. 만약 의사가 진단서를 고의 또는 실수로 실제와 다르게 작성하거나 의사의 판단이 정확하지 않다면 많은 문제가 발생할 수 있습니다. 이에 따라 법에서는 진단서 작성과 관련하여 매우 강력한 규제를 하고 있습니다. 여기서는 진단서와 관련된 실제 사례를 보면서 이야기해 보도록 하겠습니다.

사례 1)

의사 A는 몇 개월 전에 사소한 이유로 B와 싸우다가 맞고 온 환자 C에게 상해진단서를 작성하여 교부하였습니다. 결국 B는 C를 폭행한 이유로 벌금형을 받았습니다. 이에 앙심을 품은 B는 동생 D가 배에 있는 커다란 점을 이용하여 동생 D와 짜고 동생 D가 의사 A의 의원에 가서 자신이 3일 전 운동선수에게 맞았다고 하면서 의사 A의 의원에 방문하도록 하였습니다. 의사 A가 알코올로 동생 D의 점을 닦을 때 동생 D는 아프다는 시늉을 하는 등 엄살을 부렸습니다. 의사 A는 아픈 부위를 검사하기 위하여 엑스선 검사를 하자고 하였으나 동생 D는 의사의 제안을 거부하면서 상해진단서를 요구하였고, 의사 A는 상해진단서를 작성하여 교부하였습니다. 동생 D는 의사 A가 허위로 진단서를 작성하였다고 경찰에 신고하였고 검찰은 의사 A가 허위진단서를 작성하였다는 이유로 기소하였습니다.

쟁점

B와 동생 D는 서로 짜고 의사 A에게 상해진단서를 요구하였고 의사 A는 이 말을 신뢰하여 상해진단서를 작성해 주었는데 의사 A가 속아서 작성하여 교부한 진단서가 허위임에도 불구하고 의사 A가 이에 대한 책임이 있는지 여부입니다.

앞서 말씀드린 바와 같이 진단서는 의사라는 사인에 의해 작성된 사문서임에도 불구하고 사적용도 외에도 공문서와 같은 가치와 성격으로도 통용되기 때문에 사문서임에도 불구하고 그 내용이 허위인 경우 공문서와 유사한 형사처벌을 받게 됩니다. 또한 1년 범위의 면허자격이 정지될 수 있습니다.

형법

제233조

의사, 한의사, 치과의사 또는 조산사가 진단서, 검안서 또는 생사에 관한 증명서를 허위로 작성한 때에는 3년 이하의 징역이나 금고, 7년 이하의 자격정지 또는 3천만원 이하의 벌금에 처한다.

의료법

제66조

① 보건복지부 장관은 의료인이 다음 각 호의 어느 하나에 해당하면 1년의 범위에서 면허자격을 정지시킬 수 있다.

3. 진단서, 검안서 또는 증명서를 거짓으로 작성하여 내주거나 진료기록부 등을 거짓으로 작성하거나 고의로 사실과 다르게 추가기재, 수정한 때

현재 의료법에서는 의료업에 종사하고 자신이 직접 진찰한 환자가 진단서를 요구하는 경우 의사는 진단서를 교부할 의무가 있습니다. 하지만 '정당한 사유'에 한하여 진단서 교부요청을 거절할 수 있습니다. 여기서 '정당한 사유'란 환자본인이나 적법한 대리인이 아닌 사람이 다른 사람의 진단서를 요구하거나 범죄에 이용될 의심이 있는 경우입니다.

또한 진단서는 의사만이 교부할 수 있습니다. 그렇다면 의사 자신이나 자신의 가족들의 진단서를 의사 본인이 작성하는 것은 문제가 없을까요? 의사 자신이나 가족의 진단서를 스스로 작성하여 교부하는 것은 현재 법으로 금지되어 있지는 않지만 진단서라는 것이 객관적인 의학적 판단을 전제로 하기 때문에 객관적이기 어려운 대상의 경우 작성하여 교부하지 않는 것이 원칙입니다. 또한 '의료업에 종사하는 의사'만이 교부할 수 있습니다. 여기서 '의료업에 종사하는 의사'란 개설

된 의료기관에 소속되어 지속적으로 의료행위를 수행하는 것을 의미하는데 만약 보건소에 신고하지 않고 한시적으로 당직진료를 하는 의사나 의과대학 소속이지만 진료를 하지 않는 기초의학교수의 경우 비록 의사면허가 있지만 진단서를 작성하거나 교부할 수 없습니다. 예외적으로 국립과학수사연구원처럼 검시업무를 담당하는 의사의 경우 검안서를 작성하거나 교부할 수 있습니다. 또한 '직접 진찰한' 환자에게만 진단서를 작성할 수 있습니다. 예외적으로 진료하던 환자가 최종 진료한 때부터 48시간 이내 사망하거나 진료하던 의사가 여러 이유로 진단서를 내 줄 수 없는 경우는 해당 의료기관의 다른 의사에 의해 진단서가 작성될 수 있습니다.[28]

의료법

제17조

① 의료업에 종사하고 직접 진찰하거나 검안한 의사, 치과의사, 한의사가 아니면 진단서, 검안서, 증명서를 작성하여 환자 또는 검시를 하는 지방검찰청검사에게 교부하지 못한다. 다만 환자 또는 사망자를 직접 진찰하거나 검안한 의사, 치과의사, 한의사가 부득이한 이유로 진단서, 검안서, 또는 증명서를 내줄 수 없으면 같은 의료기관에 종사하는 다른 의사, 치과의사, 한의사가 환자의 진료기록부 등에 따라 내줄 수 있다.

② 의료업에 종사하고 직접 조산한 의사, 한의사가 아니면 출생, 사망 또는 사산증명서를 내주지 못한다. 다만 직접 조산한 의사, 한의사가 부득이한 사유로 증명서를 내줄 수 없으면 같은 의료기관에 종사하는 다른 의사, 한의사가 진료기록부에 따라 증명서를 내줄 수 있다.

③ 의사, 치과의사 또는 한의사는 자신이 진찰하거나 검안한 자에 대한 진단서, 검안서 또는 증명서 교부를 요구받은 때에는 정당한 사유없이 거부하지 못한다.

판단

법원은 B와 동생 D가 허위로 조작한 말을 경솔하게 그대로 믿고 진찰을 통해 환자가 호소하는 병세를 가지고 진단을 내리고 진단서를 써준 의사의 행동은 허위진단서를 작성하려는 인식이 있었던 것은 아니라고 하면서 허위진단서 작성에 해당하지 않는다고 판단하였습니다. (1976.2.10. 선고 75도1888판결)

Comment

허위진단서 작성죄가 성립하기 위해서는 진단서 내용이 진실에 반하고 행위자 자신이 허위의 사실을 인식하면서 작성해야 합니다. 이는 의사가 자기의 인식이나 판단이 진단서에 기재한 내용과 일치하지 않는다는 것을 알고도 일부러 진실이 아닌 것을 기재하는 경우에 해당되는 것으로 의사가 진료를 소홀히 한다든가 오진으로 인하여 진단서를 작성한 경우에는 허위라는 인식이 없기 때문에 허위진단서 작성에 해당하지 않는다는 것입니다.[29]

사례 2)

여교사 A는 현재 임신을 한 상태로 현재 ○○병원 산부인과에서 진찰을 받고 있었습니다. 여교사 A는 여름방학기간에 아이를 출산할 예정입니다. 이에 여교사 A는 ○○병원 산부인과 의사에게 분만예정일을 여름방학이 끝나는 날로 기재하도록 요구하였지만 거절하였습니다. 이에 여교사 A는 자신이 한 번도 진료를 보지 않은 산부인과 의사 B를 찾아가 자신의 사정을 이야기하고 분만예정일이 다른 진단서를 요청하였습니다. 산부인과 의사 B는 여교사 A의 부탁을 듣고 실제 진찰하지 않고 과거에 진찰한 경험만으로 진단서를 실제 분만예정일과 다르게 작성해주었습니다. 이러한 사실을 확인한 검찰은 산부인과 의사 B를 허위진단서 작성으로 기소하였습니다.

쟁점

여교사가 산부인과 의사에게 분만예정일을 다르게 기재하도록 요청한 이유는 교사의 특성상 여름방학기간에는 교사의 일이 줄어들지만 방학이 끝나고 새학기가 되면 자신이 해야 하는 일이 많아지기 때문입니다. 따라서 위의 교사는 비교적 일이 적은 여름방학이 끝나고 새학기가 시작되는 시기부터 출산휴가를 가지고 싶어한 것으로 보입니다. 이 사례의 쟁점은 이제까지 전혀 환자를 진찰하지 않다가 외래로 방문한 환자에게 사실과 다른 분만예정일를 기재한 진단서를 작성하여 교부한 산부인과 의사 B는 허위진단서를 작성한 것에 해당하는지 여부입니다.

판결

법원은 방학이나 병가기간이 끝나는 시기부터 출산휴가를 가지려는 여교사의 부탁을 받아 실제로 진찰하지 아니하고 분만예정일이나 분만일을 실제와 다른 진단서를 작성하는 것은 '의료업에 종사하고 자신이 진찰 또는 검안한 의사가 아니면 진단서를 교부하지 못한다' 조항에 위배되어 직접 진찰위반 및 허위진단서 작성에 해당한다고 판단하였습니다. (대법원 1996.2.23. 선고 95누16318판결)

Comment

의료업에 종사하고 직접 진찰하거나 검안한 의사, 치과의사, 한의사가 아니면 진단서, 검안서, 증명서를 작성하여 환자에게 교부하지 못합니다. 또한 그 내용도 진실이어야 합니다.

사례 3)

의사 A는 현재 의사 B가 원장으로 있는 병원에서 봉직의로 근무하고 있습니다. 의사 B는 휴가를 내고 해외여행을 떠난 상태였습니다. 의사 A는 교통사고 환자들을 진료하고는 진단서를 발급하였으나 진단서 발급업무를 담당하던 원무과 직원의 실수로 컴퓨터에 저장되어 있는 의사 B의 명의로 발급하였습니다. 이러한 사실을 확인한 검찰은 의사 A를 허위진단서 작성으로 기소하였습니다.

쟁점

흔히 허위 진단서라고 하면 진단서에 없거나 틀린 진단명이나 의학적 내용을 기재하는 것으로 생각합니다. 이 사례의 쟁점은 진단서의 진단명이나 의학적인 내용은 문제가 없지만 실수 혹은 고의로 다른 사람의 명의로 진단서를 작성하는 것이 허위진단서 작성에 해당되는 것인지 여부입니다.

판결

법원은 진단명이나 의학적인 소견과 함께 진단자인 의사의 성명, 면허자격과 같은 작성명의를 허위로 기재하는 것도 허위진단서 작성에 해당된다고 판단하였습니다. (대법원 2012.7.26. 선고 2011누4794판결)

Comment

허위진단서 작성죄에는 환자에 대한 병명이나 의학적 소견 외에도 진단자인 의사의 성명, 면허자격과 같은 작성명의를 허위로 기재하는 것도 포함됩니다. 그렇다면 만약 담당의사가 출장 중이거나 휴가 중인 경우는 어떻게 해야 할까요? 현재 의료법에서는 환자 등을 직접 진찰한 의사가 부득이한 사유로 진단서를 내줄 수 없는 부득의한 경우에는 같은 의료기관에 종사하는 다른 의사가 환자의 진료기록부 등에 따라 내줄 수 있습니다. 주의할 것은 같은 의료기관에 종사하는 다른 의사가 진단서를 작성하더라도 현재 부재 중인 사람의 명의가 아닌 현재 진단서를 작성하는 사람의 명의로 진단서를 작성하여 교부해야 합니다. 예를 들어 대학병원 교수가 환자를 진찰하고 전공의에게 진단서를 작성하도록 하도록 하여 전공의가 교수의 명의로 진단서를 교부하였다면 전공의는 교수를 대신하여 작성업무만을 수행하였고 진단서를 작성한 주체는 교수가 되기 때문에 이와 같은 행위가 의료법을 위반하였다고 보기는 어렵습니다. 하지만 진찰한 교수의 지시나 승락 없이 전공의가 임의적으로 교수의 명의로 진단서를 교부하였다면 의료법 위반에 해당될 수 있습니다.[30]

정리

의사가 작성하는 진단서는 비록 의사라는 사인이 작성한 사문서이지만 그 내용이 허위인 경우 공문서와 유사하게 엄하게 처벌됩니다. 따라서 진단서를 작성할 때는 신중하게 작성해야 합니다. 작성된 진단서의 내용이 실제와 다를 경우 이러한 사실을 작성한 의사가 인지하고 있지 않다면 허위진단서 작성죄에 해당하지 않습니다. 만약 허위임에도 불구하고 환자의 부탁을 받아 실제와 다른 진단서를 작성하는 것은 허위진단서 작성에 해당합니다. 또한 허위진단서의 범주에는 진단명이나 의학적 내용만이 아니라 진단자인 의사의 성명, 면허자격과 같은 작성명의도 포함됩니다. 하지만 실제 진료를 한 사람이 부재하거나 이미 퇴사한 경우와 같은 부득이한 이유로 직접 진찰한 의사가 진단서를 작성할 수 없는 경우에는 같은 의료기관에 종사하는 다른 의사가 환자의 진료기록부 등에 따라 자신의 명의로 진단서를 작성할 수 있습니다.

진단서는 의사의 사회적 신뢰와 책임을 보여주는 한 단면이라고 할 수 있습니다. 만약 의사가 작성한 진단서가 사회적으로 신뢰를 잃게 되면 의사의 자율성을 제한하고 좀 더 강력한 규제중심의 방향으로 설정될 가능성이 높습니다.

참고로 진단서작성과 관하여 소송이 발생한 경우 상당수의 변호사들은 전문적인 의학지식을 기초로 한 의사의 의학적 판단과 관련된 진단서 내용을 가지고 이의나 의문을 제기하기는 어렵다고 합니다. 하지만 의사의 명의, 날짜, 과거의 검사소견 등 사실관계를 허위로 작성한 경우에는 허위라는 것을 의학에 대한 전문지식이 부족한 변호사라도 쉽게 인지할 수 있습니다. 따라서 논란의 여지가 있다고 생각되는 진단서를 작성할 때 과거의 검사소견이나 향후 치료소견, 날짜 등의 사실관계에 관해서는 좀 더 꼼꼼히 확인 후 기술하도록 하는 것이 좋겠습니다.

의사와 **향정신성 의약품**

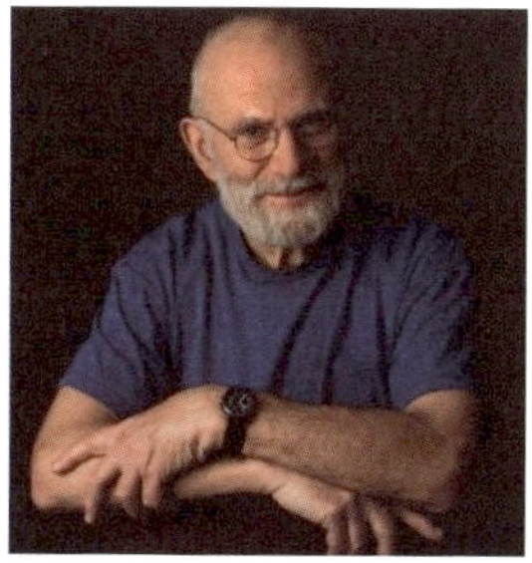

제공: 위키피디아

'사랑의 기적'이라는 제목의 영화로도 만들어진 '깨어남(awakening)'과 '아내를 모자로 착각한 남자' 등을 써 국내에도 친숙한 올리버 색스(1933-2015)라는 작가를 아시는지요? 그는 영국에서 태어나 옥스퍼드대학을 졸업하고 미국으로 건너가 신경과 전문의가 되었습니다. 하지만 그는 1960년대 초에 마리화나, LSD, 메스암페타민과 같은 마약과 동성애 등 문란한 성생활에 빠져들었습니다. 하지만 1960년대 후반부터 글쓰기에 몰입함으로써 마약으로부터 빠져나올 수 있었습니다. 그는 자신이 진료한 환자들을 바탕으로 쓴 신경학 관련 에세이들이 런던과 뉴욕에서 인기를 끌면서 세계적인 대중작가가 되었습니다. 이후 대학병원 임상교수로서 환자를 진료하던 그는 2012년 록펠러 대학교가 탁월한 과학 저술가에게 수여하는 루이스 토머스 상을 수상했고 여러 대학에서 명예박사학위를 받았습니다. 뉴욕타임즈는 문학적인 글쓰기로 대중과 소통하는 그를 '의학계의 계관시인[31]'으로 불렀습니다.

향정신성 의약품은 원칙적으로 의사처방이 없으면 손에 넣을 수 없습니다. 따라서 일반인들이 합법적으로 향정신성 약물을 구매하거나 소유하기 매우 어렵습니다. 하지만 의사의 경우 병원이 치료목적으로 향정신성 의약품을 구비한 경우가 많고 자신이 운영하는 의료기관이 가지고 있지 않다고 하더라도 합법적으로 직접 처방할 수 있기 때문에 일반인에 비하여 향정신성 의약품을 손에 넣기 쉽습니다. 이로 인하여 의사가 향정신성 의약품을 오남용을 하는 경우 일반인에 비하여 매우 강하게 처벌하고 있습니다. 이러다 보니 일반인이라면 전혀 문제가 되지 않는 경우도 처벌되는 예상하지 못한 일들이 벌어지는 경우도 있습니다. 여기서는 향정신성 의약품과 관련된 사례를 보면서 이야기해 보도록 하겠습니다.

사례 1)

원장 A는 일반외과 전문의로서 만성 췌장염을 앓고 있었고 이로 인해서 여러 번 입원치료를 받은 적이 있습니다. A는 만성 췌장염으로 인해 격심한 통증을 앓고 있었고 이러한 통증을 완화하기 위하여 약 1년간 18회에 걸쳐 마약성 진통제인 페치딘을 스스로 처방하고 마약관리를 하는 간호조무사에게 자신에게 투약할 것을 지시하였습니다. 검찰은 원장 A를 마약관리 위반으로 기소하였습니다.

쟁점

의사는 의료를 목적으로 타인에게 마약제제를 투약 또는 주사할 수 있습니다. 대표적인 질환이 악성종양말기 및 만성 췌장염입니다. 하지만 업무 외의 목적으로는 사용할 수 없습니다. 그렇다면 의사가 자기자신의 질병치료를 위해서 마약제제를 처방하고 투약하는 행위는 마약관리위반에 해당하는지 여부입니다.

향정신성 의약품이란 사람의 중추신경계에 작용하여 환각, 각성, 수면 또는 진정 작용이 있지만 오용하거나 남용하는 경우 신체적 혹은 정신적 의존성 등 인체에 심각한 위해가 있다고 인정되는 약물을 말합니다. 이러한 향정신성 의약품 중에서는 안전성이 확보되고 의학적 유용성이 인정되어 의약품으로 쓰이는 물질도 있지만 안전성이 확보되지 않고 의학적 유용성이 없어 의약품으로 사용되지 않는 것도 있습니다.

가장 대표적인 향정신성의약품에는 LSD, 메트암페타민(필로폰), 엑스터시, 펜타닐, 페치딘과 같은 마약제제가 있지만 이외에도 ADHD치료제인 메틸페니데이트(methylphenidate), 전신마취제인 케타민(ketamine), 마취제인 페노바비탈

(phenobarbital), 안정제인 다이아제팜(diazepam), 수면제인 졸피뎀(zolpidem), 전신마취제인 프로포폴(propopol), 기침 억제제인 덱스트로메트로판(dextro-methorphan) 등도 향정신성의약품에 포함됩니다.

이러한 향정신성의약품의 가장 큰 부작용은 장기간 사용하면 신체적으로 혹은 정신적으로 약물 의존성이 생기는 것입니다. 예를 들어 향정신성의약품을 장기간 사용하다가 갑자기 중단하거나 용량을 줄이면 불안, 불면, 초조, 환각, 우울감, 구토와 같은 금단증상이 생길 수 있습니다.

현재 의료법에서는 마약, 대마, 향정신성의약품 중독자는 의료인이 될 수 없다고 규정하고 있습니다. 또한 의료관계 행정규칙에서는 처방전에 따르지 아니하고 마약 또는 향정신성 의약품을 투약 또는 제공한 경우를 비도덕적 진료행위로 규정하고 자격정지 3개월의 행정처분을 내리고 있습니다. 만약 올리버 색스가 한국인이었다면 대학교수가 되기 전에 의사면허가 취소되었을 것입니다.

의료법

제8조

다음 각 호의 어느 하나에 해당하는 자는 의료인이 될 수 없다.

1. 정신질환자
2. 마약, 대마, 향정신성 의약품 중독자
3. 피성년 후견인, 피한정후견인
4. 의료관련 법령을 위반하여 금고 이상의 형을 선고받고 그 형의 집행이 종료되지 아니하였거나 집행을 받기 아니하기로 확정되지 아니한 자

의료관계 행정처분 규칙

32) 비도덕적 진료행위를 한 경우

가) 진료행위 중 성범죄를 범한 경우: 자격정지 12개월

나) 처방전에 따르지 아니하고 마약 또는 향정신성 의약품을 투약 또는 제공한 경우: 자격정지 3개월

다) 허가되지 않은 의약품을 사용하거나 변질, 오염, 손상되거나 유효기한 또는 사용기한이 지난 의약품을 사용한 경우: 자격정지 3개월

라) 낙태를 한 경우: 자격정지 1개월

마) 그 밖의 비도덕적 진료행위를 한 경우: 자격정지 1개월

판결

법원은 의사 A가 만성 췌장염을 앓고 있었다는 것은 인정하면서 의사 A의 마약투약기간이 다소 길고 투약횟수가 많기는 하지만 마약에 중독되어 이를 습관적으로 투약하거나 마약중독증상 완화를 위하여 마약을 사용했다는 증거가 없고, 마약을 사용한 위치도 공개장소인 병원에서 간호사로 하여금 투약하게 하였고, 투약한 마약의 양이 일정하고 치료의 목적범위를 벗어나지 않는다고 하면서 무죄를 선언하였습니다. (부산고법 1993.6.3. 선고 92노1218판결)

Comment

의사는 합법적으로 마약을 치료목적으로 사람에게 처방을 할 수 있습니다. 여기서 사람이란 다른 사람과 함께 본인도 포함됩니다. 하지만 본인에게 마약을 처방하는 경우 합리적인 이유가 있어야 합니다.

사례 2)

정형외과 병원을 운영하고 있는 의사 A는 사업준비로 피곤해 깊은 잠을 못잔다는 처남의 말에 자신이 직접 처방을 받아 보관해 오던 수면제인 졸피뎀 7정을 자신의 집에서 처남에게 제공했습니다. 문제는 의사 A는 법적으로 부부였던 B가 모임에 참석한 후 귀가시간이 늦었다는 이유로 말싸움을 하다가 B를 주먹으로 머리를 수차례 때렸고 이후 아들과 함께 차량 안에서 졸피뎀을 복용한 채 착화탄을 피워 스스로 목숨을 끊는 사건이 발생하였습니다. 경찰이 이 사건을 조사하다가 위의 사실이 확인되었습니다. 보건복지부는 처남에게 졸피뎀을 제공한 것은 비도덕적 진료행위라고 규정하면서 의사면허 자격정지 1개월의 행정처분을 내렸고 의사 A는 자격정지처분을 내린 보건복지부의 행정처분에 소송을 제기했습니다.

쟁점

의사는 향정신성의약품을 합법적으로 처방할 수 있습니다. 하지만 처방전을 발행하지 않고 향정신성 의약품을 투약하거나 투약하기 위한 장소를 제공하는 것을 금지하고 있습니다. 또한 예외적인 경우를 제외하고는 의료기관이 아닌 곳에서 진찰 등 의료행위를 하는 것도 금지되고 있습니다. 이 사례의 쟁점은 의사 A가 자신의 필요에 의해 합법적으로 처방받아 소유하던 향정신성의약품인 졸피뎀를 불면증으로 힘들어하는 자신의 처남에게 처방전 없이 집에서 제공한 것이 불법적인 진료행위에 해당하는지 여부입니다.

졸피뎀은 불면증 환자에게 사용되는 수면제로서 기존의 약물에 비하여 약물의존성이나 금단증상이 상대적으로 적어서 임상에서 많이 사용하고 있습니다. 하지만 약을 과량으로 복용하다가 갑자기 중단하면 불안증상 및 빈맥, 발한, 경련 등 금단증상이 발생하고 졸피뎀 오남용문제로 인하여 현재 향정신성의약품으로 분류되고 있습니다.

판결

법원은 '처남에게 한 번의 문진과 함께 약물을 제공한 행위는 진찰과 처방에 해당하며, 졸피뎀은 향정신성 의약품으로 국민건강에 미치는 중대성을 감안하면 교부장소가 주거지이거나 처남 등 가족에게 무상으로 교부된 것인지 여부에 따라 달리 볼 것은 아니다'라고 하면서 '병원이 아닌 장소에게 진료기록조차 남기지 않고 가족이라는 이유만으로 처남에게 위험성을 가진 졸피뎀을 별다른 복약방법이나 투약용량, 부작용 등 필요한 사항에 대한 지도와 설명없이 교부했다는 사정 자체가 의사에게 요구되는 선량한 주의의무를 다했다고 평가할 수 없기 때문에 처남에게 졸피뎀을 준 행위는 비도덕적 진료행위로 보는 것이 타당하다'고 판단하였습니다.[32]

Comment

만약 일반인이 자신이 처방받은 수면제를 자신의 가족에게 무상으로 공여했다면 이러한 판결이 나오지는 않았을 것으로 보입니다. 의사는 이러한 향정신성의약품을 다루기 때문에 남용과 오용가능성으로 인하여 더욱 엄격해야 한다고 법원은 판단한 것으로 보입니다. 어쨌던 자신이 의사라면 자신에게 처방받은 수면제나 신경안정제의 경우 가족과 공유하지 않는 것이 안전해 보입니다.

정리

현재 법률과 법원에서는 의사의 향정신성의약품의 처방과 사용에 대하여 매우 엄격한 잣대로 평가하고 있습니다. 이러한 이유는 의사는 합법적으로 향정신성의약품을 처방할 수 있기 때문으로 만약 의사가 자신의 재량을 남용해서 이러한 향정신성의약품들을 오용하거나 남용한다면 이는 고양이에게 생선을 맡긴 꼴이 되기 때문입니다. 현재의 상황을 이해하고 의사는 향정신성의약품을 처방하거나 사용함에 있어 매우 신중을 기하여야 합니다.

만약 자신이 이러한 향정신성의약품을 처방받을 명확한 근거가 있다면 문제가 되지는 않습니다. 하지만 논란의 소지를 없애기 위해서는 왜 이러한 처방이 필요한지를 꼼꼼하게 의무기록을 기록하고 가능한 개방된 공간에서 약물치료를 받으시기 바랍니다. 하지만 자신의 질병치료를 위해 처방을 받은 마약성진통제는 물론 안정제나 수면제와 같은 향정신성의약품의 경우 절대로 가족이나 다른 사람들에게 주어서는 안 될 것으로 생각됩니다.

참고) 의사 자신이 진료하고 먹는 약을 청구하는 것은 불법인가?

의사 자신이 감기에 걸렸거나 고혈압, 당뇨와 같은 만성질환을 가졌다면 약물을 복용해야 합니다. 그렇다면 이렇게 의사 자신이 자신을 위한 약물을 처방하는 것은 문제가 없을까요? 이때 진료비와 검사료, 치료재료비를 건강보험공단에 청구할 수 있을까요?

결론적으로 말씀드리면 의사가 자신의 질환을 치료하기 위하여 본인이 직접 해당 약물을 처방하는 것은 문제가 되지 않습니다. 다만 현재 심평원 고시에 따르면 의사가 자신의 질병을 직접 진찰하거나 투약, 치료한 경우 본인진료에 사용한 약제 및 치료재료만 건강보험급여적용을 받을 수 있고 이에 대한 진료비는 청구할 수 없습니다. 마찬가지로 약사 본인이 본인의 의약품을 조제한 경우에도 기술료를 제외한 의약품비만 실거래가격으로 보상하게 됩니다.[33]

의사에게
'의약품 허가 외 사용'이란?

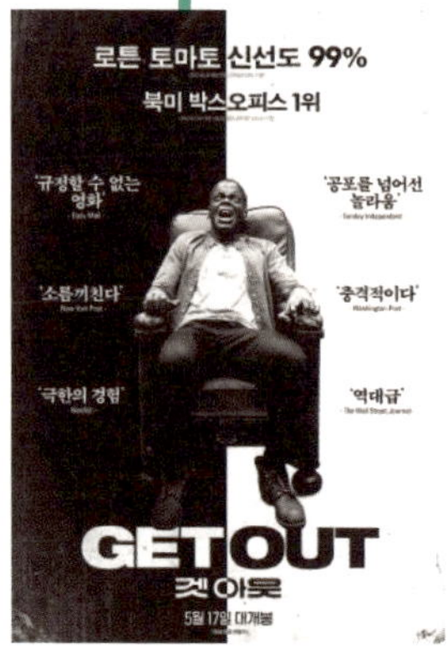

제공: 다음 영화

2017년 개봉한 '겟 아웃'이라는 영화를 아시나요? 영화는 인종차별이라는 민감한 주제를 코미디와 호러스릴러를 맛깔나게 섞어 이제까지 본적이 없는 색다른 공포와 서스펜스 및 여러 복선들을 통해 대중들을 놀라게 하였고 결국 제90회 아카데미상 각본상 등 여러 상을 받았습니다. 영화는 흑인인 크리스가 백인여자친구 집에서 거행되는 파티에 초대를 받으면서 벌어지는 이야기를 그리고 있습니다. 백인여자친구는 일부러 코아글리 수술의 희생양이 되는 흑인남성을 찾아 파티라는 명목으로 자신의 집에 꼬셨습니다. 코아글리 수술이란 늙고 병든 사람의 정신과 의식을 다른 건강한 사람의 몸에 이식하는 수술을 말합니다. 하지만 기지를 발휘한 크리스는 수술 직전 도망갈 수 있었고 사건의 진상을 파악할 수 있었습니다. 이 영화에서 주목할 것은 한 백인신경외과 의사가 자신의 의료기술을 이용하여 코아글리 수술을 하는 것입니다. 비록 신경외과의사의 수술기법이 어떤 수술을 응용했는지는 몰라도 자신의 능력을 불법적인 코아글리 수술에 사용하는 것은 수술기법의 허가 외 사용이라고 할 수 있다고 할 수 있습니다.

의사들은 의약품을 사용하다 보면 의약품을 허가된 용도 이외의 목적으로 사용하는 경우가 종종 있습니다. 이렇게 허가된 용도 이외로 의약품을 사용하는 것을 의약품 허가 외 사용(off-label use)이라고 합니다. 의약품은 그 사용을 허가를 받기 위해서는 매우 많은 과정과 심사를 거쳐야 합니다. 하지만 특정 의약품을 사용하다 보면 원래 허가된 용도 외에 다르게 사용하여도 효과를 보이는 경우가 종종 있습니다. 이런 효과들은 주로 전문 잡지에 증례보고(case report)나 연구보고서라는 형식을 통해 공개되곤 합니다. 문제는 발표된 증례보고나 연구보고서를 가지고 의약품을 사용하는 경우 해당 약물이나 기기의 건강보험적용문제는 물론 그 안전성과 효과가 명확히 증명되지 않은 경우가 많기 때문에 만약 약물을 허가 외 사용 후에 환자상태가 악화되거나 사망하게 되면 의약품 허가 외 사용으로 인한 책임문제가 불거질 수 있습니다. 여기서는 의약품 허가 외 사용과 관련한 실제 사례를 보면서 이야기하도록 하겠습니다.

사례 1)

산부인과 전문의 A는 분만을 전문으로 하고 있습니다. 임산부 B는 산부인과 의원에서 유도분만을 위해 입원하였습니다. 산부인과 전문의 A는 유도분만을 위하여 제산제로 허가가 된 미소프로스톨을 질내로 투약하였습니다. 하지만 임산부는 분만하다가 과다출혈로 사망하였습니다. 임산부 B의 가족은 산부인과 전문의에 대하여 의약품 허가 외 사용을 이유로 손해배상을 청구하였습니다.

쟁점

이 사례의 쟁점은 미소프로스톨을 자궁수축목적이라는 허가 외 사용목적으로 사용하였고 이로 인하여 합병증이 발생하였을 때 의약품을 사용한 의사에게 책임이 있는지 여부입니다.

미소프로스톨이란 약은 원래 비스테로이드성 소염진통제 투여로 인하여 발생한 위십이지장염 및 궤양예방과 치료에 사용되는 약입니다. 하지만 산부인과에서는 미소프로스톨이 자궁수축을 유발하는 효과가 있기 때문에 임신초기에 유산을 유발하거나, 임신말기에 유도분만을 하거나, 자연유산 후 자궁내 물질을 배출하기 위한 목적으로 사용하는 경우가 있는데 아직까지 미소프로스톨을 자궁수축을 목적으로 사용하는 것은 식약처 허가를 받지 않은 약물의 허가 외 사용에 해당합니다.

현재 의료법이나 약사법에서 의약품을 허가된 것 이외에 사용되는 것에 대하여 구체적인 규정이 없습니다. 다만 의료법에서는 의사는 환자에게 최선의 진료를 다할 책임이 있고 의료법 시행령에서는 의료인의 품위를 손상시키는 행위로서 학문적으로 인정되지 아니하는 진료행위로 규정하고 있습니다.

의료법 시행령

제32조

① 의료인의 품위 손상행위의 범위는 다음 각 호와 같다

1. 학문적으로 인정되지 아니하는 진료행위

현재 국민건강보험은 급여약제를 허가된 목적 외로 사용할 때에는 비급여로 사용해야 하며 이렇게 사용하는 경우 기준과 절차를 규정하고 있습니다. 이 규정에 따르면 건강보험 급여약제의 허가 외 사용은 원칙적으로 1) 대체 가능한 약제가 없거나, 2) 대체 가능한 약제가 있으나 투여 금기 등으로 투여를 할 수 없거나, 3) 대체 가능한 약제의 투여나 대체치료법보다 비용효과적이거나 부작용이 적고 임상적으로 치료효과가 높을 것으로 기대되는 경우에 심평원에 신청하여 비급여 사용승인을 받은 후에 사용이 가능하고 환자에게 약품비 전액을 비급여로 청구할 수 있습니다. 하지만 급여의약품의 허가 외 사용이 너무 복잡하고 어렵다는 지적이 있자 2019년 보건복지부는 의약품 임상시험 실시기관이 아닌 의료기관이 의사협회 혹은 전문과목별 관련 학회 등에 사용승인 신청이 가능하도록 확대를 요청할 수 있도록 하였고, 인정받은 약제의 경우 IRB심사를 생략할 수 있도록 하였습니다.

하지만 위에서 기술하고 있는 제도를 꼼꼼히 살펴보면 주로 고가의 신약 항암제를 타겟으로 하고 있다는 것을 알 수 있습니다. 최근 고가의 신약 항암제가 증가하고 있는데 악성종양과 같은 중증질환의 경우 허가받지 않은 적응증이라도 효과가 있다는 보고들이 나오게 되자 허가 외 사용에 대한 수요가 발생하기 때문입

니다.[34] 문제는 미소프로스톨와 같이 개발된 지 오래되어 특허권이 만료되었고 그 약가도 매우 싼 약들입니다. 이들은 임상에서 오래 사용하다 보니 의약품허가를 받을 때 받은 적응증 외에도 여러 효과를 보이는 경우가 있습니다. 문제는 이러한 약들은 이미 약물특허가 풀려 약가가 매우 저렴하여 의약품 사용범위가 확대되도록 많은 비용과 시간을 들여 노력하는 제약회사가 없다는 것입니다. 이로 인하여 오래전에 개발된 약들은 사용허가 이외의 효과가 있다고 하더라도 그 효과에 대한 사용허가를 받지 않고 사용되는 경우가 많으며, 이런 경우 약가가 싸기 때문에 환자들에게 비보험으로 사용한다고 간단히 설명하거나 아니면 약품사용허가 기준에 해당하는 상병명을 임의로 기입한 후에 사용하고 있는 것이 현실입니다.

판결

법원은 미소프로스톨의 경우 유도분만의 용도로 허가받지 못하였으므로 제한적으로 사용해야 한다고 판시하면서 의사의 의료과실을 인정하였습니다. (청주지법 2007.1.8. 선고 2005가합3707판결)

Comment

물론 위 판결과 반대되는 판결들도 있습니다. 미소프로스톨로 유도분만을 하고 태아에게 태변흡입증후군으로 인하여 뇌성마비가 발생한 사건에서 법원은 미소프로스톨을 유도분만제로 사용한 것이 당시 임상의학에서 실천되고 있는 의료수준에 비추어 합리적인 범위를 벗어난 것이라고 보기 어렵고, 미소프로스톨 사용이 산모와 태아에 대한 위험성을 더 유발하였다고 하기 어렵다는 이유로 미소프로스톨을 유도분만제로 사용한 것이 과실에 해당하지 않는다고 판결하였습니다. (서울중앙지법 2012.4.17. 선고 2010가합23796판결, 서울동부지법 2014.1.21. 선고 2011가합403판결 등) 하지만 주의해야 할 것은 의약품을 허가 외 사용하다가 허가 외 용도로 사용한 의약품으로 인하여 환자의 상태가 악화되거나 사망하는 경우 허가 외 용도로 사용한 책임을 의사에게 지울 수 있다는 것을 알아야 하겠습니다.

사례 2)

의사 A는 요양병원을 운영하고 있습니다. 이 병원에 자궁종양 환자 B가 입원하였습니다. 의사 A는 환자 B에게 녹차추출물을 이용한 약물을 개발하고는 이 약물을 환자 B에게 투여하였지만 효과가 없었습니다. 환자 B는 의사 A를 학문적으로 인정되지 않는 진료행위를 했다고 기소하였습니다.

쟁점

아직 임상시험이나 학계에서 인정되지 않은 약물을 환자에게 투여하였고, 이에 대한 효과는 물론 부작용도 없었음에도 불구하고 이렇게 인정되지 않은 약물을 환자에게 투여한 행위가 위법한 행동인지 여부입니다.

판결

법원은 녹차추출물이 일반적으로 항암효과를 가지고 있다고 하더라도 그 효과실험은 동물이나 세포주 실험단계에 머물러 있을 뿐으로 인간을 대상으로 한 임상시험 및 학계에서 일반적으로 정당한 것으로 승인된 상태까지 이르렀다고 보이지 않았고, 환자에게 이에 대한 충분한 설명이 이루어지지 아니하여 치료시험으로 요건도 갖추지 못하였기 때문에 위법적인 행위라고 판시하였습니다. (서울행정법원 2004.6.15. 선고 2000구합42251판결)

Comment

의약품을 허가 외 용도로 사용하려면 적어도 이에 대한 근거를 가지고 있어야 합니다. 어떠한 근거도 없이 허가 외 용도로 사용하는 경우 환자의 상태가 악화되거나 사망하지 않더라도 이에 대한 책임을 물을 수 있습니다.

사례 3)

환자 A는 알코올중독으로 치료를 받는 환자가 술에 취한 상태로 의사 B가 근무하는 병원에 입원하였습니다. 당시 활력징후는 안정적이었습니다만 알코올 금단증상으로 떨림과 구토, 구역이 있었으며 오래된 피 찌꺼기가 구토에 섞여 나왔습니다. 의사 A는 알코올 금단증상을 완화시키기 위해서 할로페리돌과 로라제팜을 혼합하여 정맥으로 주사하였습니다. 이전에도 이와 같은 약물을 사용한 적이 있고 큰 문제는 발생하지 않았습니다. 환자는 진정되어 수면을 취하였는데, 점차적으로 혈압과 호흡이 감소하는 양상을 보여 기도삽관과 심폐소생술을 시행하였는데 결국 사망하였습니다. 환자 보호자는 할로페리돌이 정맥주사로 허가되지 않았는데 의사 B가 사용함을 이유로 손해배상을 청구하였습니다.

쟁점

이 사례의 쟁점은 근육주사로 사용이 허가된 할로페리돌을 정맥주사로 사용하였고 이로 인한 합병증으로 사망한 경우 의사의 책임이 있는지 여부입니다.

알코올중독 환자가 갑자기 술을 중단하는 경우 안절부절하거나, 잠을 자지 않고 소리를 지르는 과다활동 및 환각이나 떨림증상과 같은 금단증상을 보이는데 이를 알콜금단섬망(delirium tremens, DT)이라고 합니다. 이러한 과다행동이 자신이나 주변에 위협이 될 때에는 진정제나 수면제를 투약하여 환자를 안정시키게 되는데 이럴 때 흔히 사용하는 약이 바로 로라제팜과 할로페리돌(haloperidol)입니다. 로라제팜은 벤조디아제핀계 성분의 진정제로서 알코올 금단증상에 효과적이고 안전한 약으로 되어 있습니다. 할로페리돌은 향정신병약으로 허가된 약물로 폭력적인 행동조절을 위해 사용하고 있지만 알코올 금단증상에서도 많이 사용되고 있습니다. 문제는 의약품정보에 따르면 할로페리돌은 근육주사로만 사용하도록 되어 있다는 것입니다.

의약품의 허가 외 사용이란 약물의 허가를 받았지만 허가를 받지 않은 질병에 사용하는 경우를 말하는데 여기에는 허가된 용법과 용량이 아닌 경우도 포함합니다. 예를 들어 근육주사로 허가된 약물을 정맥주사로 사용하는 경우도 의약품 허가 외 사용에 해당합니다.

판결

법원은 허가 외 사항으로 의약품을 투여하는 경우 환자나 보호자에게 그 부작용, 증가되는 위험을 충분히 설명하여야 하지만 이를 설명하지 않았고, 약품설명서에는 할로페리돌을 정맥으로 주사하는 경우 QT연장 및 부정맥에 대한 심전도 상태를 감시할 것을 권고하였으나 이에 대한 처치를 하지 않은 이유로 의사의 과실이 있다고 판단하였습니다. (서울고법 2012.3.22. 선고, 2010나24017판결)

Comment

의사들은 의약품을 사용하는데 있어서 약전을 꼼꼼히 보지 않고 선배들의 경험을 구전으로 듣고 따르는 경향이 있습니다. 약전에는 약물의 용법이나 용량과 함께 부작용도 상세히 적혀 있습니다. 이러한 약전을 통해 약물의 효과와 부작용을 꼼꼼히 확인한 후에 사용하시는 것이 좋겠습니다. 또한 최근 많은 논문들이 약에 대한 리뷰를 하면서 어떤 것은 허가 내 사용이고 어떤 것은 허가 외 사용인지에 대하여 설명하고 있지 않는 경우가 많습니다. 제가 찾아본 논문들도 마찬가지였습니다. 앞으로는 특정 질환에 대한 약물 사용을 고찰하는데 이러한 약물사용이 허가된 사용인지 아니면 허가 외 사용 여부인지를 기술하는 것이 필요하다고 생각됩니다.

정리

임상에서 의약품을 허가된 질병 외에 사용하거나, 그 용량과 용법을 다르게 사용하는 경우를 흔히 볼 수 있습니다. 이러한 문제는 우리나라만의 문제가 아닙니다. 이전 연구를 보면 미국의 경우에도 의약품을 허가된 이외로 사용하는 경우가 73%나 되었다고 합니다.[35] 주의할 것은 만약 의약품을 허가 외로 사용하다가 문제가 발생하면 허가 외 사용에 대한 책임여부를 법원에서 다투어야 할 경우가 발생할 수 있다는 사실을 알아야 하겠습니다. 따라서 의약품을 허가 외 사용하는 것에 대하여 좀더 신중할 필요가 있습니다. 만약 기존의 개발이 오래된 의약품을 어쩔 수 없이 허가 외로 사용하는 경우 사용하게 된 이유에 대하여 의무기록에 상세히 기록을 하시고 이렇게 허가 외로 사용한 이유에 대하여 환자와 보호자에게 설명하시는 것이 좋겠습니다. 하지만 최근에 개발된 고가의 항암제인 경우 행정당국이 만든 절차에 따라 의약품을 허가 외 사용하시는 것이 좋겠습니다.

어떤 병원이 **사무장병원**인가?

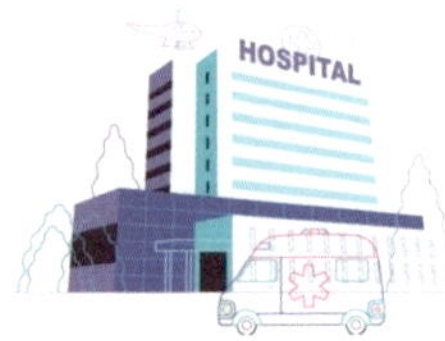

서울 중구 목정동에 있는 제일병원은 1963년에 삼성그룹 창업주의 장조카인 이동희 박사가 설립한 여성전문병원으로 분만 건수 1위를 여러 해 기록하기도 하였고, 1987년에는 우리나라 처음으로 시험관 아기를 분만하기도 하였습니다. 1996년에는 삼성의료재단에 편입되어 삼성제일병원으로 불리기도 하였지만 2005년 삼성의료재단을 떠나 독립적으로 운영되었습니다. 하지만 2007년 병원 증·개축을 하면서 공사비로 1천억 원의 대출을 받았는데 산모와 출산아이가 급격하게 줄고 노조와의 갈등으로 인해 경영상황이 악화되어 결국 법정관리를 신청하게 되었습니다. 이에 제일병원은 매각을 추진하였지만 1천 2백억 원의 채무와 복잡한 소유권문제로 매각이 어려웠습니다. 이러한 이야기를 듣고 우리에게 잘 알려진 한 여배우가 컨소시엄을 만들어 병원을 인수할 수 있다는 보도가 나왔습니다. 하지만 의사가 아닌 여배우가 직접 병원을 인수하거나 병원경영지원회사(MSO)를 통해 병원을 인수하는 것은 의료법에 위반된다는 지적이 있자 이사회 추천권을 몰아주는 방식으로 투자하는 방안도 고려하였지만 이렇게 병원을 운영하는 것 역시도 비의료인이 비영리기관인 의료기관을 편법적으로 운영하는 것에 해당된다는 문제제기로 인하여 결국은 인수가 무산되었습니다.

최근 사무장병원이 많은 논란이 되고 있습니다. 여기서는 사무장병원과 관련된 사례를 보면서 이야기해 보도록 하겠습니다.

사례 1)

의료인이 아닌 A는 한의사 B를 고용하였고, 이 한의사의 면허를 대여하여 의료기관을 설립하고 환자를 진료하였습니다. 그리고는 허위진료나 과잉진료가 아닌 통상의 진료를 시행하였고 건강보험공단으로부터 요양급여비를 받았습니다. 하지만 비의료인이 의료기관을 설립하여 영업한 것이 적발되었습니다. 이에 건강보험공단은 해당 의료기관이 건강보험공단으로부터 받은 모든 요양급여비를 환수처분을 하였습니다. 이에 A는 이러한 처분이 부당하다고 소송을 제기하였습니다.

쟁점

많은 사람들이 사무장병원이라고 하면 의료인이 아닌 사람이 불법적으로 의료기관을 설립하고 허위진료나 과잉진료를 조장하여 돈을 벌고 있는 병원이라고 생각하는 경우가 많습니다. 하지만 사무장병원임에도 불구하고 우려한 바와 달리 적법하게 의료인을 고용하고 요양급여기준에 맞추어 적정진료를 하는 경우도 있습니다. 이 사례의 쟁점은 비록 의료인이 아닌 사람이 설립한 사무장병원임에도 불구하고 적법한 의료인을 고용하여 통상적이고 적법적인 치료를 하고 있었다면 그럼에도 불구하고 사무장병원이기 때문에 이들이 받았던 요양급여비를 전부 환수하는 것이 합당한 조치인지 여부입니다.

의료법에서는 의료기관을 개설할 수 있는 주체를 의료인이나 의료법인, 국가나 지방자치단체 등으로 엄격하게 제한하고 있어 의료인이 아닌 자가 의료기관을 개설하는 것을 원천적으로 금지하고 있습니다. 이렇게 의료기관 설립에 제한을 두는 이유는 의료기관 난립으로 인하여 의료시장질서를 어지럽히고, 요양급여나 보조금 등을 부정으로 수급하여 국민건강보험 재정수가를 악화시킬 가능성이 있기 때문입니다.

의료법

제33조

① 다음 각 호의 어느 하나에 해당하는 자가 아니면 의료기관을 개설할 수 없다.

1. 의사, 치과의사, 한의사 또는 조산사
2. 국가나 지방자치단체
3. 의료업을 목적으로 설립된 법인
4. 비영리법인
5. 준정부기관, 지방의료원, 한국보훈복지의료공단

이전에 사무장병원이라고 하면 병의원에서 근무한 경험이 있는 사무장이나 간호사가 은퇴한 의사면허증을 빌려 시골이나 도시외곽에 조그마한 의원을 개설하거나 아니면 병의원을 실제로 경영하는 사무장이 의료인을 고용하여 그의 면허로 병의원을 개설하는 형태가 많았습니다. 하지만 최근에는 비의료인이 적법한 의료법인을 설립하여 요양병원이나 한방병원을 운영하다가 나중에 사무장병원으로 적발되는 경우가 많습니다. 예를 들어 2009년부터 2020년까지 총 307개의 요양병원이 사무장병원으로 적발되었는데 이는 전체 1,500여 개의 요양병원 중 19%에 해당하며 이는 중소병원의 사무장병원 적발비율인 5.7%에 비하여 훨씬 높았습니다.[36]

만약 사무장병원으로 판정되면 해당 의사와 사무장은 형사상 10년 이하의 징역 또는 1억 원 이하의 벌금처분을 받고 해당 의료기관은 개설허가 취소 및 폐쇄명령을 받습니다. 사무장병원으로 지정되면 해당 의료기관에서의 모든 의료행위가 중단되어 모든 입원 환자를 퇴원하거나 전원해야 합니다. 사무장병원 설립과 관련된 의사는 1년 이하 자격정지처분과 함께 금고이상의 실형을 받게 되면 면허가 취소될 수 있습니다. 이 외에도 불법적인 의료기관을 만들어 건강보험공단에 의료급여를 받은 것을 사기죄로 판단해 이에 대한 형사처벌도 별도로 이루어질 수 있습니다. 경제적으로 국민건강보험공단은 해당 의료기관에 대하여 이제까지 지급한 요양급여를 모두 환수처분을 하면서 동시에 지급받은 총액의 몇 배에 해당하는 금액의 벌금을 부과하고 있습니다. 이러한 요양급여환수처분은 사무장과 사무장병원 의사가 연대하여 책임을 지게 되는데 환수된 요양급여가 많게는 수십억 원에 이르는 경우가 많고, 사무장은 이런 경우를 대비하여 재산을 미리 도피시킨 경우가 많기 때문에 결국 요양급여환수처분은 해당 의사가 모두 짊어지게 되어 경제적으로 파탄하게 됩니다. 또한 사무장병원에서 단순히 고용되어 의료행위를 한 의사도 500만 원 이하의 벌금처분과 1년 이하의 면허정지처분을 받을 수 있습니다. 만약 자신이 일하는 의료기관이 사무장 병원이었던 것을 몰랐더라도 의사 혼자만 고용되어 있었다면 사기죄의 공범이 될 가능성도 있습니다.[37]

의료법

제87조

제33조제2항을 위반하여 의료기관을 개설하거나 운영하는 자는 10년 이하의 징역이나 1억 원 이하의 벌금에 처한다.

제66조

① 보건복지부장관은 의료인이 다음 각 호의 어느 하나에 해당하면 1년의 범위에서 면허자격을 정지시킬 수 있다.

1. 의료기관 개설자가 될 수 없는 자에게 고용되어 의료행위를 한 때

제90조

의료기관 개설자가 될 수 없는 자에게 고용되어 의료행위를 한 자는 500만 원 이하의 벌금에 처한다.

국민건강보험법

제57조

① 공단은 속임수나 그 밖의 부당한 방법으로 보험급여를 받은 사람, 준요양기관 및 보조기기 판매업자나 보험급여를 받은 요양기관에 대하여 그 보험급여나 보험급여 비용에 상당하는 금액의 전부 또는 일부를 징수한다.

② 공단은 속임수나 그 밖의 부당한 방법으로 보험급여를 받은 요양기관이 다음 각 호의 어느 하나에 해당하는 경우에는 해당 요양기관을 개설한 자에게 그 요양기관과 연대하여 같은 항에 따른 징수금을 납부하게 할 수 있다.

1. 의료기관을 개설할 수 없는 자가 의료인의 면허나 의료법인 등의 명의를 대여받아 개설, 운영하는 의료기관

판결

대법원은 요양급여를 지급하는 것은 국민건강보험이고 사기의 피해자로서 사무장병원에서 통상적인 의료행위가 이루어졌다고 하더라도 만약 사무장병원이라는 것을 알았다면 국민건강보험공단은 요양급여를 지급하지 않았을 것이기에 비록 적법한 의료인을 고용하여 통상적이고 적법적인 치료를 하고 있었다고 하더라도 사기죄가 성립한다고 하면서 요양급여비를 전부 환수하는 처치는 적절한 행정처분이라고 판단하였습니다. (대법원 2015.7.9. 선고 2014도11843판결).

Comment

건강보험공단에서 의료비를 지급받기 위해서는 해당 요양기관은 적법하게 설립되고 적법한 의사를 고용하고 환자를 진료하여야 합니다. 비록 적법한 의사를 고용해 적법한 진료를 하였더라도 적법하지 않게 의료기관이 설립된 경우 이는 사기에 해당하며 건강보험공단에 의료급여청구를 할 수 없습니다.[38]

사례 2)

의료인이 아닌 A는 가족과 지인이 출자하여 의료소비자생활협동조합(의료생협)을 설립하여 의원을 개설한 후에 의사를 고용하여 환자진료를 하였습니다. 그리고 조합원의 출자금을 차입금으로 전환한 후 고액출자자들에게 연 7.5% 혹은 10%의 배당금을 지급하였습니다. 검찰은 이 의료생업을 사무장병원으로 판단하고 기소하였습니다.

쟁점

현재 비의료인이 설립한 사무장병원은 불법이지만 의료생협이 의료기관을 만드는 것은 합법입니다. 의료생협은 조합원 300명과 3천만 원 이상의 자본금을 가지고 시도지사에게 신고만 하면 누구나 쉽게 설립이 가능하고, 특수관계인 출자제한도 없습니다. 즉, 의료생협은 비의료인이라고 하더라도 만들 수 있습니다. 이 사례의 쟁점은 의사가 아닌 사람이 적법한 절차에 따라 의료생협을 만들고 의료기관을 만들었지만 의료기관을 운영하면서 발생한 이익금을 투자자에게 배당하는 경우 이와 같은 행위를 한 의료생협이 설립한 의료기관이 사무장병원에 해당하는지 여부입니다.

소비자생활협동조합법(약칭: 생협법)

제45조

① 조합은 그 목적을 달성하기 위하여 다음 각 호의 사업을 할 수 있다.

4. 조합원의 건강개선을 위한 보건 의료사업

제46조의 2

① 보건 의료조합은 하나의 의료기관만을 개설할 수 있다.

판결

법원은 생협법에서 의료생협의 보건의료사업을 허용하면서 의료법 등 관계 법률에 우선하여 적용되도록 한 것은 보건의료사업이 생협조합의 목적달성에 이바지할 수 있도록 그 사업수행에 저촉되는 관계법률의 적용을 선별적으로 제한하여 정당한 보건의료사업을 보장하기 위한 것으로, 의료법에 의하여 의료기관설립이 금지된 비의료인들이 보건의료사업을 하기 위한 탈법적인 수단으로 의료생협을 만드는 것은 생협법을 악용하는 것은 사무장병원에 해당한다고 판단하였습니다. (대법원 2014.8.20. 선고 2012도14360판결)

Comment

우리나라에서는 의료기관을 개설할 수 있는 주체는 엄격히 제한되어 있습니다. 의료생협은 조합원의 건강개선을 목적으로 하는 비영리기관으로 대표자가 비의료인이라고 하더라도 조합인가를 받고 의료기관을 개설하면 의료법인에 준하여 적용을 받고 있습니다. 이 사례의 경우 형식적으로는 의료생협조합이 의료기관을 개설한 것처럼 외관을 만든 뒤에 실질적으로는 비의료인 자신의 비용과 책임으로 의료생협조합의 명의를 이용하여 개인의료기관을 개설하는 것으로 이는 비의료인의 의료기관 개설에 해당하므로 사무장병원에 해당한다고 한 판결입니다.

사례 3)

선교회 목사A와 그의 아들인 B는 비의료인으로서 적법한 절차를 거쳐 의료법인을 설립하고 1대와 2대 이사장을 연속으로 맡아 병원을 운영하였습니다. 이들은 병원을 운영하면서 일을 하지도 않은 부인에게 월급을 지급하고 법인카드를 개인용도로 사용하였습니다. 그리고 재정도 개인재산과 혼재시켰습니다. 검찰은 특정경제범죄 가중처벌 등에 관한 법률(사기) 및 의료법위반으로 기소하였습니다.

쟁점

의료인이 아닌 사람이라고 하더라도 의료법인을 설립하여 의료기관을 개설하는 것은 합법입니다. 이 사례의 쟁점은 의료인이 아닌 사람이 합법적으로 의료법인을 설립하고 의료기관을 개설하여 운영하였는데 운영 중에 많은 비리가 발생한 경우 이러한 병원이 사무장병원에 해당하는지 여부입니다.

판결

법원은 '비의료인이 의료법인을 만들고 자금을 투자해 시설을 갖추고 의료인을 고용해 그 명의로 의료기관 개설신고를 한 것은 형식만 적법한 의료기관일 뿐 실질적으로는 비의료인의 의료기관 개설에 해당한다'고 하면서 합법적인 의료법인인지 여부를 판단하는 기준으로 1) 비의료인이 의료법인의 설립과 의료기관의 개설과정, 이사회에서 자기 마음대로 운용할 수 있는 지배적인 위치에 있는지, 2) 법인의 자본과 재산이 비의료인의 담보물권 설정 등으로 부실했는지, 3) 비의료인이 투자대가로 수익분배를 받았는지, 4) 비의료인과 의료법인 사이의 업무와 재산의 혼용여부 등 제반사정을 종합적으로 판단해야 한다고 하면서 이 사례의 법인의 경우 임원진의 구성과 활동을 단순히 형식적으로 승인하는 등 이사회가 형식적으로 운용되었고, A와 B는 병원업무에 전권을 가지고 의사결정과 집행행위를 주도한 것으로 보이고, 재정 및 회계처리도 개인재산과 혼재하기 때문에 이를 종합적으로 고려하면 해당 의료법인은 실질적으로 A와 B의 사익을 위해 설립된 사무장병원으로 인정된다고 판단하였습니다. (부산고법 2020.8.19, 선고 2019노415판결)

Comment

비의료인이 의료법인을 적법하게 설립하였다고 하더라도 법인의 배후에 있는 비의료인의 개인기업에 불과하거나 의료기관설립금지를 회피하기 위한 수단으로 이용된 경우는 사무장 병원에 해당된다는 것입니다.

사례 4)

A는 ○○산부인과 의원을 운영중인 의사 B의 부인으로서 이들의 혼인상태가 파탄에 이르자 남편 B를 그 병원에서 배제하고 다른 산부인과 의사를 고용하여 의원 운영을 계속하여 수익금을 독점하였습니다. 이 사실을 알게 된 검찰은 사무장병원으로 판단하여 기소하였습니다.

쟁점

의료인이 아닌 자가 의료기관을 설립하거나 운영하는 것은 불법입니다. 이 사례의 쟁점은 비의료인인 부인이 자신의 혼인상태가 파탄에 이르자 남편을 배제하고 남편이 운영하던 의료기관을 다른 의사를 고용하여 운영하는 경우 이러한 의료기관이 사무장병원에 해당하는지 여부입니다.

판결

법원은 의료인에 의해 적법하게 개설된 의료기관을 비의료인이 인수하여 운영하는 경우에 인수인이 종전 개설자와 단절되는 새로운 개설이나 운영행위를 한 것이라면 역시 비의료인의 의료기관 개설행위로 판단하였습니다. 다만 이 사건의 경우 의료인인 남편에 의해 개설되어 운영된 병원을 그 처가 이혼을 염두해두고 남편을 배제하고 병원운영으로 수익금을 독점한 것은 새로운 의료기관을 개설한 경우에 해당하지 않는다고 판단하였습니다. (대법원 2011.10.27. 선고 2009도2629판결)

Comment

의료인에 의해 적법하게 개설된 의료기관을 비의료인이 인수하여 운영하는 경우에 이는 비의료인의 의료기관 개설행위에 해당합니다. 다만 이 사례의 경우 의사인 남편에 의해 개설된 의원을 그 처가 이혼을 염두하고 남편을 배제하고 병원을 운영하여 수익을 독점한 것은 남편이 개설/운영하던 병원의 의료시설 및 의료진을 인수하거나 새로이 구비하고 개설자를 변경하여 실질적으로 새로운 의료기관을 개설한 경우에 해당한다고 볼 수 없음을 이유로 법위반이 아니라고 판단한 사례입니다.

정리

현재 법원은 사무장병원에 대하여 매우 엄격하게 처벌을 하고 있습니다. 의료기관은 적법한 절차를 거쳐 설립이 되고 적법하게 운영이 되어야 건강보험에서 의료급여비용을 지급받을 수 있고 사무장병원으로 지정되지 않습니다. 비의료인이 의료법인이나 의료생협을 적법하게 설립하고 의료기관을 운영하더라도 비의료인 개인기업에 불과하거나 비의료인의 의료기관설립금지를 회피하기 위한 수단으로 이용된 경우로 판명된 경우는 사무장병원으로 인정됩니다. 의료인에 의해 적법하게 개설된 의료기관을 비의료인이 인수하여 운영하는 경우에 이는 비의료인의 의료기관 개설행위에 해당합니다.

따라서 의사는 비의료인의 투자를 받아서 의료기관을 설립하거나 인수해서는 절대 안 됩니다. 또한 사무장병원이 의심되는 경우 봉직의로 취직해서는 안 됩니다. 만약 요양병원에 봉직의로 근무하려는 경우 입사하기 전에 근무하려는 요양병원 설립주체가 문제가 없는지 꼭 확인하시기 바랍니다. 만약 문제가 없다고 생각하여 취직하였더라도 취직해서 몇 개월이 지나면 병원이 어떻게 운영되고 있는지를 알 수 있기 때문에 만약 운영에 문제가 있다고 생각되면 바로 사직하시는 것이 좋겠습니다.

PART

2

사회인으로서 알아야 할 법적상식

해고와 **사직**, 그리고 **퇴직금**

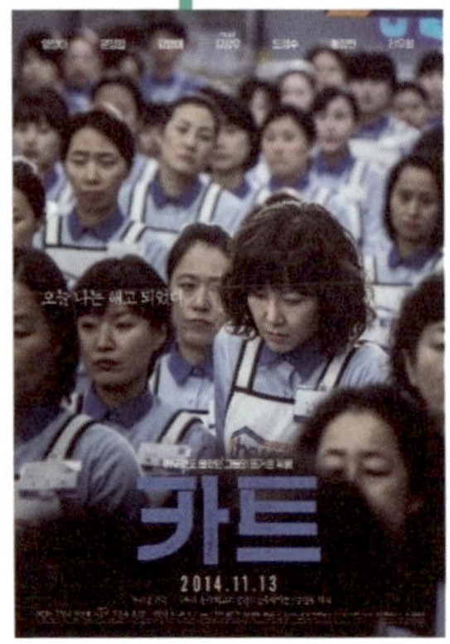

제공: 다음 영화

2014년 개봉한 영화 '카트'를 알고 계시나요? 이 영화는 2007년부터 2008년까지 510일 동안 ○○대형마켓에 근무하는 비정규직 여성근로자들의 파업과 투쟁실화를 바탕으로 각색되었는데 한국상업영화 사상 최초로 비정규직 문제를 정면으로 다룬 영화이기도 합니다. 영화의 주인공인 마트의 계산원들과 청소근로자들은 열악한 근로환경과 비정규직임에도 불구하고 열심히 근무하고 있었습니다. 그러던 어느 날 회사방침으로 하루아침에 해고를 당하게 됩니다. 이에 직원들은 노조를 결성하고 파업이나 점거 등 쟁위행위를 시작합니다. 하지만 TV나 신문과 같은 대중매체에서는 자신들의 투쟁을 일방적으로 매도하였습니다. 결국 쟁의현장에 경찰이 투입되어 물대포를 맞기도 하지만 노조원들은 이에 아랑곳하지 않고 계속 투쟁하였습니다. 결국 사측은 노조간부들만 복귀를 포기하는 조건으로 나머지 사람들은 복직되면서 영화는 끝나게 됩니다. 참고로 파업과 투쟁을 주도했던 실제 주인공들은 2018년 무기계약직 신분에서 벗어나 정규직사원이 되었다고 합니다.

의사는 자신이 인턴, 전공의, 전임의 등 대형병원에서 수련을 받을 때와 전문의자격을 따고 봉직의로서 일할 때는 엄연히 임금을 받는 근로자이지만 의원급 의료기관에서는 자신이 사업을 운영하는 사용자입니다. 따라서 많은 의사들이 사용자 및 근로자의 경험을 모두 가지고 있습니다. 하지만 거의 대부분의 의사들은 근로기준법의 '근'자도 모르는 경우 많습니다. 여기서는 근로자로서 혹은 사업자로서 흔히 겪는 임금, 해고, 그리고 퇴직금과 관련된 문제들에 대하여 이야기해보도록 하겠습니다. 여기서는 문제를 단순화하고 이해를 돕기 위해서 실제사례가 아닌 가상사례들로 구성하였습니다.

사례 1)

의원에서 일하는 의사 A는 슈바이처 박사의 전기를 읽고 크게 감명받았습니다. 이에 환자들에게 봉사하는 의사가 되고 싶다는 마음을 먹었습니다. 의사 A는 자신이 일하고 있는 병원의 병원장인 의사 B에게 달려가 '오늘부터 하루에 천 원만 받겠습니다'라고 말했습니다. 이에 의사 B는 하루에 천 원이 말이 되냐며 안된다고 그를 설득했지만 A는 무조건 하루에 천 원만 받겠다고 주장하였습니다. 결국 의사 B는 A에게 하루에 천 원만 주기로 했습니다.

쟁점

사용자인 의사 B는 의사 A에게 충분한 급여를 줄 생각이 있습니다. 하지만 의사 A는 자신은 슈바이처가 되기 원한다면서 일급을 최저임금에 미치지 못하는 천 원만 받기 원하고 있습니다. 이렇게 근로자가 최저임금보다 낮은 임금을 받기 원하는 경우에 의사 B가 의사 A와 일급 천 원만 받는 계약을 한다면 이 계약은 적법한 계약인지 여부입니다.

우리나라 헌법은 행복을 추구할 권리를 보장하고 있는데 이를 행복추구권이라고 합니다. 행복추구권 속에는 자유로운 행동을 할 권리가 포함되는데 이러한 권리로부터 계약의 자유가 파생됩니다. 계약의 자유란 내 의사대로 계약을 체결하는 것으로 계약의 상대방 및 계약의 방식과 내용 등을 당사자의 자유로운 의사로 결정할 수 있으며 국가는 사인간 자유로이 만든 계약관계를 될 수 있는 한 승인한다는 원칙입니다. 다시 말하면 내가 다른 사람에게 물건이나 서비스를 팔 경우 어떤 사람에게, 얼마에, 어떻게 팔지는 나와 다른 사람과의 합의(계약)에 따른 사항으로 이 관계에 국가가 간섭하지 않는다는 것입니다. 이러한 계약자유의 원칙은 자본주의 경제의 원칙인 이윤추구의 유력한 근거가 됩니다.

헌법

제10조

모든 국민은 인간으로서의 존엄과 가치를 가지며, 행복을 추구할 권리를 가진다. 국가는 개인이 가지는 불가침의 기본적 인권을 확인하고 이를 보장할 의무를 진다.

하지만 근로계약의 경우 이러한 자유계약의 원칙이 배제됩니다. 즉, 근로자와 사용자의 자유로운 계약을 제한한다는 것입니다. 예를 들어 근로기준법은 근로자는 노동력을 제공하고 사용자는 임금을 지급한다는 근로계약을 맺을 때 그 계약내용이 '법에 따른 규정보다 근로자가 불리하면 그 부분에 한정하여 근로계약은 원칙적으로 적법한 계약이 아니고 법령에 따른 내용이 적용된다'고 하여 자유계약원칙을 따르지 않고 있습니다. 그렇다면 근로기준법은 왜 이러한 계약자유의 원칙을 따르지 않을까요? 계약자유의 원칙의 기본정신에는 계약을 맺는 사람이 동등한 위치에서 계약을 맺을 것으로 상정하고 있기 때문입니다. 우리가 슈퍼마켓에서 물건을 살 때 예외적인 상황을 제외하고는 판매자와 구매자는 동등한 위치에서 물건을 사고 팔고하는 계약을 맺게 됩니다. 하지만 근로자와 사용자는 다릅니다. 근로자는 자신의 노동력을 팔지 못하면 가족을 먹고 살릴 수 없습니다. 또한 근로자는 자신의 노동력을 팔기 위해서는 다른 근로자와 경쟁을 해야 합니다. 예를 들어 5개의 일자리가 있고 12명의 근로자가 이 일자리를 경쟁하고 있다면 사용자에 대한 근로자의 협상력은 매우 떨어지게 되어 결국 매우 낮은 임금으로 근로계약을 맺을 가능성이 높습니다. 이에 비하여 사용자는 자본력이 있기 때문에 협상력에서 근로자보다 항상 우위를 점할 수밖에 없습니다. 따라서 근로자와 사용자와의 근로계약에서 자유계약의 원칙을 적용한다면 근로자들은 항상 낮은 임금에 허덕일 수밖에 없습니다. 이러한 이유로 우리나라나 미국 등 자본주의를 채택하고 있는 거의 모든 나라들이 근로계약에는 자유계약의 원칙을 적용하지 않고 있습니다.

근로기준법

제15조

① 이 법에서 정하는 기준에 미치지 못하는 근로조건을 정한 근로계약은 그 부분에 한정하여 무효로 한다.

② 제1항에 따라 무효로 된 부분은 이 법에서 정한 기준에 따른다.

결론

아무리 의사 A가 근로자로서 인정받는 한 자신의 급여를 하루 천 원으로 원한다고 하더라도 의사 A와 의사 B와의 계약은 원칙적으로 무효이고 의사 B는 의사 A에게 최저임금을 지급해야 합니다. 하지만 의사 B가 근로계약이 아닌 자원봉사계약을 하였다면 근로기준법이 적용되지 않기 때문에 적법한 계약이 됩니다.

참고로 이전 언론보도를 보면 애플의 창업자인 스티브 잡스는 자신이 애플의 CEO로 근무할 때 1년에 연봉을 1달러를 받겠다고 선언했고 실제로 급여를 1년에 1달러만 받았습니다. 스티브 잡스의 근로계약이 미국이 아닌 우리나라에서 있었더라도 정당한 근로계약일까요? 결론적으로 말씀드리면 '그렇다'입니다. 현재 근로기준법에서 회사의 대표이사와 같은 임원은 근로자가 아니라 사용자로 규정하고 있습니다. 나아가 회사와 임원 간의 계약관계는 근로계약이 아니라 위임계약(어떤 일을 받은 사람과 맡긴 사람 간의 계약)으로 규정됩니다. 이러한 상황을 고려한다면 스티브 잡스가 한국에서 1년 연봉을 1달러로 한다는 근로계약을 하더라도 위법한 계약이 아닙니다. 그렇다면 스티브 잡스가 애플에서 자신의 연봉을 1달러만 요구했던 이유는 무엇일까요? 당시 스티브 잡스는 애플 주식의 8.3%

를 가진 대주주였기 때문입니다. 즉, 자신이 열심히 일해서 회사의 가치가 올라가면 자신의 연봉과 상관없이 주가상승으로 인하여 충분한 보상을 받을 수 있기 때문입니다.

사례 2)

종합병원에서 근무하고 있는 의사 A는 병원장 B가 급하게 상의할 일이 있다고 하여 과장 B의 사무실로 올라갔습니다. 병원장 B는 평소 의사 A의 근무태도가 좋지 않고, 환자들로부터 A에 대한 민원이 많이 발생하였다는 이유로 사직서를 제출하라는 이야기를 들었습니다. 하지만 의사 A는 사직서 제출을 거부했습니다. 이에 병원장 B는 만약 A가 사직서를 쓰지 않으면 나중에 강제해고가 될 수 있으니 사직서를 제출하라는 말을 들었습니다. 이러한 사직압력에 고민하던 의사 A는 결국 사직서를 작성해 제출하였습니다. 하지만 이렇게 사직서를 제출한 것이 너무 억울하고 병원이 자신을 부당하게 강제로 해고한 것으로 생각되어 인근 노동청에 상담하러 갔습니다.

쟁점

병원장 B가 의사 A에게 사직서를 제출할 것을 종용하였고 의사 A는 어쩔 수 없이 사직서를 제출하였습니다. 그렇다면 병원장 B가 의사 A를 직접 해고하지 않고 왜 사직서를 제출할 것을 요구했을까요? 그리고 이렇게 병원장 B가 사직서를 제출하도록 종용한 것은 사직서 제출을 강요한 부당해고에 해당할까요?

근로자와 사용자와의 노동관계를 종료할 때에도 계약자유원칙의 제한을 받습니다. 즉, 근로자는 자신이 원하면 언제든지 사용자와의 근로계약을 해지할 수 있습니다. 하지만 사용자는 정당한 사유없이 일방적으로 근로자를 해고할 수 없습니다. 여기서 '정당한 사유'가 무엇인지는 명확하지 않습니다. 법에서 정당한 사유에 대하여 규정하지 않았기 때문입니다. 다만 학자들은 정당한 사유로 인한 해고를 크게 통상해고, 징계해고, 정리해고로 나누고 있습니다. 통상해고란 직무능력 결여, 부적격한 성격, 근로자의 부상이나 질병, 구속, 유죄판결 등 근로자가 지위에 상응하고 정당하게 요구되는 업무를 충분히 감당할 수 없을 때 이루어지는 해고를 말합니다. 징계해고란 무단결근이나 지각 등 근무태도가 불량하거나 회사의 경영비밀을 누설하는 경우가 이에 해당합니다. 정리해고는 경영상 이유로 해고하는 경우를 말합니다. 또한 사용자는 근로자를 해고할 때 해고 사유와 시기를 서면으로 통지하도록 되어 있습니다. 따라서 직원을 해고할 때에는 해고할 정당한 사유가 있는지 확인하고 그 내용을 글로 써서 해고통지서를 주어야 합니다.

근로기준법

제23조

① 사용자는 근로자에게 정당한 이유 없이 해고, 휴직, 정직, 전직, 감봉, 그 밖의 징벌을 하지 못한다.

제26조

사용자는 근로자를 해고하려면 적어도 30일전에 예고를 해야 하고, 30일 전에 예고를 하지 아니하였을 때에는 30일분 이상의 통상임금을 지급하여야 한다.

제27조

① 사용자는 근로자를 해고하려면 해고사유와 해고시기를 서면으로 통지하여야 한다.

② 근로자에 대한 해고는 제1항에 따라 서면으로 통지하여야 효력이 있다.

그렇다면 이 사례에서 병원장 B가 의사 A를 직접 해고하는 대신 사직서를 종용한 이유는 무엇일까요? 이 문제를 이해하려면 해고와 사직의 차이를 알아야 합니다. 해고란 근로자는 원하지 않는데 회사(사용자)가 근로계약을 일방적으로 해지하려는 의사표시로 쉽게 말하면 근로자에게 그만 나오라고 통보하는 것입니다. 사직이란 원칙적으로 근로자가 스스로 회사를 그만두는 것을 말합니다.

이 둘의 차이는 근로자의 동의 여부 정도이지만 이 둘의 차이는 매우 크다고 할 수 있습니다. 앞서 말씀을 드린 바와 같이 해고는 사용자가 마음대로 할 수 없고 정당한 이유가 필요하고 그에 맞는 절차를 거쳐야 합니다. 만약 경영상 어려운 이유라면 회사는 근로자를 해고할 만큼 심각한 경영상 이유가 있음을 입증해야 하고 해고하지 않기 위해 어떤 노력을 했는지 밝혀야 합니다. 징계로 인한 해고라면 해당 근로자가 어떠한 잘못을 했는 지와 함께 해고라는 징계가 합당한 처분인지를 사용자가 증명해야 합니다. 또한 회사가 근로자를 해고하려면 적어도 30일 전에 알려줘야 하고 알려주지 않았다면 한달치의 급여를 주어야 합니다. 만약 해고를 당한 근로자가 회사의 해고처분이 부당하다고 생각되면 근로자는 해고가 있는 날부터 3개월 이내 사업장 관할 지방노동위원회에 부당해고구제신청을 하여 회사의 해고가 정당한지 아닌지를 다툴 수 있습니다. 만약 노동위원회에서 부당해고라고 인정받으면 해고된 근로자는 다시 회사에 돌아갈 수 있고, 부당해고를 당한 기간에 못 받은 월급도 받을 수 있을 뿐 아니라 해고를 당할 때 받은 해고예고수당도 돌려줄 필요가 없습니다. 또한 이렇게 복귀한 근로자에게 회사가 각종 불이익을 주면 경우에 따라서는 형법상의 강요죄의 죄책을 물을 수 있고 직장내 괴롭힘에 해당할 수도 있습니다. 정당한 해고로 인정받은 경우라도 근로자에게 중대한 귀책사유가 없으면 정부로부터 실업급여를 받을 수 있습니다. 위의 사례와 같이 단지 근무태도가 좋지 않고, 환자들로부터 A에 대한 민원이 많이 발생하였다는 이유만으로 회사가 근로자인 의사 A를 해고한다면 정당해고로 인정받기는 쉽지 않을 가능성이 높습니다.

이에 비하여 사직이란 근로자가 스스로 그만둔다는 것으로 사직에는 그 어떠한 조건도 필요하지 않고 회사도 사직을 막기 위해서 어떠한 일을 했다는 것을 입증할 필요가 없습니다. 사직서에 서명하는 순간 회사의 강요보다는 근로자가 스스로 그만두는 것이 됩니다. 이 사례의 경우와 같이 병원장 B가 의사 A에게 한 말이 다소간의 심리적 압박으로 인정을 받더라도 사직서를 제출한 의사 A의 행위는 당시의 상황으로서는 최선이라고 판단하여 자의로 사직서를 제출한 것으로 결론이 날 가능성이 높습니다.

결론

해고와 사직은 법적으로는 완전히 다른 성질을 가지게 되고 회사에서 근로자를 해고하는 경우 더 엄격한 요건이 필요하기 때문에 회사는 근로자가 자발적인 사직으로 그만두기를 원하는 경우가 많습니다. 따라서 자신이 현재 다니는 병원에서 계속 근무하기를 원한다면 윗선에서 어떠한 이야기를 하더라도 스스로 사직하는 것을 단호하게 거절하여야 합니다. 그리고 해고되었을 경우 자신의 해고당한 절차나 방식이 부당하다고 생각되시면 지방노동위원회에 부당해고 구제신청을 하셔서 자신의 해고가 정당한지 여부를 다툴 수 있습니다.

하지만 여러 이유로 병원의 경영상황이 너무 어려워 적법한 해고가 곧 임박했거나 자신의 근무태도가 객관적으로도 불량하다고 판단이 되고, 병원으로부터 사직에 대한 충분한 보상이 있는 경우에는 사직서에 서명하는 것을 고려할 수 있겠습니다. 참고로 회사의 경영상 사유로 인한 권고사직의 경우에는 정부로부터 실업급여도 신청할 수 있습니다.

사례 3)

의사 A는 내과의사로 자신의 학교선배가 개업한 소화기내과 의원의 초기 멤버로 3년 동안 열심히 일했습니다. 그래서 그런지 처음보다 환자 수도 많이 늘었고 내시경시술 건수도 5배 이상 증가한 것 같습니다. 하지만 의사 A가 받는 월급은 처음과 거의 차이가 없었습니다. 원장선배에게 이러한 내용을 하소연하면 '초기 투자비용이 너무 많아 많은 빚을 졌고 앞으로도 의원을 확장하기 위해서는 아직도 투자할 것이 많아 임금을 더 올려주지는 못할 것 같다'라는 대답을 들었습니다. 이러한 답변에 화난 의사 A는 봉직의를 그만두면서 원장에게 퇴직금을 요구하였습니다. 하지만 원장은 의사 A가 서명한 근로계약서에는 퇴직금은 12분의 1로 분할해 월급에 포함되어 지급된다고 기술되어 있기 때문에 자신은 퇴직금을 줄 필요가 없다고 하면서 거부하였습니다. 의사 A는 3년 동안 선배가 원장인 의원에서 열심히 일했는데 남들이 다 받는 퇴직금을 받지 못하면 억울할 것 같습니다. 의사 A는 퇴직금을 받을 수 있을까요?

쟁점

퇴직금이란 회사가 근로자의 근로제공에 대한 임금 일부를 지급하지 않고 축적하고 있다가 근로자가 1년 이상 근무하고 퇴직할 때 일시금으로 지급하는 것을 말합니다. 요즘에는 많이 나아지기는 하였지만 이전에는 봉직의로 근무할 때 근로계약서에 '퇴직금을 매월 나눠서 월급에 포함되어 지급한다'는 퇴직금 분할약정이 있거나 혹은 구두로 근로자가 동의하였다고 퇴직금을 안주는 경우가 많았습니다. 이 사례의 쟁점은 근로계약서에 퇴직금을 매월 나눠서 지급한다는 약정이 되어 있으면 이러한 약정에 따라 근로자가 퇴직할 때 사업자는 근로자에게 퇴직금을 지급하지 않아도 되는지 여부입니다.

결론

퇴직금은 퇴직할 때 일시금으로 지급하는 것이 원칙으로 퇴직금을 분할해 월급과 지급하는 것은 원칙적으로 무효이고 계약서에 기술된 퇴직금 분할약정내용에 대하여 근로자가 동의한다고 서명하였거나 구두로 합의하였더라도 이와 같은 합의는 원칙적으로 무효입니다. 다만 퇴직금을 퇴직하기 전에 앞당겨 받는 것을 중간정산이라고 하는데 무주택자인 근로자가 주택을 구입 혹은 전세금 보증금을 마련하거나, 질병에 의한 의료비를 마련하거나, 파산선고, 개인회생절차 등 제한적인 경우에만 합법적으로 허용되며 중간정산을 위해서는 고용주 마음대로 정산하는 것이 아니라 근로자가 고용주에게 직접 신청을 하여야 합니다.

근로기준법

제34조

사용자가 퇴직하는 근로자에게 지급하는 퇴직급여 제도에 관해서는 근로자퇴직급여 보장법이 정하는 대로 따른다.

근로자퇴직급여 보장법(약칭: 퇴직급여법)

제8조

② 사용자는 주택구입 등 대통령령으로 정하는 사유로 근로자가 요구하는 경우에는 근로자가 퇴직하기 전에 해당 근로자의 계속근로기간에 대한 퇴직금을 미리 정산하여 지급할 수 있다.

제9조

① 사용자는 근로자가 퇴직한 경우에는 그 지급사유가 발생한 날부터 14일 이내에 퇴직금을 지급하여야 한다. 다만, 특별한 사정이 있는 경우에는 당사자 간의 합의에 따라 지급기일을 연장할 수 있다.

제12조

③ 퇴직급여 등 중 퇴직금은 계속근로기간 1년에 대하여 30일분의 평균임금으로 계산한 금액으로 한다.

이 사례와 같이 봉직의로 근무하였던 병의원에서 1년 이상 근무하였지만 사용자가 계약서에 기술이 되어 있거나 구두로 동의하였다는 이유로 퇴직금을 주지 않을 경우 퇴직한 지 3년이 지나지 않았다면 해당 봉직의는 해당 지역 노동청에 신고하거나 법원에 소송을 제기할 수 있습니다. 퇴직금 소송에서 진 의료기관은 변호사 비용과 함께 연체된 날짜만큼 지연이자(소가 제기된 순간부터가 아니라 원래 주어야 하는 시간에서부터 계산된 총액의 연 20% 이자율)를 지불해야 합니다.

참고로 퇴직금 분할약정지급계약이 정당한 계약으로 인정을 받지 못하는 것이 많이 알려지면서 최근에는 많은 병의원들이 계약한 월급의 1/12를 따로 모아두고 나중에 퇴직할 때 주는 경우를 흔히 볼 수 있습니다. 이와 같이 연봉이 얼마인데 퇴직금을 제외한 나머지 금액을 월급으로 준다는 내용이 근로계약서에 적혀 있으면 이는 불법은 아닙니다. 하지만 퇴직금은 퇴직하기 직전 3개월 동안의 평균임금이기 때문에 퇴직금이 이렇게 모아둔 돈보다 커질 수 있습니다. 봉직의의 관점에서 그 차액이 크다면 차액에 대하여 보전요청을 할 수 있습니다.

원장의 관점에서 직원들이 퇴직하면 한번에 퇴직금을 목돈으로 지급해야 하는데 준비를 해놓지 않으면 금전적인 부담을 느낄 수 있어 퇴직금을 월급에 포함시켜 지급하거나 아니면 1년에 한 번씩 퇴직금을 정산하는 것을 선호합니다. 하지만 이러한 경우 퇴직금의 목적과 상충되기 때문에 법원이나 행정당국으로부터 퇴직금을 다시 지급하라는 명령을 받게 됩니다. 이런 문제를 해결하는 방안으로 퇴직연금이 있습니다. 퇴직연금을 사업자인 원장이 직접 운영하거나 근로자 자신이 운영하도록 할 수 있게 하면 됩니다.

정리

사용자와 근로자는 노동력을 제공하고 임금을 지급하는 근로계약을 맺는 것은 허용되지만 그 계약내용이 법에 따른 규정보다 근로자가 불리하면 그 근로계약 내용에 한하여 법령에 따른 내용이 우선 적용됩니다. 따라서 최저임금보다 낮은 근로계약은 원칙적으로 허용되지 않습니다.

여러 이유로 회사가 근로자들에게 사직서를 제출하라고 강요하는 경우가 많은데 많은 근로자들이 이러한 압박을 이기지 못하고 사직서에 서명하는 경우가 많습니다. 그러고 나서 여기저기 억울함을 호소합니다. 하지만 형식적으로 보면 압박에 의하여 사직서에 서명하였더라도 결국은 자신이 이러한 회사와의 합의에 의한 사직에 해당하게 됩니다. 따라서 회사를 그만둘 마음이 없으면 회사가 사직서를 제출할 것을 압박하더라도 절대 사직서에 서명을 하지 마시기 바랍니다. 사직서에 서명하는 순간 근로기준법에서 보호하고 있는 근로자를 위한 여러 보호장치가 해제됨을 뜻하기 때문입니다. 그리고 회사가 정식으로 해고하고 이러한 해고의 절차와 내용에 문제가 있다고 하면 해고되고 3개월 이내 사업장 관할 지방노동위원회나 노동청 등 근로자를 보호하는 공공기관에서 상의하시기 바랍니다.

퇴직금의 경우 구두나 서면을 통해 퇴직금을 12분의 1로 분할하여 월급과 함께 지급한다고 약정이 되어 있어도 원칙적으로 무효입니다. 만약 특정 의료기관에서 1년 이상 근로한 경우 퇴직할 때 퇴직금을 주지 않는다면 퇴직금을 당당하게 요구하시기 바랍니다. 만약 퇴직금을 주지 않으면 이러한 내용을 해당 지역 노동청에 신고하거나 변호사와 상의하시기 바랍니다. 자신이 의료기관장이라면 의사나 간호사 상관없이 1년 이상 근로를 마친 근로자에게는 퇴직금을 줄 의무가 있다는 사실을 명심하는 것이 좋겠습니다. 만약 일시금으로 목돈을 지급하는 것이 부담이 된다면 퇴직연금에 가입하시는 것이 좋겠습니다.

상급자에 의한 **부당한 지시거부**

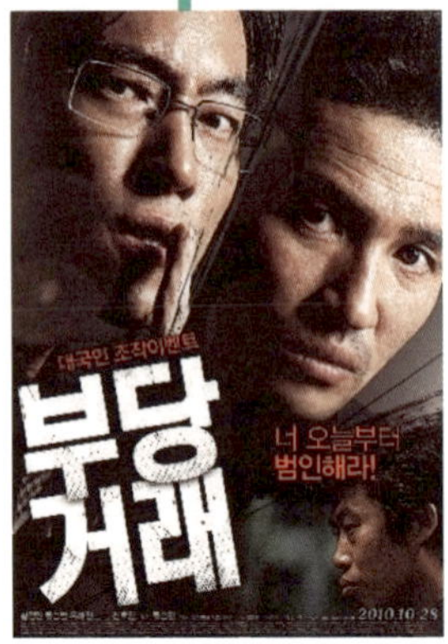

제공: 다음 영화

2010년 개봉한 '부당거래'라는 영화를 아시나요? 영화는 서울에서 여아들을 대상으로 하는 충격적인 살인사건이 연속적으로 일어나면서 시작합니다. 이에 대통령도 빠른 범인검거를 위한 노력을 하겠다는 성명서를 발표하기까지 합니다. 경찰은 광역수사대 에이스이지만 경찰대 출신이 아니라는 이유로 항상 승진에서 미끄러지는 최철기(황정민)에게 사건을 맡기면서 댓가로 승진을 약속합니다. 하지만 범인을 잡을 증거가 부족하였던 최철기는 깡패 출신 사업가인 장석구(유해진)의 뒤를 봐주는 조건으로 가짜 범인을 만들라고 지시하였습니다. 장석구는 과거 아동성범죄 전과가 있던 이동석(우정국)을 섭외하여 자백하면 상당한 돈을 가족에게 주겠다고 거래를 하였고 이동석은 자신이 범인이라고 경찰에 자백하였습니다. 하지만 이동석은 자신에게 약속한 돈이 지불되지 않자 검찰에서 태도를 바꾸어 무죄라고 주장하였습니다. 평소 최철기와 트러블이 있었던 주양검사(류승범)가 이 사실을 목격하고 김기자(오정세)에게 흘려 최철기를 압박하자 최철기는 장석구를 통해 이동석을 죽입니다. 한편 장석구는 자신이 했던 일을 통해 최철기를 협박하였고 최철기는 장석구와 부하들을 죽이지만 이 과정에서 실수로 자신의 동료이자 친한 동생인 대호(마동석)을 죽였습니다. 하지만 최철기는 장석구와 부하와 관련된 모든 살인을 죽은 대호가 했다고 덮어 씌웁니다. 얼마 후 최철기는 승진을 하고 실제범인이 이동석이었다는 것을 우연이 알게 되지만 대호의 죽음과 비리사실을 의심한 동료들에 의해 결국 죽임을 당합니다. 이 영화는 학연을 통한 승진, 폭력과 돈을 통한 사회권력층의 부당거래를 적나라하게 보여주고 있어 개봉 당시 많은 호평을 받았습니다.

요즘 TV를 보면 권력형 비리와 관련된 사건들을 많이 보도하고 있습니다. 이 같은 권력형 비리들의 대부분은 상급자들의 권력을 남용한 불법적이고 부당한 지시나 혹은 명령을 중간자나 하급자가 받아 행동하면서 발생합니다. 흥미로운 것은 하급자의 거의 대부분이 상급자의 지시가 불법적이고 부당한 것을 인지하고 있음에도 불구하고 이러한 지시나 명령대로 행동했다는 것입니다. 그렇다면 이러한 하급자의 행동은 해당 개인의 특질일까요? 아니면 우리 모두의 보편적인 행동일까요? 이렇게 상급자의 불법적인 지시나 명령대로 이행하였다면 하급자의 해당 행위에 대한 책임은 없는 것일까요? 실제 사례를 통해 이야기해 보도록 하겠습니다.

사례 1)

전두환 소장은 10.26시기에 자신이 지휘하던 부대를 이끌고 쿠데타를 일으켰습니다. 이에 부대장인 A, B, C는 쿠데타를 일으킨 상급지휘관의 명령에 복종하여 쿠데타에 참가하였습니다. A는 상급자의 지시를 받고 병력을 이끌고 가서 참모총장을 체포하였습니다. B는 특전사령관을 체포하였고 C는 수도경비사령관을 체포하였습니다. 이후 전두환은 정권을 장악하고 대한민국의 11대 대통령이 되었습니다. 하지만 시간이 흘러 정권이 바뀌면서 전두환은 군사반란을 일으켰다는 이유로 기소되었고 A, B, C 역시 군사반란에 참여하였다는 이유로 기소되었습니다. 하지만 A, B, C는 자신은 상관의 명령에 따랐을 뿐 적극적으로 군사반란에 참여하지 않았다고 주장하였습니다.

쟁점

군인은 상관의 명령에 복종할 의무가 있습니다. 이 사건의 쟁점은 위법적인 상관의 명령을 하급자 군인이 따르는 것이 정당행위인지 여부입니다. 참고로 정당행위란 상관의 적법한 직무상 명령에 따른 행위를 말하며 이와 같은 행위는 위법성이 조각되어 처벌받지 않습니다.

권위를 가진 사람들이 부당한 지시나 명령을 내렸음에도 불구하고 사람들은 그러한 명령에 복종하는지를 평가했던 대표적인 실험이 바로 심리학교수인 밀그램(Stanley Milgram)이 했던 권위에 대한 복종실험입니다. 밀그램은 제2차 세계대전에서 유대인을 대량으로 학살하라는 나치 상급자의 비윤리적이고 비도덕적고 부당한 지시에도 불구하고 중간자나 하급자가 별다른 저항을 하지 않고 업무를 시행하였다는 것에 의문을 가지면서 실험을 계획하였습니다. 실험은 권위를 가진 명령자, 피실험자, 그리고 처벌을 받는 자로 구성되어 있고, 권위를 가진 명령자는 피실험자에게 보이지 않는 곳에 있는 처벌을 받는 사람이 문제를 틀리면 처벌하도록 명령하였습니다. 처벌은 피실험자가 단추를 누르면 전기자극이 처벌을 받는 사람에게 전해지는 방식으로 질문에 틀린 답을 하면 할수록 점점 더 강한 전기충격을 가하도록 명령을 받았습니다. 물론 이 실험에서 처벌받는 사람은 연기자로서 실제로는 단추를 눌러도 전기충격은 가해지지 않았지만 마치 전기자극을 실제로 받은 것처럼 살려 달라고 소리치거나, 기절하거나 죽은 척을 하기도 하였는데 이렇게 연기자가 외치는 소리는 피실험자에게도 전해졌습니다. 결과는 놀라웠습니다. 실험에 참가한 피실험자들은 지극히 평범한 사람들이었지만 권위를 가진 명령자가 지시를 하면 전체 피실험자의 2/3가 처벌을 받는 자의 생명에 위협이 될 수도 있는 수준까지 전기충격의 강도를 올렸습니다. 두 번째 실험은 피실험자를 다른 두 명의 연기자 사이에 배치한 뒤 전기충격을 가하는 실험을 함께 진행하도록 하였습니다. 실험 결과를 보면 두 명의 연기자에게 전기충격 세기를 올리도록 하는 권위를 가진 명령자의 명령을 거부하도록 하면 피실험자의 90%가 명령에 불복종하였습니다. 하지만 두 연기자가 권위를 가진 명령자의 명령을 따르면 피실험자의 90%가 실험을 끝까지 진행하였습니다. 이 실험들은 우리와 같은 평범한 사람들임에도 불구하고 권위를 가진 명령자가 불합리한 명령을 하더라도 2/3의 사람이 이러한 명령을 따르며, 이러한 불복종을 이끌어내기 위해서는 주변에 불복종하는 사람의 존재가 중요하다는 것을 보여주고 있습니다.

여기에는 불편한 질문이 뒤따르게 됩니다. 상급자가 불법적이거나 부당한 지시를 하더라도 중간자나 하급자는 왜 이러한 지시를 따를까요? 아마도 하급자의 이와 같은 행동은 학습과 교육훈련의 성과일지도 모릅니다. 우리는 어느 문화권에 있던지 상관없이 사회화 과정을 통해 상급자의 권위에 복종하고 명령에 따르도록 훈련을 받습니다. 따라서 상관 또는 권력의 명령이 아무리 부당하다고 하더라도 이 명령을 따르지 않는 것은 상급자에 대한 복종의무를 위반하는 것으로 명령에 불응한 자는 승진탈락, 해고 등 다양한 위험이나 보복이 따른다는 것도 잘 알고 있습니다.

문제는 하급자가 부당하거나 불법적인 상급자의 명령을 따르다 보면 책임이나 양심의 가책을 느끼게 됩니다. 이럴 때 중간자나 하급자는 이러한 불법행위에 대한 책임이나 양심의 가책을 어떻게 벗어날까요? 사람들은 '자신은 상급자의 명령을 이행할 뿐으로 부당하고 불법적인 명령에 대한 책임을 지는 것은 상급자이다' 라고 생각하면서 불법행위에 대한 책임과 양심의 가책을 상급자에게 떠 넘기는 경우가 많다고 합니다.

판결

법원은 상관의 위법한 명령에 따라 범죄행위를 한 경우에는 상관의 명령에 따랐다고 하더라도 부하가 한 범죄행위의 위법성이 사라지지는 않는다고 하면서 A, B, C에 대하여 유죄를 선고했습니다. (대법원 1997.4.17. 선고 96도3376판결)

Comment

군인은 상관의 명령에 복종할 의무가 있습니다. 하지만 상관의 위법한 명령에 따라 하급자가 범죄행위를 한 경우에는 상관의 명령에 따랐다고 하더라도 범죄행위의 위법성이 사라지지는 않습니다. 즉 위법한 명령에 따른 하급자도 책임이 있다는 것입니다.

사례 2)

국가안전기획부 소속 공무원인 A는 상급자의 지시에 따라 대통령선거에서 집권여당에 도움을 주기 위하여 기본계획을 작성하였고, 이와 같은 기본계획에 따라 야당 대통령후보자는 북한과 모종의 관계에 있기 때문에 대통령으로 당선되어서는 안되는 인물이라는 등 인신을 공격하는 비방선전을 하였습니다. 하지만 대통령선거가 끝나고 공무원인 A가 야당 대통령후보자에 대한 비방선전에 참여하였다는 사실이 발각되었고, 검찰은 A를 선거법 및 공무원법 위반으로 기소하였습니다.

쟁점

군인이 아닌 공무원일 뿐으로 구조는 사례 1과 거의 같습니다. 현재 법에서 공무원은 상관의 명령에 복종할 의무가 있습니다. 이 사건의 쟁점은 상관의 위법적인 명령을 공무원인 하급자가 따른 것이 정당행위인지 여부입니다.

현제 법에서 공무원은 직무를 수행할 때 소속 상관의 직무상 명령에 복종하여야 합니다. 다만 의견이 있을 경우 진술할 수는 있습니다.

국가공무원법

제57조

공무원은 직무를 수행할 때 소속 상관의 직무상 명령에 복종하여야 한다.

지방공무원법

제49조

공무원은 직무를 수행할 때 소속 상사의 직무상 명령에 복종하여야 한다. 다만, 이에 대한 의견은 진술할 수 있다.

판단

법원은 '공무원이 그 직무를 수행함에 상관은 하급자에 대하여 범죄행위 등 위법한 행위를 하도록 명령할 직권은 없는 것이며, 하급자는 소속 상관의 적법한 명령에 복종할 의무는 있으나 그 명령이 위법내지 불법한 명령인 경우 이에 따라야할 의무는 없다'고 하면서 법령이나 사회적 법규를 벗어난 명령을 따르는 하급자가 아무리 상급자의 명령이었다고 항변하더라도 이에 대한 법적인 책임과 형벌을 면하기 어렵다고 판시하였습니다. (대법원 1999.4.23. 선고 99도636판결)

Comment

공무원은 상관의 명령에 복종할 의무가 있습니다. 하지만 상관의 위법한 명령에 따라 하급자가 범죄행위를 한 경우에는 상관의 명령에 따랐더라도 범죄행위의 위법성이 사라지지는 않습니다.

정리

상급자가 하급자에게 부당하고 불법적인 지시를 하였더라도 지시를 받은 하급자가 상급자의 부당한 지시를 따라 위법적인 행동을 하면 이러한 위법적인 행동에 따른 책임을 하급자도 지게 됩니다. 하지만 아무리 부당하고 불법적인 지시라고 하더라도 하급자가 상급자의 지시를 따르지 않기가 말처럼 쉽지 않습니다. 그렇다면 상급자의 지시가 부당하거나 불법적이라고 느끼면 어떻게 행동해야 할까요? 변호사들의 이야기에 따르면 공무원/공기업과 사기업이 다르다고 합니다. 공무원이나 공기업의 경우 우선 그 자리에서 부당함이나 불법성을 주장하지 말고 '검토해 보겠다'며 일단 물러나는 것이 좋습니다. 다음은 법령을 분석하여 지시를 받은 사항이 불법하거나 부당한지를 판단기준에 따라 검토하고, 불법하거나 부당한 지시를 이행하였을 경우 받게 되는 불이익이나 공익을 검토합니다. 일정한 시간이 경과한 후 상급자에게 지시에 대한 거부사유를 소명하고 지시를 거부하는 것입니다. 만약 부당하거나 불법적인 지시가 반복되는 경우 소속기관 행동강령 책임관과 즉시 상담하는 것이 좋습니다. 단, 상급자의 명령을 거부하는 소명형식은 반드시 서면이나 전자우편 등의 방식으로 소명해야 합니다. 이는 소명내용이 징계나 불이익처분에 대한 권익구제의 증빙자료로 활용되기 때문입니다. 소명하는 내용은 자신의 인적사항, 지시내용, 지시에 따르지 않는 사유를 기술해야 하고 이를 상급자에게 제출해야 합니다.

사기업은 공무원이나 공기업과 달리 이런 구제장치가 없습니다. 하지만 법률에 저촉되고, 사규에 위반되며, 사회통념상 부당하다고 여겨지는 업무지시는 꼭 이행해야 할 필요는 없다고 합니다. 다만 불법하지는 않지만 심부름을 시키는 것과 같은 개인적인 부당한 지시의 경우 상황을 봐 가면서 융통성 있게 하는 것이 좋겠습니다. 하지만 업무지시가 불법적이고 부당하다고 생각한다면 이에 대하여 부당함을 이야기하고 그래도 안되면 자신을 그 업무에서 배제할 것을 요청할 수는 있겠습니다. 만약 이러한 지시를 불이행하였다는 이유만으로 회사가 자신을 징계를 했다면 노동위원회에 구제신청을 제기하여 회사의 불법성, 위법성, 편법성을 법률적으로 다투어 자신의 권익과 명예를 회복할 수 있을 것입니다.

주목할 것은 이전의 여러 사건에서 공통적으로 보이는 것은 문제가 되는 부당하거나 위법적인 지시를 한 상급자들은 자신의 명령이나 지시가 문제가 되면 그런 명령이나 지시를 내린 적이 없다고 발을 빼는 경우가 많고 결국은 일을 실제로 행한 중간자나 하급자만 처벌을 받는 경우가 매우 흔합니다. 따라서 혹시 상급자로부터 불법적이거나 부당한 지시나 명령을 받았을 때 중간자나 하급자는 이를 서면이나 녹취를 통해 증거를 남기는 것이 좋겠습니다.

물론 이러한 상급자의 지시를 거부하거나 발을 빼는 경우 사기업은 물론 공무원/공기업에서도 상급자와의 관계가 소원해지고 평판이 떨어지며 해고까지는 아니더라도 어느 정도 인사상의 불이익은 감수해야 할 것입니다. 그럼에도 불구하고 이렇게 부당하거나 위법적인 업무를 시행하여 발생하는 법적인 책임이나 형벌은 면할 수 있을 것입니다.

상급자로부터 부당한 지시가 내려오지 않는 것이 가장 좋은 일이겠지요. 하지만 세상을 살다 보면 예기치 않은 많은 일이 발생하게 됩니다. 독일의 법학자 루돌프 본 예링(Rudolf von Jhering)은 '권리 위에 잠자는 자는 보호받지 못한다'는 말을 했는데 이는 자신의 권리를 주장하지 않고 지키려고 노력하지 않으면 마땅히 누려야할 권리도 침해당할 수 있다는 말입니다. 자신의 권리는 자신이 지켜야 합니다. 우리의 역사는 정해진 규범과 법 속에서 권리를 주장하고 수호하려는 과정을 통해 자신의 권리를 확대시켜왔다는 것을 잊어서는 안 됩니다.

우리 사회도 변해야 한다고 생각합니다. 하급자가 상급자의 위법한 지시를 거부할 수 있어야 결과적으로 자신과 조직을 보호하게 된다는 점을 모든 회사들이 인식해야 합니다. 위법한 지시를 거부하거나 조직내부의 비리를 폭로하는 양심선언자와 공익제보자를 조직을 부패하지 않게 하는 소금역할을 하는 사람으로 인식 변화를 통해 이러한 사람들을 우대하고 보호하는 제도를 대폭 강화해야 합니다.

참고로 2018년 정부는 5.18광주민주화운동 당시 시민을 향하여 강경진압 지시를 거부하고 오히려 다친 시민을 치료했고 이로 인하여 고문을 당하고 직위해제 되었던 故 안병하 경무감을 치안감으로 1계급 특진 추서하였다고 밝혔습니다. 늦었지만 매우 잘한 행동이라고 생각합니다. 우리 사회는 강직하고 원칙을 지키는 사람을 존중해야 합니다.

무죄추정의 원칙

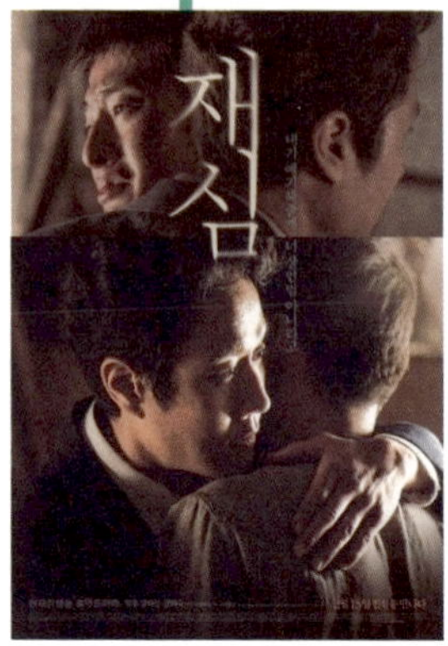

제공: 다음 영화

2017년 개봉한 '재심'이라는 영화를 알고 계시나요? 이 영화는 소위 '약촌오거리' 사건이라는 실화를 바탕으로 만들어졌다고 합니다. 이 영화의 내용을 살펴보면 대한민국을 뒤흔든 택시기사 살인사건이 발생하였는데 유일한 목격자였던 10대 소년 현우는 경찰의 강압적인 수사에 살인자라는 누명을 쓰고 10년을 감옥에서 보내게 됩니다. 변호사 준영은 무료 변론봉사 중 현우의 사건을 알게 되면서 사건을 다시 검토한 결과 당시 담당형사가 증거가 불충분하였음에도 불구하고 고문이나 폭력과 같은 가혹행위로 현우에게 자백강요를 하였고, 검찰은 이러한 부실수사를 그대로 인정하여 기소하였고, 국선변호사는 감형을 받으려면 유죄를 인정해야 한다고 현우를 설득하였다는 것을 알게 되었습니다. 준영은 현우가 무죄임을 증명하기 위하여 열심히 노력한 결과 재심이 개시되었고 마침내 현우는 무죄판결을 받게 됩니다.

최근에 의사가 연루된 사회적으로 크게 관심이 있었던 사례가 있습니다. 이런 사례들 중에서 실제로 나중에 검찰에 의해 기소되어 법원에서 유죄판결을 받은 경우도 있었지만 그렇지 않은 경우도 있습니다. 여기서는 사회적으로 많은 관심을 끌었지만 이후 무죄판결을 받은 실제 사례를 보면서 이야기해 보도록 하겠습니다.

사례 1)

2017년 12월 16일에 ○○대학병원 중환자실에 입원하고 있던 인큐베이터 내의 미숙아 4명이 밤 9시부터 10시 53분까지 복부팽만과 함께 호흡곤란을 호소하다가 연이어 심정지가 발생하였습니다. 해당 병원 의료진은 응급처치를 시행하였지만 결국 모두 사망하였습니다. 사망한 신생아들의 유가족은 부검을 요청하였고 부검결과 비교적 흔한 로타바이러스나 괴사성 장염으로 인한 사망가능성보다는 시트로박터 푸룬디(Citrobacter freundii)[39]라는 균에 의한 패혈증 때문이라고 발표하였습니다. 경찰은 조사보고에서 간호사들이 미숙아들을 치료하는 과정에서 주사제 1병을 나눠 쓰는 등 주사제를 준비하는 과정에서 위생관리 지침을 위반해 균오염이 발생하였다고 발표하였고, 이와 함께 주사제 1병을 여러 명이 나누어 썼음에도 불구하고 한 명당 1병씩 사용한 것처럼 건강보험 진료비를 허위청구하였다고 하면서 감염관리 의무위반 및 지도/감독 의무위반, 과실치사 등으로 주치의 3명과 전공의, 수간호사 등 총 5명의 의료진을 기소하였습니다.

쟁점

중환자들이 많은 대학병원 중환자실에서 환자가 심정지로 사망하는 것은 드문 일은 아니지만 신생아 중환자실에서 4명의 신생아들이 동시다발적으로 심정지가 발생하는 경우는 매우 드문 일이기 때문에 사회적으로 관심을 끌었습니다. 이 사건에서 쟁점은 신생아 중환자실에서 4명이 동시다발적으로 사망하였는데 이들의 사망이 의료진의 의료과실 때문인지 여부입니다.

이 사건에서 고민해야 할 것은 사건이 일어나고 법원판결이 있기도 전에 TV나 신문과 같은 대중매체에서는 해당 신생아의 사망이 의료진의 과실이나 실수로 인한 것이라는 추측성기사를 보도하기 시작하였습니다. 환자단체연합회는 간호사들의 부주의와 의사들의 불성실함으로 사건이 발생하였기 때문에 병원과 의료진에 대한 일벌백계로 타 병원들과 전국의 의료인들에게 경각심을 주어야 한다고 주장하였습니다. 국회 보건복지위원회 전체회의에서 민주당 모의원은 ○○대학병원이 이전에도 사회적 파장을 일으키는 사건이 많았다고 하면서 해당 병원을 비난하였고 정의당 모의원은 병원의 초기대응이 부적절하고 심각한 문제가 있다고 병원과 의료진을 비난하였습니다. 해당 병원은 그 신뢰도가 급격히 추락하여 환자 숫자가 급감하였고 병원평가에서 상급종합병원에서 종합병원으로 강등되었습니다. 또한 해당 의료진은 사건 이후 구속까지 되었습니다.

무죄추정의 원칙이란 형사피고인은 유죄 혹은 무죄이던 판결이 확정될 때 까지는 무죄로 추정된다는 원칙으로서 실체적 진실발견에 목적이 있는 것이 아니라 무분별한 형사기소로부터 피고인을 보호하기 위한 법적인 장치입니다. 이 원칙은 국제적으로 보편적인 개념으로 수용되고 있으며 현대 시기에 더욱 주목을 받고 있습니다.

헌법

제27조

4. 형사피고인은 유죄의 판결이 확정될 때까지는 무죄로 추정된다

이러한 무죄추정의 원칙은 죄가 없거나 확실한 증거가 없지만 검찰에 의해 기소되어 억울하게 고초를 겪거나 자신의 평판을 잃었지만 이후 무죄로 판명되는 원통한 사람이 발생하는 막기 위한 것으로 프랑스의 인권선언에서 시작되어 지난 수백 년간 인권에 대한 인류의 투쟁과 희생이 있었기에 가능하였습니다. 무죄추

정의 원칙에 의하면 유죄판결이 확정되기 전까지는 죄가 없는 자에 준하여 취급해야 하고 해당 피고인에게 유형· 무형의 불이익을 가하지 못하도록 해야 한다는 것으로 형사피고인들은 예단배제(법관이 사건에 대하여 미리 판단을 하고 법정에서 소송을 수행하는 것을 피해야 한다는 원칙), 신상정보 공개금지, 진술거부권, 공소장 일본주의(검사가 공소를 제기할 때 공소장 하나만 법원에 제출하여야 하고 동종범죄 전력이 3회 있다는 것과 같이 예단이 생기게 할 수 있는 서류 기타 물건을 첨부해서는 안 된다는 원칙), 미결수용자의 합당한 처우와 같은 불이익한 처우의 금지 및 인식구속을 제한해야 한다는 원칙 등 여러 권리를 가집니다. 이러한 헌법상 보장된 신체의 자유와 무죄추정의 원칙에 입각하면 수사와 재판은 기본적으로 불구속 상태에서 행해져야 합니다. 이는 무죄추정을 받는 피고인에게 유죄판결이 확정되기 전임에도 불구하고 구속과 같은 강제처분을 기하는 것은 허용된다고 보기 어렵기 때문입니다.[40]

하지만 우리나라에서 무죄추정의 원칙은 정치적 이해관계에 따라 무죄추정의 원칙이 이용되기도 합니다. 상대방을 비판할 때에는 알권리와 표현의 자유를 주장을 하면서 무죄추정의 원칙의 예외가 적용되어야 한다고 주장하지만 자신들을 향한 비판에 대해서는 무죄추정의 원칙을 주장하는 경우가 많기 때문입니다. 언론은 사람들이 관심을 가지는 사건이 발생하게 되면 언론들은 범죄사건과 관련해서 피의자나 피고인을 범인으로 단정하는 보도들을 쏟아내고는 합니다. 이러한 일이 사람들의 알권리를 충족시기는 긍정적인 역할을 하기도 합니다. 하지만 이러한 수사단계에서 언론의 보도는 주로 수사기관의 공식적 혹은 비공식적인 정보에 의존하여 기사를 작성하기 때문에 수사기관의 견해가 크게 반영되는 구조적인 특징을 가지고 있습니다. 문제는 이러한 수사기관의 자료는 실체적 진실이기보다는 수사기관의 이해관계가 반영된 하나의 일방적인 자료일 뿐으로 후속 수사나 재판과정에서 언제든지 번복이 될 수 있습니다. 또한 어떤 경우에는 이러한 알권리를 넘어 과도하게 피의사의 신상을 공개하거나 인격권이나 사생활을 터는 경우도 비일비재합니다. 이에 반하여 피의자는 대부분 언론에 접근하기 어렵고, 여러 사정으로 인하여 시의적절하게 자신의 입장을 언론에 피력하지 못하는 경우가 많습니다.[41]

판결

2022년 12월 대법원은 의료진들이 오염가능성을 높이는 분주행위를 막지 않는 등 주의의무 과실은 인정되지만 국립과학수사연구소가 검체를 수거하는 과정에서 쓰레기통에 들어가 있는 검체를 수거하고 여기서 균이 배양되었기 때문에 배양된 균이 미숙아사망원인이라는 결과를 신뢰할 수 있을지 여부와 함께 주사제를 나누어 쓴 행위와 시트로박터 프룬디균 오염에 따른 패혈증 사망의 인과관계에 대하여 검찰이 합리적인 의심의 여지없이 입증하지 못하였다는 이유로 위 사건 의료진에 대하여 모두 '무죄'를 선고하였습니다.

정리

현재 헌법에서는 무죄추정의 원칙을 천명하고 있지만 실제로는 잘 지켜지지 않는 경우가 매우 흔합니다. 많은 사람들의 피와 노력에 의해 법정에서는 무죄추정의 원칙이 제도화되었지만 여론의 법정에서는 아직 유죄추정의 원칙이 유지되고 있다는 탄식도 나오고 있습니다. 어쩌면 우리들 마음속으로 좋은 사람은 무죄추정의 원칙을 철저히 지켜줘야 하지만 나쁜 사람은 그 원칙을 굳이 지켜줄 필요가 없다는 비합리적인 혹은 야만적인 생각이 잠재되어 있는지 모릅니다. 하지만 헌법정신은 자기마음대로 좋은 사람인지 나쁜 사람인지 예단해 판단하지 말고 오직 판결에 의해서만 판단하라는 것입니다. 그렇다면 환자단체와 정치인들은 왜 그렇게 가혹한 예단을 했을까요? 아마도 의사들은 이미 기득권을 가지고 자신들의 이익만을 좇는 나쁜 사람들로서 이런 나쁜 의사들을 혼을 내줌으로써 자신들의 선명성을 과시하고 차제에 발생할 수 있는 사건을 미연에 방지하고자 하는 성급한 마음이 있었는지도 모르겠습니다. 또한 법원의 판결이 나기까지는 많은 시간이 걸리기 때문에 이러한 사람들이나 단체들은 나쁜 의사들을 '구속'을 외치는 경우가 많습니다. 이러한 '구속'을 통해 '나쁜 의료인'들이 법원의 선고 전이라도 빨리 처벌받는 것을 보고 싶어하기 때문입니다.

우리는 형사사법 절차가 인권을 보호하기 바라면서도 한편으로 마음속에서 예난한 좋은 약자를 위해 원칙을 말하면서도 나쁜 강자를 위해서는 그런 원칙이 무척 불편하게 생각되는 딜레마를 겪고 있습니다. 또 현실적으로 나쁜 강자를 위해서는 그런 원칙이 잘 지켜지지 않기를 기대하면서 자기 편에는 이러한 원칙이 잘 적용되기를 기대하고 있습니다.

이런 이중기준이 지배한다면 우리는 결국 법치주의의 진화가 아닌 퇴행을 겪을 수밖에 없다고 생각합니다. 다행히 정부는 이러한 문제점들을 인식하고 '피의사실공표'나 '구속수사'를 최소한으로 줄이겠다고 약속하였습니다. 앞으로 모든 사람들이 무죄추정의 원칙이라는 헌법에서 보장된 원칙에 입각한 수사나 조사를 받을 수 있기를 바랍니다.

제주녹지병원과 영리병원

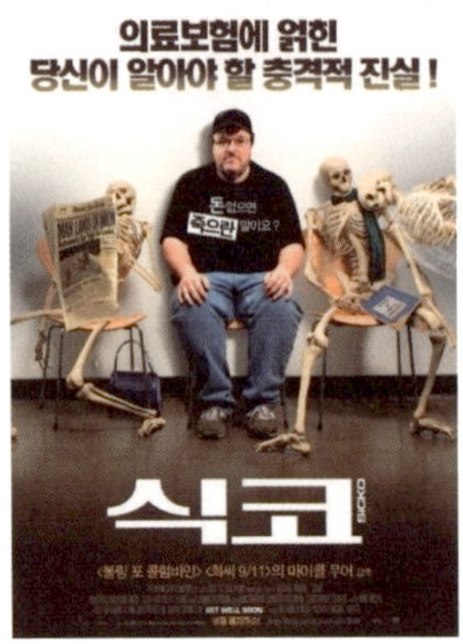

제공: 다음 영화

미국의 악명 높은 의료비용은 지난 2007년 미국과 한국에서 개봉해서 화제가 되었던 마이클 무어 감독의 '식코(SICKO)'라는 다큐멘터리 영화에서 잘 나와 있습니다. 영화는 평범한 서민들에게 민영화된 미국의 의료체계가 얼마나 가혹한 것인지를 적나라하게 보여주고 있습니다. 감독은 실제로 있었던 사례들을 인터넷으로 수집해 이를 기초로 다큐멘터리를 제작했다고 합니다. 영화에서는 일하다가 사고로 손가락 두 개가 잘렸지만 의료보험이 없어 한 손가락만 봉합할 수밖에 없던 근로자, 자신이 가입한 의료보험을 적용해 주는 병원을 찾다가 숨져 가는 한 흑인소녀, 의료보험이 없어 자신의 피부를 스스로 봉합하는 사례 등 충격적인 장면들이 소개되고 있습니다. 또한 보험가입자들에게 보험료지급을 회피하려는 의료보험회사, 그리고 의료보험회사와 제약회사에게 후원금을 받는 정치인들의 모습까지 보여주면서 미국의료제도의 문제점을 적나라하게 보여주었습니다.

실제로 미국은 65세 이상의 노인과 저소득층만을 대상으로 하는 공적의료보험이 있지만 나머지 사람들은 민영의료보험에 임의로 가입하게 됩니다. 문제는 민간의료보험 보험료가 너무 높아 차상위 계층이나 자영업자들은 건강보험에 가입하지 않거나 가입하더라도 보장수준이 낮은 보험에 가입하기 때문에 큰 수술이나 장기적인 입원치료가 필요한 경우 해당 가정의 경제적 파탄은 물론 의료비로 인한 파산이 일어난다고 합니다. 2007년 하버드대학의 연구결과에 따르면 미국 파산의 60%가 의료비로 인한 것이라고 합니다. 또한 민영의료보험에 가입하였더라도 모든 병의원을 갈 수는 없습니다. 즉, 보험사와 계약된 의사나 병원을 먼저 찾아가야 하고, 만약 전문적인 치료가 필요할 경우에는 의뢰서를 받아 보험사와 계약된 전문병원이나 전문의를 찾아가야 합니다. 이런 것이 싫으면 원하는 병원에 가서 원하는 진료를 받을 수 있는 보험에 가입하면 되는데 이런 보험은 보험료가 매우 비쌉니다. 더불어 미국인이 가입하고 있는 직장의료보험이라는 제도가 가지는 근본적인 문제가 코로나19로 인해 더욱 도드라졌습니다. 많은 기업이 복지혜택의 하나로 근로자와 그 가족들에게 저렴한 가격에 직장의료보험에 가입할 수 있도록 하고 있었는데 코로나19 대유행으로 많은 사람들이 직장을 잃으면서 동시에 의료보험혜택이 없어지는 동반효과가 발생하였고 이로 인하여 사망률이 증가하는 악순환이 발생하였습니다.

우리나라가 고령화가 진행되고 경제성장률이 정체됨에 따라 차세대 먹거리를 찾기 위한 노력이 진행되고 있는 가운데 한국경영자총협회는 혁신성장을 저해하는 규제개혁의 하나로 보건의료산업에 대한 규제완화를 촉구하였고, 정부도 보건의료산업을 미래먹거리로 지정하면서 여러 분야에서 규제완화를 고민하고 있습니다. 그렇다면 대기업과 정부가 제조업을 대체할 미래혁신산업분야로 보건의료산업을 고른 이유는 무엇일까요? 아마도 보건의료산업은 사람들의 건강에 대한 높은 관심과 함께 생명과 건강에 관해서는 돈을 아끼지 않는 독특한 특성 때문이라고 생각합니다. 또한 정보처리기술과 생체기술, 나노기술 등과 같이 최신 기술을 융합하면 아픈 사람을 치료하는 것을 넘어 유전자검사나 건강관리서비스, 질병예방 등 수익화 할 수 있는 영역이 무궁무진하기 때문입니다.

하지만 이런 보건의료분야에 대한 규제완화는 의료의 공공성과 마찰을 일으키기 쉽습니다. 가장 대표적으로 문제되는 것이 영리병원허용 여부입니다. 여기서는 제주녹지병원 사례를 통해 영리병원에 대하여 이야기해 보도록 하겠습니다.

사례 1)

2015년 정부는 제주헬스케어타운 내에 국내 최초로 영리병원설립을 승인하였는데 이것이 바로 제주녹지병원입니다. 제주녹지병원은 설립승인을 받고 2017년 완공하여 개원할 준비를 마쳤습니다. 이 병원은 경제자유구역법이 적용되는 제주도에 건립하였기 때문에 외국인과 내국인을 모두 진료할 수 있었습니다. 하지만 많은 진보사회단체들이 제주녹지병원이 영업하는 것을 허용한다면 의료의 공공성이 훼손되고 의료민영화의 시발점이 될 것이라는 이유로 영업을 허가하지 말도록 정치권 및 정부에 많은 압력을 가하였고 결국 2019년 제주도는 제주녹지병원의 내국인 진료를 금하고 외국인 진료만 허용하는 조건부개설허가를 하였습니다. 제주도의 결정에 반발한 제주녹지병원은 개원을 미루었고, 제주도는 정당한 이유 없이 3개월의 기한을 넘긴 채 개원하지 않았다는 이유로 조건부개설허가를 취소하였습니다. 병원은 이에 반발하면서 폐업신고와 함께 제주도에 대하여 행정소송을 제기하였습니다.

쟁점

내국인 진료를 금하고 외국인 진료만 허용하는 조건부개설허가를 한 제주도의 결정에 반발하여 개원을 미룬 행위가 '개원하지 않은 정당한 이유'에 해당하는 지와 함께 '내국인 진료를 금하고 외국인 진료만 허용하는 조건부 개설허가'를 준 제주도의 행정처분이 적법한 행정처분인지 여부입니다.

영리병원 허용여부는 단순히 의료기관이 영리를 추구할 수 있다는 정도가 아니라 의료기관에 대한 민간자본투자를 허용하는 것과 함께 의료기관 당연지정제, 의료기관 개설주체 등 거의 모든 의료민영화 담론을 담고 있기 때문에 우리나라에서 매우 민감한 이슈 중에 하나라고 할 수 있습니다.

우리나라의 현재 의료제도는 의료의 공공성이 매우 강화된 상태라고 할 수 있습니다. 예를 들어 국민건강보험이라는 단일한 공적의료보험을 가지며 일정한 수준의 국민들은 모두 가입하여야 합니다. 만약 보험료를 내지 못할 정도의 경제적인 사정이라고 인정되는 경우에는 의료급여제도를 통해 의료혜택을 볼 수 있습니다. 또한 보상을 받을 위험도에 따라 보험료가 책정되는 일반 보험과 달리 건강보험비는 개인의 소득과 자산에 따라 책정되기 때문에 소득재분배의 기능을 가집니다. 또한 단일보험이라는 독점적인 지위를 이용하여 의료기기회사나 제약회사에게 다른 나라보다 낮은 가격으로 기기나 약품을 공급하도록 강요하고, 신약이나 최신의료기술의 안전성, 유효성 및 비용효과성을 검토하여 그 효과가 검증되지 않거나 효과가 어느정도 증명되었더라도 비용대비 효과가 떨어진다고 판단되면 요양급여를 허가하지 않는 방식을 통해 의료비용을 최대한으로 낮추고 있습니다. 또한 건강보험공단에서 각 의료기관에서 받을 수 있는 요양급여액도 국가에서 정해져 의료의 질과 상관없이 의료기관의 분류에 따라 동일하게 지급되고, 건강보험심사평가원(이하 심평원)이라는 조직을 통해 의료기관이 제출한 진료비청구자료를 평가하여 불필요한 검사나 약물사용으로 판단되면 진료비를 삭감하는 방식으로 과잉진료를 제한하여 의료비용상승을 최대한 억제하고 있습니다.

이와 함께 우리나라에서는 의료인이나 국가, 자치단체, 비영리법인만 의료기관을 설립할 수 있게 하는 등 의료기관 설립주체를 엄격히 제한하고, 의료기관 당연지정제를 통해 모든 의료기관이 국민건강보험에 가입된 환자의 진료를 거부할 수 없도록 하였습니다. 이러한 강력한 규제가 있었기 때문에 현재 운영되고 있는 의료기관의 90%가 사립의료기관임에도 불구하고 의료의 공공성을 유지할 수 있었다고 하더라도 과언이 아닙니다.

의료법

제33조

① 다음 각 호의 어느 하나에 해당하는 자가 아니면 의료기관을 개설할 수 없다.

1. 의사, 치과의사, 한의사 또는 조산사
2. 국가나 지방자치단체
3. 의료법을 목적으로 설립된 법인(이하 "의료법인"이라고 한다)
4. 민법이나 특별법에 따라 설립된 비영리법인
5. 준정부기관, 지방의료원, 한국보훈복지의료공단

국민건강보험법

제42조

① 요양급여는 다음 각 호의 요양기관에서 실시한다. 이 경우 보건복지부장관은 공익이나 국가정책에 비추어 요양기관으로 적합하지 아니한 의료기관은 요양기관에서 제외할 수 있다.

② 요양기관은 정당한 이유없이 요양급여를 거부하지 못한다.

국민건강보험은 국민들의 의료보험료와 의료비를 최소한으로 낮추면서 의료기관에 대한 접근성을 매우 높일 수 있었습니다. 예를 들어 2019년 선진국의 건강보험료율을 살펴보면 독일 14.6%, 일본 10%, 벨기에 7.35%, 오스트리아 7.65%이지만 한국은 직장의 경우 6.46%로 상대적으로 보험료율이 낮았습니다. 이에 비하여 2017년 기준 외래이용 횟수 평균이 6.8회인 OECD국가인 반면 한국은 16.6회였고, 재원일수 평균도 OECD 평균이 8.1일인 반면 한국은 18.5일로 세계 최고수준의 의료접근성을 보장하고 있습니다.[43] 또한 코로나19 대유행 국면에서 우리나라의 의료보험제도가 다른 나라와 비교하면 얼마나 우수한 제도인지를 느낄 수 있게 하였습니다.

의료법인과 영리법인/비영리법인

사전적의미로 영리(營利)란 재산상의 이익을 추구한다는 뜻으로 영리병원이란 병원을 운영해서 돈을 벌고 이윤을 남기는 의료기관을 말합니다. 하지만 생각해 보면 이상합니다. 동네의원, 대학병원, 심지어 국공립병원을 포함한 우리나라의 모든 병원은 환자를 공짜로 치료해 주지 않고 환자로부터 진료비나 검사비, 수술비 등을 받기 때문에 영리를 추구한다고 볼 수 있기 때문입니다. 이와 같이 오해의 소지가 있는 것은 의료법에서 이야기하는 영리병원에서의 '영리'는 우리가 생각하는 '영리'와 다르게 해석하기 때문입니다. 여기서 영리병원이란 주식을 발행하여 자본금을 모으는 것과 같이 투자자로부터 투자금을 모아 병원을 만들고, 병원을 운영해서 번 수익을 투자자들에게 배분하는 병원을 말합니다. 이에 비하여 비영리병원이란 투자자로부터 병원을 만들고 운영하는데 필요한 자금을 모을 수 없고, 수익이 나더라도 수익을 배당할 수 없는 병원을 의미합니다. 참고로 비영리병원에서 병원을 운영하면서 수익이 나면 그 수익은 병원에 재투자하거나 병원직원 복지에만 사용할 수 있습니다. 결국 영리병원과 비영리병원 모두 환자들에게 진료비를 받는 것은 같지만 투자금을 어떻게 모으는 지와 함께 이익금이 났을 때 이 이익금을 어디에 쓸 수 있는지에 따라 차이가 난다고 할 수 있습니다.

경제자유구역과 제주녹지병원

우리나라가 영리병원 도입을 추진하게 된 시기는 2001년부터입니다. 당시 세계무역기구 회의에서 영리의료기관 도입에 대한 논의가 있었고 외환위기 이후였던 2002년 당시 인천이나 광양 등 외국인이 많이 사는 경제자유구역에 높은 품질의 의료서비스를 제공하는 병원을 만들 수 있도록 하는 경제자유구역법이 제정되면서 영리병원설립에 대한 법적인 근거가 마련되었습니다. 하지만 법에서 허용된 외국인만의 진료로는 수익성이 낮아 운영이 어렵기 때문에 국회는 의료기관 명칭을 '외국인 전용의료기관'에서 '외국의료기관'으로 바꾸는 법개정을 통해 경제자유구역내 외국인 영리병원의 내국인진료를 허용하였습니다.

제주도의 경우 2006년 경제자유구역법의 외국인 영리병원 허용조항을 준용하여 외국인에 의한 영리병원 설립이 허용되었습니다.

경제자유구역의 지정 및 운영에 관한 특별법(약칭: 경제자유구역법)

제23조

① 외국인 또는 외국인이 의료법을 목적으로 설립한 상법상 법인으로서 다음 각 호의 요건을 모두 갖춘 법인은 보건복지부장관의 허가를 받아 경제자유구역에 외국의료기관을 개설할 수 있다. 이 경우 외국의료기관의 종류는 종합병원, 병원, 치과병원 및 요양병원으로 한다.

제주특별자치도 설치 및 국제자유도시 조성을 위한 특별법(약칭: 제주특별법)

제307조

① 의료법 제33조 제2항에도 불구하고 외국인이 설립한 법인은 도지사의 허가를 받아 제주자치도에 의료기관을 개설할 수 있다. 이 경우 외국의료기관의 종류는 병원, 치과병원, 요양병원, 종합병원으로 한다

이후 제주도에 영리병원설립을 둘러싼 여러 논의들이 있었습니다. 예를 들어 2007년 미국 의료법인 PIM-MD (Philadelphia International Medicine-Management Development)와 업무협약을 맺었지만 설립부지가 확보되지 않고 국내 협력사의 재무구조가 열악하여 결국 무산되었습니다. 같은 해 일본 의료재단법인 의진회와 암치료전문병원 설립을 위한 양해각서를 체결하였지만 무산되었습니다. 2010년에는 중국 북대청조그룹, 홍콩엔지니어스와 컨소시엄을 통해 성형관련 의료타운을 조성하는 양해각서를 체결하였지만 흐지부지되었고, 2013년 중국 천진하업그룹 한국법인이 48병상 규모의 영리법원 설립계획서를 제출하였지

만 보건복지부가 승인하지 않았습니다. 그러다가 2015년 정부는 제주헬스케어타운 내에 국내 최초로 영리병원설립을 승인하였는데 이것이 바로 제주녹지병원입니다.

판결

제주도의 개설취소 처분에 대한 소송에서 1심 재판부는 개설허가에 공정력이 있는 이상 일단 허가 후 3개월 이내 의료기관을 가설해 업무를 시작해야 하지만 무단으로 업무시작을 거부한 사실을 인정하며 제주도 손을 들어줬습니다. 하지만 2심 재판부의 의견은 달랐습니다. 제주도가 제주녹지병원의 영업허가를 지연하면서 병원인원 134명 중 의사 9명을 포함하여 과반수인 70여 명의 인원이 이탈했으며, 개설준비를 마치고 15개월이 지난 시점에서 내국인 진료를 허가하지 않는 조건부허가가 이뤄져 사업계획변경이 불가피한 상황이었음에도 불구하고 제주도는 영업개시까지 3개월의 짧은 시간을 주는 등 개원에 따른 구체적인 절차와 계획을 다시 수립할 기회를 부여하지 않았기 때문에 3개월 이내 영업을 시작하지 않았다는 이유로 영업취소처분을 내린 제주도의 행정처분은 위법한 행정행위라고 판단하면서 제주녹지병원의 손을 들어줬습니다. 2022년 1월 대법원은 제주녹지병원이 승소로 판결한 원심을 심리불속행 기각으로 확정하였습니다. 참고로 심리불속행이란 원심에 중대한 법령위반 등 특별한 사유가 없는 경우 본안 심리없이 상고를 기각하는 제도입니다. 즉 제주도의 개설취소 처분은 위법한 행정행위라는 것입니다.[44]

내국인 진료를 금하고 외국인 진료만 허용하는 제주도의 조건부개설허가 행정처분이 적법한 행정처분인지에 대한 1심 법원은 제주도가 내국인을 제외하고 외국인 의료관광객만을 대상으로 병원을 운영하라는 조건부허가는 법적인 근거가 없다는 이유로 원고승소판결을 하였습니다.[45]

하지만 2심에서는 제주도 특별법에 의한 외국 의료기관 개설허가는 의료법과 국민건강보험법상 제한을 받지 않는 의료기관을 개설하는 권리를 설정하는 특허로서 특허와 관련하여 법의 규정이 없는 한 재량행위에 해당한다고 하면서 제주도의 행정행위는 적법한 행정행위에 해당한다고 판단하였습니다. 이에 녹지병원은 상고하여 대법원의 판단을 기다리고 있습니다.

정리

고령화가 진행되고 경제성장률이 정체됨에 따라 차세대 먹거리를 찾기 위한 노력의 일환으로 정부는 보건의료산업을 미래의 먹거리로 지정하고 보건과 관련된 여러 분야의 규제완화를 고민하고 있습니다. 문제는 이런 보건의료분야에 대한 규제완화는 의료의 공공성과 마찰을 일으키기 쉽다는 문제가 있습니다.

이러한 상황에서 제주녹지병원 사태는 어설픈 법률제정과 행정규제가 우리 사회에 어떻게 영향을 미칠 수 있는지를 보여주고 있습니다. 제주녹지병원은 적법절차를 통해 권한을 가진 행정기관의 허가를 받고 많은 자본을 투자하였지만 여론이 좋지 않거나 정치적인 논란이 있다는 이유로 영업허가가 취소되어 막대한 손해가 발생하였습니다. 이러한 손해는 결국 책임문제로 귀결됩니다. 정부와 지방자치단체의 병원설립허가를 받고 수백억의 자본을 투자한 제주녹지병원의 책임인가요? 영리병원이 설립할 수 있는 법률을 제정한 국회책임인가요? 아니면 법에서 허용되어 있음에도 불구하고 내국인진료를 허용하지 않는 조건부개설허가를 준 지방자치단체의 책임인가요?

법치주의를 추구하는 대한민국에서 외국인의 투자를 활성화하기 위해서는 정부와 지방자치단체의 행정처분의 연속성과 신뢰성이 매우 중요합니다. 영리병원을 허가할지 여부는 매우 첨예한 이슈로서 보는 관점에 따라 의견이 다를 수 있습니다. 하지만 개인적 판단과 상관없이 공론화나 사회적인 합의없이 영리병원을 허용하는 법률을 만들어 설립허가를 주고, 막상 많은 자금을 들여 투자하여 병원을 설립하였음에도 불구하고 여론이 좋지 않다는 이유로 여러 핑계를 대면서 결국 폐업을 유도한 현재 상황은 문제가 있어 보입니다. 앞으로 영리병원문제를 어떻게 해결할지에 대하여 사회적 공론화가 필요하다고 생각합니다.

PART

3

의료윤리와 관련된 법적상식

낙태

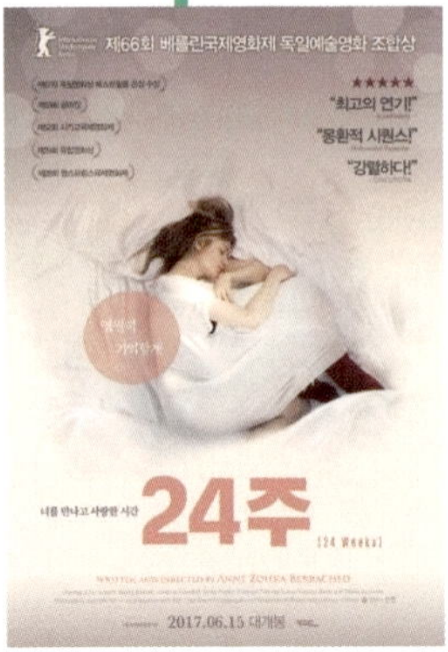

제공: 다음 영화

2016년 개봉한 '24주'란 독일영화를 알고 계시나요? 이 영화의 주인공 아스트리드는 유명 코미디언으로 사랑하는 남편과 딸과 함께 두 번째 아기를 기다리고 있는 중입니다. 하지만 임신 6개월에 시행한 산전검사에서 아기가 다운증후군일 확률이 98%이고 고도의 선천성 심장질환을 가져 태어나서도 큰 수술을 여러 번 받아야 한다는 청천벽력과 같은 진단을 받았습니다. 이 부부는 아기를 낙태할지 아니면 출산할지에 대한 고민에 빠집니다. 갈등하던 부부는 다운증후군 아이들을 찾아가 그들과 하루를 보내고는 아이를 낳기로 결정하고 아이의 이름까지 정하였습니다. 하지만 아스트리드는 심장기형아동 전문센터를 방문해 선전성심장병을 가진 갓 태어난 아기가 가슴을 열고 심장수술을 받는 것을 보고는 다시 고민한 끝에 결국 낙태를 선택합니다. 후반부 20분 정도에는 아스트리드의 낙태과정을 생생히 보여주는데 24주된 아이를 낙태하는 여성은 아이를 낳을 때와 똑같은 고통을 받지만 결국 자신의 선택으로 죽은 아이를 보게 되는 산모의 모습은 매우 충격적이면서 그런 고통을 홀로 감소해야 하는 산모의 마음과 고통이 그대로 전해집니다. 또한 산모를 위한 수술이라고는 하지만 살아있는 생명을 죽여야 하는 의료진들의 고통과 죄책감도 느껴지게 하는 영화입니다.

우리나라도 이전에는 낙태가 불법으로 낙태를 하면 낙태를 한 여성과 낙태를 도운 의사 모두 처벌을 받도록 되어 있었습니다. 하지만 2019년 4월 헌법재판소는 재판관 7대 2의 의견으로 낙태에 대한 법률이 헌법에 위배된다는 결정을 내렸습니다. 하지만 낙태죄 규정을 곧바로 폐지할 수는 없다는 판단에 따라 2020년 12월 31일까지 낙태죄 관련 법조항을 개정하라고 하였습니다. 하지만 2023년 기준으로 아직도 낙태에 대한 개정된 법률안이 나오지 않고 있습니다. 이렇게 국회에서 법을 만들지 않는 이유는 낙태를 허용한다면 낙태 허용시기와 함께 어디까지 허용할지가 매우 민감한 문제이기 때문입니다. 이러한 어정쩡한 상황에서 2022년 6월 미국 연방대법원이 임신 15주 이후 임신중단을 전면 금지한 미시시피주 법에 대한 위헌법률심판에서 6대 3으로 합헌판결을 내리면서 낙태허용에 대한 논란은 더욱 불이 붙었습니다.

여기서는 낙태가 허용되지 않던 시절에 발생하였던 실제 사례를 보면서 낙태에 대하여 좀 더 이야기해 보도록 하겠습니다.

사례 1)

엄마 A는 첫째 아이를 낳고 매우 놀랐습니다. 첫째 아이가 선천적 뇌수종으로 진단되었기 때문입니다. 불행 중 다행으로 위 질병 외에 특별한 문제는 없었습니다. 하지만 엄마 A는 아이를 더 원하였고 33세가 되던 해에 다시 임신하였습니다. 엄마 A는 자신이 고령이고 첫째 아이가 선천적인 질병을 가지고 태어났기 때문에 태아에 문제가 없는지 확인하기 위하여 산부인과 전문의 B에게 산전검사를 요청하였습니다. 의사 B는 초음파검사상 태아가 정상임을 확인하였고, 기형검사를 시행한 결과 특별한 문제는 없었다고 엄마에게 말했습니다. 하지만 아이를 낳고 보니 아이는 다운증후군으로 진단되었습니다. 엄마 A는 의사 B가 태아가 다운증후군인지 여부를 좀 더 확실하게 확인할 수 있는 검사법에 대하여 아무런 설명을 하지 않았고, 신체질환을 가지고 태어난 아이가 자신이 원치 않는 삶을 살게 되었다는 이유로 치료비 및 양육비 일부를 청구하는 소송을 제기하였습니다.

쟁점

이 사례는 신체질환이 있지만 합법적으로 임신중절을 할 수 있는 유전학적 신체질환은 아닌 아이를 출산한 경험이 있는 산모가 다시 임신을 하였는데 산전검사에서 아이가 건강하다는 판정을 받았지만 출산하고 나니 선천성 질환을 가진 안타까운 경우입니다. 이 사례의 쟁점은 임신기간 중에 시행한 산전검사에서 다운증후군이 아니라는 판정을 받았지만 출산하니 다운증후군으로 진단된 경우 이 엄마는 좀더 정밀한 검사를 시행하지 않았음을 이유로 그리고 장애아는 자신이 원치 않는 삶을 살게 되었다는 이유로 의사에게 손해배상을 청구할 수 있는지 여부입니다.

이전 형법에서는 예외적인 경우를 제외하고는 임신한 여성이 낙태한 경우 낙태한 여성과 임신한 여성의 동의를 받아 낙태를 시행한 의사를 함께 처벌을 하였습니다. 참고로 전자를 자기낙태죄라고 하고 후자의 경우를 의사낙태죄 혹은 업무상촉탁 낙태죄라고 합니다. 위헌판결 이전에 법에서는 합법적으로 낙태할 수 있는 경우는 1) 본인이나 배우자가 우생학적 혹은 유전학적 정신질환이나 신체질환이 있는 경우, 2) 전염성질환이 있는 경우, 3) 성폭행으로 임신한 경우, 4) 혈족이나 친족간 임신한 경우, 5) 산모의 건강이 위험한 경우로 제한하였습니다.

형법

제269조

① 부녀가 약물 기타 방법으로 낙태한 때에는 1년 이하의 징역 또는 200만 원 이하의 벌금에 처한다.

② 부녀의 촉탁 또는 승낙을 받아 낙태하게 한 자도 제1항의 형과 같다.

③ 제2항의 죄를 범하여 부녀를 상해에 이르게 한 자는 3년 이하의 징역에 처한다. 사망에 이르게 한 때에는 7년 이하의 징역에 처한다.

제270조

① 의사, 한의사, 조산사, 약제사 또는 약종상이 부녀의 촉탁 또는 승낙을 받아 낙태하게 한 때에는 2년 이하의 징역에 처한다.

② 부녀의 촉탁 또는 승낙없이 낙태하게 한 자는 3년 이하의 징역에 처한다.

③ 제1항 또는 제2항의 죄를 범하여 부녀를 상해에 이르게 한때에는 5년 이하의 징역에 처한다. 사망에 이르게 한때에는 10년 이하의 징역에 처한다.

모자보건법

제14조

① 의사는 다음 각 호의 어느 하나에 해당되는 경우에만 본인과 배우자의 동의를 받아 인공임신중절수술을 할 수 있다.

1. 본인이나 배우자가 우생학적 또는 유전학적 정신장애나 신체질환이 있는 경우

2. 본인이나 배우자가 전염성 질환이 있는 경우
3. 강간 또는 준강간에 의하여 임신된 경우
4. 법률상 혼인할 수 없는 혈족 또는 인척 간에 임신된 경우
5. 임신의 지속이 보건의학적 이유로 모체의 건강을 심각하게 해치고 있거나 해칠 우려가 있는 경우

모자보건법 시행령

제15조

① 법 제14조에 따른 인공임신중절수술은 임신 24주일 이내인 사람만 할 수 있다.

② 인공임신중절수술을 할 수 있는 우생학적 또는 유전학적 정신장애나 신체질환은 연골무형성증, 낭성섬유증 및 그 밖의 유전성 질환으로서 그 질환이 태아에 미치는 위험성이 높은 질환으로 한다.

③ 인공임신중절수술을 할 수 있는 전염성질환은 풍진, 톡소플라즈마증 및 그 밖에 의학적으로 태아에 영향을 미치는 위험성이 높은 전염성 질환으로 한다.

판결

대법원은 다운증후군은 법적으로 허용되는 유전학적 신체질환이 아니기 때문에 엄마는 아이가 다운증후군에 걸려있음을 알았다고 하더라도 아기를 적법하게 낙태할 결정권을 가지고 있다고 하기 어렵고, 아기가 장애를 가진 자신이 출생하지 않아야 함에도 불구하고 출생한 것이 손해라는 엄마의 주장에 대하여 인간생명의 존엄성과 그 가치의 무한함에 비추어 어떠한 인간 또는 인간이 되려고 하는 존재가 타인에 대하여 자신의 출생을 막을 것을 요구할 권리를 가진다고 보기 어렵고, 장애를 가지고 출생한 것 자체를 인공임신중절로 출생하지 않은 것과 비교하여 해당 아이에게 법률적으로 손해라고 할 수 없고, 이로 인해 비용이 더 소요된다고 하더라도 그 장애 자체가 의사나 다른 누구의 과실로 인한 것이 아닌 이상 선천적인 장애를 가진 채 태어난 아기 자신이 청구할 수 있는 손해라고 할 수 없다고 판

결하였습니다. (대법원 1999.6.11. 선고 98다22857판결)

Comment

참고로 이렇게 부모가 산전진단을 받았음에도 불구하고 의사의 과실로 장애아의 출산가능성에 대한 적절한 정보를 제공받지 못함으로써 원치 않은 장애아를 출산한 경우를 원치 않는 출산(wrongful birth)이라고 하고 원치 않은 출산에 의하여 장애아가 태어난 경우 장애아가 스스로 원고가 되어 부모에게 부여된 출산에 대한 선택권이 침해당함으로써 자신이 장애를 지닌 채 태어난 것을 원치 않는 삶(wrongful life)이라고 합니다. 현재 대법원에서는 원치 않은 출산의 경우 장애아 부모에 대한 위자료만 인정하고 있고 재산상손해는 인정하고 있지 않는 경우가 많습니다. 또한 원치 않는 삶의 경우 위자료나 재산상손해를 모두 인정하고 있지 않습니다.

사례 2)

선천성 척추성 근위축증(spinal muscular atrophy, 이하 SMA)[46] 자녀를 두 번 출산한 경험이 있는 산모가 다시 임신하였습니다. 이에 산모는 자신이 임신한 아이가 선천성 장애를 가졌는지 확인하기 위하여 ○○대학병원에서 융모막검사[47]를 받았습니다. 검사상에서는 태아는 정상아로 판정되어 출산하였으나 결국 태어나고나서 아이는 다시 SMA라는 선천성 질환을 가진 것으로 진단받았습니다. 아이의 부모는 대학병원 전문의에게 손해배상소송을 제기하였습니다.

쟁점

사례 1과 같은 점은 선천성기형을 가진 아이가 태어났고 산전검사에서 선천성기형 여부를 확인하지 못하였다는 것입니다. 다른 점은 사례 1의 경우 당시 합법적인 낙태사유가 아닌 다운증후군이라는 질병이었지만 이 사례에서는 합법적인 낙태사유로 인정되는 선천성 유전성질환을 가지고 있다는 것입니다.

판결

법원은 태아가 가족병력에 비추어 SMA 환자일 확률이 높고, 태아가 SMA 환자일 경우 부모가 출산을 원하지 않는다는 사정을 잘 알고 있기 때문에 태아가 SMA 환자일 가능성을 배제하기 위하여 가능한 모든 검사를 시행할 의무가 있기 때문에 양수천자 등 필요한 추가검사를 시행하지 않았다는 이유로 과실이 있고, 해당 의사가 융모막검사의 정확도가 97.5%로 오류가능성이 있고 이 검사보다 더 정확한 검사방법인 양수천자 등이 있다는 것을 태아의 부모에게 설명을 다하지 않음을 이유로 위자료와 손해배상을 선고하지만 그 손해배상책임을 70%로 제한하였습니다. (서울서부지법 2006.12.6. 선고 2005가합4819 판결)

Comment

이 사례의 경우 사례 1과 달리 태아는 낙태가 허용된 선천성 유전질환을 가진 것으로 부모는 산전진단을 받았음에도 불구하고 의사의 과실로 장애아의 출산 가능성에 대한 적절한 정보를 제공받지 못함으로 인하여 원치 않은 장애아를 출산하였기 때문에 장애아 부모에 대한 위자료와 함께 재산상손해를 인정한 것으로 보입니다.

사례 3)

2019년 2월 임신 34주가 된 산모 A가 산부인과 의사 B에게 낙태를 요구하기 위하여 방문하였습니다. 산모는 다른 병원에서 시행한 산전검사상 단일제대동맥(single umbilical artery) 증후군[48]이라는 선천성 질환으로 진단받아 다른 병원에서 낙태를 요구하였으나 거절당하였습니다. 산모 A는 산부인과 의사 B에게 태아를 낙태시켜 달라는 요구를 하였고, 산부인과 의사 B는 제왕절개 방식의 낙태술을 시행했습니다. 하지만 낙태한 아이가 산 채로 태어나서 울음을 터뜨리자 미리 준비해 둔 4리터들이 플라스틱 양동이에 아이의 온 몸을 담가 숨을 쉬지 못하게 하는 방법으로 살해하였습니다. A는 아이를 살해한 후 사체를 냉장고에 넣어 냉동시킨 다음 의료폐기물인 것처럼 폐기물 수거업체에 넘겨 소각되게 하였습니다. 검찰은 산부인과 의사를 낙태죄와 살인죄로 기소하였습니다.

쟁점

첫째, 헌법재판소에서 낙태위헌판결은 2019년 4월에 있었고 의사 B에 의한 낙태행위는 2019년 2월에 있었습니다. 그렇다면 이러한 위헌판결 전에 있었던 의사 B에 의한 낙태행위를 업무상 촉탁낙태죄로 처벌을 하여야 하는지 여부입니다. 둘째, 선천적인 질환을 가진 34주 태아를 낙태하였지만 그럼에도 불구하고 태아가 숨을 쉬고 있다면 정상적으로 생존할 확률이 적다고 하더라도 아이에게 염화칼륨을 주사하여 사망하게 한 행위가 낙태를 완성하게 한 행위인지 아니면 미숙아를 살해한 행위인지 여부입니다.

판결

대법원은 헌법재판소가 업무상 촉탁낙태죄에 대하여 위헌결정이 선고된 경우 그 조항은 소급하여 효력을 상실하기 때문에 이전 법률조항을 처벌근거로 삼을 수 없다고 하면서 무죄를 선고하였습니다. 하지만 비록 의사 B는 산모의 모친으로부터 낙태수술을 의뢰받았다고 하더라도 낙태수술의 결과 태어난 신생아를 살해할 권리가 없음은 너무나 당연한 것으로 낙태방법인 제왕절개로 분만시킨 다음 태아가 숨이 쉬는 것을 확인하고 물에 빠뜨려 살해한 것은 살인에 해당한다고 판단하였습니다. (대법원 2021.2.25. 선고 2020도12108판결)[49]

Comment

사람의 생명은 존엄한 인간 존재의 근원이고 그 자체가 목적이며 한 번 잃으면 영원히 돌이킬 수 없어 세상 그 무엇과도 견줄 수 없을 만큼 소중한 것으로 이는 신생아도 마찬가지입니다. 비록 산부인과 의사가 낙태수술 의뢰를 받았다고 하더라도 낙태수수술의 결과 태어난 살아 있는 신생아를 살해할 권리가 없고, 의사의 행위는 사람의 생명을 빼앗는 것으로 그 결과가 매우 중하고 피해를 회복하는 것이 불가능하다는 점에서 정당화될 수 없다는 것을 법원은 설시하고 있습니다.

정리

낙태는 법률과 의료윤리, 그리고 생명윤리가 교묘히 겹치는 매우 어려운 영역이라고 할 수 있습니다.

낙태를 허용할지에 대한 논란은 세계 곳곳에서 벌어지고 있습니다. 미국에선 유명한 '로 대 웨이드'라는 연방대법원 판결 이후 여성의 낙태가 전면적으로 허용됐지만, 트럼프 대통령 당선 이후 임신중절 클리닉에 지원하는 예산을 삭감하고 보수적인 대법관을 임명하는 등 낙태를 점진적으로 축소하려는 모습을 보이고 있으며, 공화당 우세지역에서는 임신중절 클리닉 숫자가 두드러지게 감소하고 있다고 합니다. 2022년 6월 미국 연방대법원의 판결에 따라 앞으로 미국 50개 주의 절반 정도가 낙태를 금지할 수 있다는 전망이 나오고 있습니다.

하지만 미국 외의 다른 나라들은 여성의 낙태권을 아이의 생명권에 우선하는 경향을 보이고 있습니다. 예를 들어 가톨릭교가 주된 인구인 아일랜드는 낙태를 불허하다가 2012년 한 30대 여성이 태아가 생존하기 어렵다는 진단을 받고 낙태수술을 받기 원하였지만 병원에서 거부를 당하다가 결국 수술을 늦게 받아 패혈증으로 사망한 사건이 발생하였습니다. 이 사건을 계기로 낙태죄에 대한 국민투표를 시행하였고 임신 12주 이내에 시행된 낙태의 경우 법으로 허용하게 되었습니다. 아르헨티나에시도 할미니의 남자친구에게 성폭행 당한 11세 소녀기 임신한 사건이 있었습니다. 11세 소녀는 낙태를 원했지만 정부는 낙태허가를 미뤘고 의사들은 낙태를 거부하여 결국 제왕절개로 아이를 출산하면서 사회적 문제로 떠올랐다고 합니다.

우리나라도 마찬가지입니다. 헌법재판소는 2019년 낙태죄에 대하여 위헌결정을 내렸지만 낙태죄 규정을 곧바로 폐지할 수는 없다는 판단에 따라 2020년 12월

31일까지 낙태죄 관련 법조항을 개정하라고 하였습니다. 하지만 2023년 기준으로 아직도 낙태에 대한 개정된 법률안이 나오지 않고 있습니다. 이렇게 국회에서 법을 만들지 않는 이유는 낙태를 언제부터 어디까지 허용해야 할지는 매우 민감한 문제이기 때문입니다. 가장 대표적인 논란이 낙태를 언제까지 허용할지 여부입니다. 현재의 의료기술은 24주 정도의 조산으로 태어난 미숙아를 건강하게 태어난 아이를 살릴 수 있습니다. 또한 태아는 임신 24주가 지나면 스스로 숨을 쉴 수 있고 의료기술의 도움을 얻으면 독자적으로 생존이 가능합니다. 그렇다면 낙태를 24주까지만 허용해야 할까요? 아니면 24주가 지나더라도 낙태를 허용해야 할까요? 2022년 정부는 모자보건법 시행령이 개정하면서 낙태허용을 24주 이내로 제한하였습니다. 하지만 상위법이라고 할 수 있는 모자보건법에서는 아직도 인공임신중절을 제한적으로만 할 수 있도록 허용하고 있습니다. 위헌판결이 난 형법도 아직 개정되고 있지 않고 있습니다. 이와 함께 위 사례와 같이 낙태를 했지만 태아가 숨을 쉬는 경우 이 태아를 살려야 할지도 논란입니다. 낙태의 목적은 아이를 더 이상 생존하지 않도록 하는 것입니다. 하지만 낙태를 시행하였는데 아이가 살아 있다면 이 아이를 살려야 하는지도 매우 어려운 문제입니다. 의사의 낙태거부를 허용할지도 논란입니다. 현재 우리 법에서는 의사가 환자에 대한 진료거부를 예외적으로만 인정하고 있습니다. 만약 산모가 낙태를 요구하는 경우 의사의 양심에 따라 낙태를 거부하는 것을 인정하여야 할지도 많은 논란이 있습니다.

앞으로 빨리 법이 개정되어 낙태와 관련된 논란들이 줄어들기를 바랍니다.

의사에게
착한 사마리아인이란?

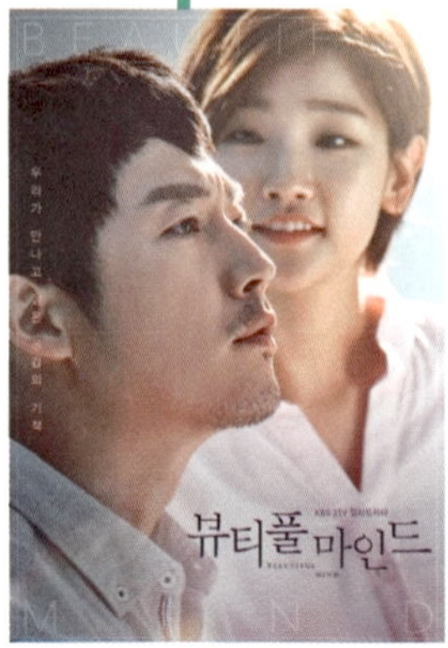

제공: KBS

2016년 KBS에서 방영되었던 '뷰티풀 마인드'라는 드라마를 알고 계시나요? 드라마의 주인공인 이영오(장혁)는 신경외과 전문의로서 빠른 손, 타의 추종을 불허하는 논리력, 두려움이 없는 과감함으로 무장하였지만 타인의 감정을 공감하지 못하는 냉혈한 의사였습니다. 하지만 환자들의 기묘한 죽음에 얽히고 사랑에 눈을 뜨면서 점차적으로 인간성을 회복해 나가는 이야기를 담고 있습니다. 드라마는 매 회마다 잔잔한 감동과 함께 우리사회가 고민해야 할 메시지를 던졌지만 낮은 시청률로 인하여 조기 종영되는 굴욕을 맛보았습니다. 드라마에서 이영오의 냉혈한 모습을 묘사하는 장면이 유학생활을 마치고 대학병원 조교수로서 부임하기 위하여 한국으로 돌아오는 비행기입니다. 비행기에서 예상하지 못한 응급환자가 발생하였고 이에 승무원은 입국신고서 직업란에 '의사'라고 적힌 것을 보고 이영오를 찾아 환자진료를 부탁하였습니다. 하지만 이영오는 '여기가 내 직장도 아닌데 내가 왜 그래야 하나'며 싸늘한 모습으로 단박에 거절하였습니다.

의사들은 길가를 지나가다가 응급환자를 만날 수 있고 응급처치나 치료에 직접 참여할 수 있습니다. 만약 처치나 치료가 잘 되어서 환자가 잘 회복되었다면 금상첨화입니다. 하지만 적절한 응급처치에도 불구하고 환자의 상태가 악화되었거나 사망하는 경우가 있을 수 있습니다. 이런 상황에서 응급처치에 참여한 의사의 책임은 어디까지일까요? 응급환자진료와 관련된 실제 사례를 보면서 이야기해 보도록 하겠습니다.

사례 1)

2018년 허리통증을 느낀 30대 여교사 A는 한의사 B가 운영하는 한의원에서 요추염좌 및 긴장으로 진단받고 침을 맞았지만 효과가 없어 다음날 봉침을 맞았습니다. 봉침을 맞은 A는 약 10분 후에 간호조무사에게 발열, 두통, 호흡곤란 등의 증상을 호소하였고, 이에 한의사 B는 같은 건물의 같은 층에서 개원하고 있던 가정의학과 의사 C에게 도움을 요청하였습니다. 이에 의사 C는 A를 진찰하였습니다. 당시 A의 혈압은 100/70 mmHg로 극심한 저혈압상태는 아니었지만 신음과 함께 침을 흘리는 등의 모습을 보여 봉침에 의한 아나필락시스 쇼크로 진단하였습니다. 의사 C는 자신의 의원에서 에피네프린과 덱사메타존을 가져와 투여하였지만 A의 상태는 점차 악화되어 결국 심장이 멎었고 의사 A는 심폐소생술을 시행하였습니다. 119구급차가 도착하였고 A는 병원으로 옮겨 치료를 받았지만 혼수상태가 지속되다가 결국 사망하였습니다. A의 가족은 봉침을 놓은 한의사 B와 함께 응급처치를 도운 의사 C에 대하여도 적정시간 내에 응급처치를 하지 않았다는 이유로 손해배상 청구소송을 제기하였습니다.

쟁점

아나필락시스란 특정 물질에 대한 즉각적이고 전신적인 심각한 과민반응으로 전신 두드러기, 가려움, 구강부종등과 함께 심한 경우 호흡곤란, 천명, 혈압저하, 쇼크, 심장마비, 의식저하, 실신 등이 발생할 수 있습니다. 이와 같은 아나필락시스는 응급상황으로 즉각적이고 체계적인 대처가 필요한데 가장 많이 사용되는 약물이 에피네프린과 덱사메타존입니다. 에피네프린은 교감신경흥분제로서 혈관을 수축시켜 기도폐쇄와 부종을 완화하고 혈압저하, 쇼크를 치료할 수 있는 유일한 물질로 증상이 생기면 빨리 투여해야 합니다. 덱사메타존은 부신피질호르몬계통의 약물로 아나필락시스 반응을 완화시키고 후기증상을 예방하는 데 도움이 될 수 있습니다. 이 사례의 쟁점은 옆 상가에서 개업하여 진료하고 있는 의사 C는 자신의 일은 아니었지만 한의사 B의 도움요청을 받고 환자치료를 도왔지만 결국 환자가 나빠져서 사망한 경우 환자가 사망한 것에 대한 책임이 있는지 여부입니다.

현재 법령에서는 응급의료종사자가 아니거나, 응급의료종사자이지만 업무수행 중이 아닐 때 생명이 위급한 응급환자에게 응급의료 또는 응급처치를 제공하여 발생한 재산상 손해와 사상에 대하여 고의 또는 중대한 과실이 없는 경우에 한하여 그 행위자의 민사책임과 상해에 대한 형사책임을 지지 아니하고, 사망한 경우에는 형사책임만 감면하도록 되어 있습니다. 이 법은 타인이 위험에 처한 것을 알거나 보게 되었을 때 곤경에 처한 타인을 외면해서는 안 된다는 도덕적·윤리적인 의무를 법제화한 것으로 '착한 사마리아법'으로도 알려져 있습니다. 여기서 '착한 사마리아인'이란 성경에서 유래된 말로서 강도를 만다 거의 죽음에 이른 유대인을 같은 민족인 유대인 제사장이나 레위족 사람들은 못 본 채 지나갔지만 이방인인 사마리아인이 구해 준 이야기에서 유래한 말입니다. 하지만 현재 업무 중인 응급의료종사자는 이 법의 보호를 받지 못합니다.

응급의료에 관한 법률 (약칭 응급의료법)

제5조

① 누구든지 응급환자를 발견하면 즉시 응급의료기관등에 신고하여야 한다.

② 응급의료종사자가 응급의료를 위하여 필요한 협조를 요청하면 누구든지 적극 협조해야 한다.

제5조의 2

생명이 위급한 응급환자에게 다음 각 호의 어느 하나에 해당하는 응급의료 또는 응급처치를 제공하여 발생한 재산상 손해와 사상에 대하여 고의 또는 중대한 과실이 없는 경우 그 행위자는 민사책임과 상해에 대한 형사책임을 지지 아니하며 사망에 대한 형사책임은 감면한다.

1. 다음 각 목의 어느 하나에 해당하지 아니하는 자가 한 응급처치
   가. 응급의료종사자
   나. 선박의 응급처치 담당자, 응급처치 제공의무를 가진 자
2. 응급의료종사자가 업무수행이 아닌 때 본인이 받은 면허 또는 자격의 범위에서 한 응급의료
3. 응급처치 제공의무를 가진 자가 업무수행 중이 아닌 때에 한 응급처치

이런 법이 제정된 이유는 응급상황에 발생하였을 때 의료인이 적극적으로 환자 구조에 참여하도록 하고, 혹시 나쁜 결과가 발생하더라도 그 책임을 묻지 않거나 경감하겠다는 것입니다. 하지만 현재의 '착한 사마리아인 법'에서 여러 우려가 제기되고 있습니다.

첫째, 업무 중이 아니지만 참여한 의료인에게 착한 사마리아법이 적용됩니다. 하지만 실제로는 업무 중과 그렇지 않은 경우를 분리하는 것이 쉽지 않은 경우가 많습니다. 예를 들어 야간이나 주말에 당직은 아니지만 의국에서 공부나 연구를 하고 있다가 병원에 응급상황이 발생하여 의료행위에 참여하는 경우 이 상황은 '업무수행 중'에 해당할까요? 근무시간에 자신이 근무하고 있지 않은 타 의료기관을 방문하였는데 응급환자가 발생하여 응급처치에 참여한 경우에도 이를 '업무수행 중'으로 봐야 할지도 애매합니다. 이렇게 실제적으로 업무 중과 업무 외를 구분하기 어렵기 때문에 미국은 착한 사마리아인 법의 적용을 확대하면서 그 요건으로 '그 의사가 해당 의료기관에 고용되어 있지 않을 것'과 '제공한 의료서비스에 대한 비용을 청구하지 않을 것'이라는 요건을 제시하였다고 합니다.

둘째, 응급환자가 어떤 환자인지를 판단하기 어렵다는 것입니다. 응급환자를 발견하고 처치를 하려면 누군가는 이 환자가 응급환자인지를 판단해야 합니다. 의사는 환자가 응급환자 여부를 판단하기 위하여 환자의 혈압, 맥박 등의 활력징후나 심전도, 흉부X선 검사, 혈액검사 등 여러 보조수단을 사용하게 됩니다. 하지만 의료기관 밖에서 발생하는 응급상황에서는 여러 보조수단의 도움없이 시진이나 촉진과 같은 방식으로 응급환자 여부를 평가해야 하는데 이러한 평가는 틀리기 매우 쉽다는 문제가 있습니다. 예를 들어 상복부통증을 호소하는 경우 환자의 증상과 시진, 촉진만을 가지고 급성심근경색인지 아니면 급성장염인지를 판단하는 경우 경험이 많은 의사라고 하더라도 틀릴 수 있습니다. 문제는 잘못된 진단으로 적절한 조치를 취하지 않아 환자상태가 악화되었을 경우 법적분쟁에 말려들 소지가 있습니다. 물론 이러한 경우에도 의사의 책임이 면책되거나 크게 감면될 가능성이 높지만 법원을 여러 번 방문하거나 변호사를 고용하는 등 여러 정신적인 경제적인 고통을 경험할 수 있습니다. 이런 경험을 한 의사라면 이후에 어떠한 응급상황에도 관여하지 않으려 할 것입니다.

셋째, 위 법에 따르면 민형사적 책임을 면제받기 위해서는 응급처치과정에서 고의나 중과실이 없어야 합니다. 만약 의사라면 일반시민보다는 더 높은 주의의무를 요구될 것입니다. 하지만 아주 경험이 많은 의사라고 하더라도 가지고 있는 장비나 인력에 따라 제공되는 의료서비스는 크게 차이가 날 수 있습니다. 만약 평소와 다른 환경에서 장비나 다른 의료보조인력의 도움이 없이 혼자서 응급환자를 치료하는 경우에는 평소라면 하지 않을 실수를 할 수도 있습니다. 이러한 상황을 법원이 고려하지 않는다면 선의로 응급환자진료에 참여하였지만 억울한 상황이 올 수도 있습니다.[50]

넷째, 만약 응급처치를 받은 환자가 사망을 하는 경우 의료행위에 대한 민사적 및 형사적 책임을 질 수 있습니다. 단지 고의나 중과실이 없는 경우에 한하여 형사법적 책임이 경감이 될 뿐입니다. 의사의 입장에서 보면 자신의 법적이나 경제적인 이득과 상관없는 응급환자치료에 참가하였지만 환자가 사망하였을 경우에는 형사처벌과 함께 환자 가족으로부터 손해배상소송도 마주칠 수 있다는 것입니다. 이와 같은 상황은 아무런 대가 없이 자발적으로 응급구조행위에 참여한 것 치고는 대가가 혹독하다고 할 수 있습니다. 이러한 불확실성은 의사가 환자가 상태가 죽지 않을 정도라면 응급의료나 응급처치에 참여할 수도 있지만 죽을 가능성이 높다고 판단되면 응급처치에 참가하지 않는 판단을 할 수도 있습니다. 또한 자신의 위험성을 없애기 위하여 이러한 응급처치에 아예 참여하지 않겠다는 결정을 할 수도 있습니다.

다섯째, 현재 음주한 후 의료행위를 하는 경우 비도덕적 진료행위로 인정하여 면허정지 1개월이내로 처벌하고 있습니다. 만약 음주상태로 수술 등의 의료행위를 한 후에 환자상태가 악화되거나 의료사고가 발생하면 업무상과실치사상 혹은 과실치상으로 형사처벌의 대상이 될 수는 있습니다. 그렇다면 친구와 소주한잔 마시고 걸어가다가 갑자기 응급치료나 처치가 필요한 환자를 마주치는 경우 이 의사는 응급치료나 처치에 참여하는 것이 옳은 행위일까요? 아니면 그냥 지나치거나 119에 신고하는 것이 옳은 행동일까요? 비행기에서 응급환자가 발생하였는데 그 비행기에 타고 있는 의사가 맥주 한잔 마셨을 경우 이 의사는 응급환자를 진료해야 할까요? 하지 말아야 할까요?

판결

법원은 한의사 B는 환자 A에게 봉침에 의한 아나필락시스 발생가능성, 한의원의 응급조치 불가능과 이로 인한 응급처치지연으로 인하여 사망할 가능성 등을 설명하지 않았음을 이유로 손해배상을 인정하였습니다. 이어진 형사소송에서 한의사 B는 환자에 대한 설명의무를 다하지 않았고 봉침독 제품안내서에 있는 팔뚝 알레르기 사전검사절차를 생략했기 때문에 업무상 과실이 인정된다고 하면서 금고형을 선고받았습니다 하지만 한의사를 도운 의사 C는 한의원에서 응급환자가 발생하여 환자에게 에피네프린을 투여하고 심장마사지를 시행하는 등 필요한 조치를 다했고, 이와 같은 응급치료에 고의나 중대한 과실을 하였다고 인정하기 어렵다고 하면서 배상책임이 없다고 판결하였습니다.[51]

정리

소위 한국의 착한 사마리아법은 근무 중이 아닌 의료인이 응급환자구조를 장려하기 위한 법이라고 할 수 있습니다. 하지만 의료인이 선의로 응급환자 처치에 참여했다고 하더라도 결과적으로 환자의 상태가 나빠지거나 사망하였을 경우 형사 및 민사소송에 휘말리게 될 수도 있다는 문제점이 있습니다. 법원에서 비록 의사의 책임이 없다는 판결이 나오더라도 소송으로 인한 경제적 정신적 스트레스를 많이 받을 수 있습니다. 이러한 상황을 경험한 의사가 책임이 없는 응급환자 처치에 과연 얼마나 많이 참여할지에 대해서는 의문이 드는 것도 사실입니다.

이런 상황을 냉소적으로 보는 어떤 의사는 혹시 비행기 안에서 예상하지 못한 응급상황이 발생하더라도 끼어들지 않기 위해서 비행기를 타자마자 술을 마신다고 합니다. 참으로 웃픈 상황이라고 할 수 있습니다. 왜 이런 상황이 되었는지 그리고 이런 상황을 어떻게 해결하는 것이 우리 사회에 좀 더 도움을 줄 것인지에 대하여 사회적인 고민이 필요할 때인 것 같습니다.

대리모가 낳은 아기, 누구의 아기인가?

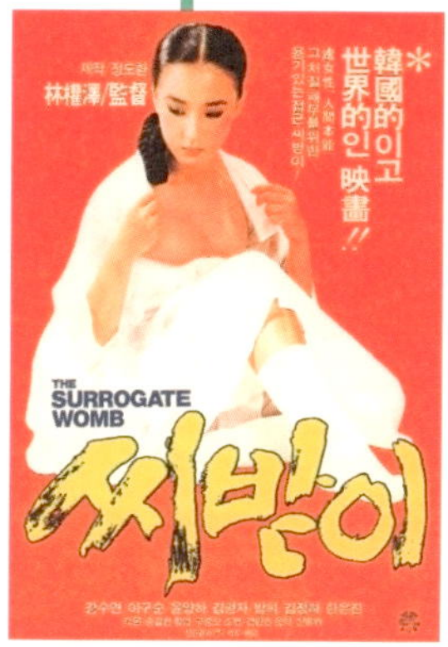

제공: 다음 영화

혹시 1986년에 개봉한 '씨받이'라는 영화를 아시나요? 영화는 남아선호사상이 극에 달했던 조선시대에 양반가문의 대를 잇기 위해 신분이 낮은 여성의 몸을 빌어 아이를 낳았던 풍습을 소재로 삼아 씨받이라는 악습으로 비극적인 삶을 살아가는 한 여성의 이야기를 그렸습니다. 영화는 임권택씨가 감독을 맡고 강수연씨가 주연을 맡은 영화로 소녀에서 여자로, 여자에서 엄마로 서서히 성장해가는 여성의 모습을 섬세하게 연기하면서 여성들이 느낀 절망과 비극을 실감나게 연기하였고 그 결과 아시아 배우 최초로 1987년 베니스영화제에서 여우주연상을 수상하면서 일약 최고의 배우로 등극하게 되었습니다. 임권택 감독은 이 작품을 통해 세계 영화계에서 주목을 받았고 2002년 '취화선'이라는 영화로 칸영화제 감독상을 받았습니다. 하지만 강수연씨는 2022년 5월 55세라는 젊은 나이로 뇌출혈로 사망하여 많은 사람을 안타깝게 하였습니다.

최근 우리나라에서 출산율은 OECD에서 꼴찌일 정도로 급격하게 줄어들고 있지만 그럼에도 불구하고 아이를 가지고 싶어도 자연적으로 임신이 되지 않거나 혹은 여러 가지 이유로 아이를 가질 수 없는 사람들도 많습니다. 이런 사람들에게 보조생식술은 자신의 유전자를 공유하는 아이를 가질 수 있다는 희망입니다. 현재 가장 많이 시행되고 있는 보조생식술은 시험관 아기 시술입니다. 시험관 아기 시술이란 배양접시나 시험관에서 엄마의 난자와 아빠의 정자를 수정시킨 후 수정란을 엄마의 자궁내막으로 이식해 임신을 유도하는 방법을 말합니다. 하지만 엄마의 자궁에 문제가 있는 경우에는 시험관 아기를 시도할 수 없습니다. 이런 경우에 엄마의 난자와 아빠의 정자로 만든 수정란을 다른 사람의 자궁에 이식해 임신을 유도하는 소위 '대리모' 출산을 하는 경우가 있는데 이러한 대리모 출산은 많은 법적 윤리적인 논란이 되고 있습니다. 대리모를 허용해서는 안 된다고 하는 쪽에서는 대리모출산이 아이를 상품과 같이 매매하는 것이고, 여성을 임신과 출산을 위한 도구로 전락시키며, 대리모출산을 위한 금전거래는 여성을 상품화하는 것으로 선량한 풍속 및 기타 사회질서를 위반하는 사항이기 때문에 합법화해서는 안 된다고 주장합니다. 이에 비해서 대리모출산의 허용하자고 주장하는 측에서는 대리모출산을 금지하는 것은 인간의 기본권인 부모가 아이를 가질 권리를 희생시키는 것이고, 이미 외국 여러 나라에서 합법화된 방법으로 대리모출산으로 아이가 태어났다면 인간이면 마땅히 누려야 하는 기본적인 권리를 누려야 한다는 것입니다. 이러한 윤리적인 논란으로 인하여 미국의 많은 주(모든 주는 아님), 우크라이나, 영국, 러시아, 그리스와 같은 일부 국가들은 대리모 출산을 합법으로 인정하고 있지만 우리나라와 독일은 불법으로 허용되지 않습니다. 참고로 미국 연방대법원은 대리모계약에 사기, 강박, 궁박한 사정 등의 하자가 있다면 이는 대리모의 인간의 존엄성이 침해될 수 있어 허용되지 않지만 그렇지 않다면 대리모들에게 아이출산을 의뢰한 의뢰인들을 부모로서 인정하고 있습니다. 하지만 어느 나라에서는 대리모 출산이 허용되고 어느 나라는 허용되지 않는 상황으로 인하여 여러 법적인 문제가 발생하게 됩니다. 여기서는 대리모출산 및 인공수정과 관련된 실제 사례를 보면서 이야기해 보도록 하겠습니다.

사례 1)

2006년 결혼을 하였지만 자연적으로 아기가 생기지 않던 부부가 2016년 대리모출산이 합법인 미국으로 건너가 한 여성과 대리모 계약을 하였고 엄마의 난자와 아빠의 정자를 가지고 만든 수정란을 대리모에게 이식하였습니다. 그리고 2017년 미국의 한 병원에서 아이를 낳았습니다. 문제는 이 병원에서 발행한 출생증명서에는 태어난 아기의 엄마로 대리모의 이름이 기재되어 있었습니다. 이 대리모로부터 아이를 넘겨받은 부부는 한국으로 들어와 2017년 서울 종로구청에 아이의 출생신고를 하면서 출생신고서에 남편을 아이의 아버지로, 아내를 엄마로 기재하였습니다. 해당 구청의 가족관계등록 공무원은 이 부부가 작성하여 제출한 출생신고서에 기재된 엄마의 인적사항이 병원에서 발행한 출생증명서의 엄마의 인적사항과 일치하지 않는다는 것을 발견하고 출생신고 수리를 거부하였습니다. 이에 당사자 부부는 해당 구청장을 상대로 출생신고를 수리하지 않는 것에 대하여 재판을 신청하였습니다.

쟁점

대리모출산이 합법인 미국에서 대리모를 이용해 아이를 출산하고 아이와 함께 귀국하여 우리나라에서 자신의 아이로 신고하는 경우 대리모출산이 불법인 우리나라에서 아이를 부모의 아이로 인정해야 하는지 여부입니다.

법령에서는 누구든지 금전, 재산상의 이익 그 밖의 반대급부를 조건으로 배아나 난자 또는 정자를 제공 또는 이용하거나 이를 유인하거나 알선해서는 안 된다고 규정하고 있는데, 이 법에서 규제하는 행위는 '금품을 받고 난자를 제공하거나 이를 이용/알선/유인하는 행위'로서 '대리모나 대리모 의뢰인'은 이에 해당하지 않습니다. 즉 우리나라에서 대리모출산이 금지되어 있음에도 불구하고 대리모나 대리모 의뢰인이 대리모출산을 하더라도 이에 대한 처벌을 받지 않습니다.

생명윤리 및 안전에 관한 법률(약칭: 생명윤리법)

제23조

① 누구든지 금전, 재산상의 이익 그 밖의 반대급부를 조건으로 배아나 난자 또는 정자를 제공 또는 이용하거나 이를 유인하거나 알선하여서는 아니 된다.

판결

법원은 '우리 민법에서 부모를 결정하는 기준은 그대로 유지하여야 하고, 출생신고서에서 엄마의 정보와 출생증명서에서 엄마의 정보가 일치하지 않는 경우에 출생신고가 수리되어서는 안 된다'고 하면서 우리나라 법에서 허용되지 않는 대리모계약은 '선량한 풍속 기타 사회질서에 위반되는 계약'이라고 하면서 무효라는 결정을 하였습니다. (서울가정법원 2018.5.9. 2018브15판결)

Comment

대리모 계약을 입법을 통해 적절히 통제하자는 견해가 있지만 아직 현재 우리나라에서는 대리모계약과 출산은 불법적인 행위입니다. 이 판결은 대리모가 낳은 아이의 법적인 친모가 누구인지 분명히 하였다는 것에 의의가 있다고 할 수 있습니다. 하지만 대리모계약이 무효라고 하더라도 대리모를 보호하지도 않고, 대리모계약으로 태어난 아이의 복지도 고민해야 한다고 생각하는 견해도 있습니다. 미국의 경우 대리모계약과 모의 지위를 결정함에 있어 자녀의 복지를 최우선으로 고려하고 있기 때문입니다.[52]

참고로 판결문에서 제시한 '선량한 풍속 기타 사회질서'란 무엇일까요? '선량한 풍속 기타 사회질서'란 사회생활의 평화, 질서를 유지하기 위하여 일반국민이 반드시 숙지해야 할 일반규범이라고 정의되고 이러한 사회질서를 벗어난 계약은 무효라는 것입니다.

민법

제103조

선량한 풍속 기타 사회질서에 위반한 사항을 내용으로 하는 법률행위는 무효로 한다.

하지만 너무 내용이 추상적이라는 문제점이 있습니다. 이에 법원에서는 선량한 풍속 및 기타 사회질서에 반하는 법률행위(계약)을 크게 1) 정의관념에 반하거나(예: 증언해 주고 과도한 금품을 받기로 하는 경우), 2) 인륜에 반하거나(예: 인륜에 반하는 첩 계약, 영리를 목적으로 윤락행위를 하도록 하는 경우), 3) 개인의 자유를 심각히 제한하거나(예: 어떠한 경우라도 이혼하지 않겠다는 계약, 과도하게 중한 약정위반처벌), 4) 생존의 기초재산에 관한 처분행위(예: 장래에 취득하게 될 모든 재산을 양도하겠다는 계약), 5) 지나치게 사행적인 행위(예: 도박자금을 대여하는 계약) 등이 있습니다. 이렇게 선량한 풍속 기타 사회질서에 반하는 내용의 법률행위(계약)은 원칙적으로 무효이기 때문에 이행할 필요가 없고 상대방에게 이행을 구할 수 없습니다. 또한 이행한 경우 상대방에게 반환을 청구할 수도 없습니다.

사례 2)

부부 A는 결혼하였지만 아이가 없었습니다. 이에 B를 만나 대리모출산계약을 하고 자신의 난자와 정자로 아이를 낳으면 아파트 1채와 1억 원을 지급하기로 계약하였습니다. 이에 B는 결국 아이를 출산하였고 아이를 부부 A에게 주었습니다. 하지만 부부 A는 계약한 아파트 1채와 1억 원 주는 것을 거부하였습니다. 이에 B는 부부 A에게 소송을 하였습니다.

쟁점

부부 A가 B와 우리나라 법에서는 불법인 대리모출산계약을 서로의 합의하에 맺었는데 부부 A가 이러한 계약사항을 지키지 않았는데 이러한 불법적인 계약이라고 하더라도 지키지 않는 것이 문제가 되지 않는지 여부입니다.

판결

법원에서는 대리모계약은 동서양속에 반하기 때문에 무효라고 하면서 원고패소를 판결했습니다.[53] 즉, 부부 A와 대리모와의 계약은 무효이기 때문에 아파트와 1억 원의 돈을 줄 필요가 없다는 것입니다. 다른 사례에서 한 부부가 브로커를 통해 아이를 낳아수면 2억 5천만 원을 주겠다는 대리모출산계약을 하였는데 브로커는 대리모를 소개를 시켜주지 않고 계약금만 받았습니다. 이에 부부는 브로커를 상대로 약정한 계약을 이행하거나 계약금을 반환하라고 소송하였지만 법원은 대리모출산을 조건으로 한 계약은 법적으로 무효이기 때문에 브로커가 대리모 계약을 어긴 뒤 계약금을 변제하지 않더라도 의뢰인들은 돈을 돌려받을 수 없다고 판결하였습니다.[54]

Comment

현재 우리나라에서는 고전적인 대리모계약 및 출산은 불법적인 행위입니다. 하지만 모든 대리모계약을 일률적으로 무효로 하는 것만으로는 대리모를 근절시킬 수 없고 오히려 아무런 법적인 규율이 없는 상태로 방치하는 결과를 낳을 수도 있다는 우려가 있습니다. 즉, 대리모계약이 위법한 계약이기 때문에 무효로 한다면 대리모의 권리와 이익이 보호하지 못할 수도 있다는 것입니다.

사례 3)

사랑하는 남자 A와 여자 B가 결혼하였습니다. 하지만 남자 A는 결혼생활을 지속하였지만 아이가 생기지 않아 검사결과 무정자증이라는 것을 알게 되었습니다. 이에 남자 A는 여자 B와 상의 후에 제3자로부터 정자를 제공받아 인공수정을 통해 아이 C가 생겼습니다. 남자 A와 여자 B는 부모로서 열심히 아이를 키웠지만 어느 날 여자 B가 다른 남자와 혼외 관계를 통해 아이 D가 생겼습니다. 이 사실을 모른 남자 A는 아이 D가 당연히 자신의 아이인 것으로 생각하고 구청에 출생신고를 하였습니다. 남자 A는 아이 D가 초등학교 5학년이 되었을 때 우연히 병원에서 시행한 검사를 통해 자신의 아이가 아니라는 것을 알게 되었지만 문제삼지 않고 5년 이상 키웠습니다. 시간이 흘러 남자 A는 더 이상 여자 B를 사랑하지 않게 되었고 결국 남자 A와 여자 B는 이혼을 하였습니다. 이혼 후 남자 A는 아이 C와 D가 자신의 아이가 아니라는 소송을 제기하였습니다. 아이 C와 D는 법적으로 남자 A의 자식일까요?

쟁점

우리사회가 다른 사람들의 정자로 태어난 아이들이지만 오랫동안 아버지와 아이와의 관계를 이어 왔지만 이혼 후 이러한 관계를 정리하고 싶은 남자 A의 요청을 받아들여야 하는지 여부입니다.

현재 법에 따르면 아내가 혼인 중에 임신한 자녀는 남편의 자녀로 추정되고 혼인이 성립한 날부터 200일 후 출생한 자녀는 혼인 중에 임신한 것으로 추정됩니다. 이러한 법률규정은 부부간의 성관계로 임신과 출산이 이루어지고, 출생한 자와 부모 사이에는 혈연적인 유대관계가 발생한다는 가정하에 만들어진 것이라고 할 수 있습니다. 하지만 최근에는 여러 인공수정기술이 발달하여 성관계 없이도 자녀를 출산할 수 있게 되었고 최근에 유전자기술이 발달하면서 친생관계를 유전자검사를 통해 비교적 쉽게 판명할 수 있게 됨에 따라 이전에는 없었던 문제들이 발생하게 되었습니다.

민법

제844조

① 아내가 혼인 중에 임신한 자녀는 남편의 자녀로 추정한다.

② 혼인이 성립한 날부터 200일 후 출생한 자녀는 혼인 중에 임신한 것으로 추정한다.

③ 혼인관계가 종료된 날부터 300일 후 출생한 자녀는 혼인 중에 임신한 것으로 추정한다.

판결

법원은 '인공수정 자녀는 부부와 실질적인 친자관계 모습을 유지하고, 사회적으로 보더라도 인공수정자녀는 부부의 자녀로 받아들여지고 있기 때문에 나중에 자신의 동의를 번복하고 자신의 아이가 아니라고 소를 제기하는 것은 허용되지 않는다'고 하면서 혼인 중에 남편의 동의에 따라 제3자의 정자를 제공받아 인공수정으로 자녀를 출산한 경우 아이는 남편의 아이로 인정하였습니다. 이와 함께 유전자 검사결과나 혈액형 검사 등으로 친자가 아니라는 사실이 밝혀지더라도 한쪽이 장기간 해외에 있던지 부부가 별거하고 있는 등 명백한 사정이 있지 않는 한 친자가 아니라는 사실을 알게 된 날로부터 2년 이내에 친자가 아니라는 소송을 제기하지 않는 경우가 아니라면 자신의 아이로 인정된다고 하였습니다. (대법원 2019.10.23. 선고 2016므2510 판결)

Comment

친생추정의 입법취지는 가정의 평화를 유지하고 자녀의 법적인 지위를 신속히 안정시켜 법적인 지위의 공백을 방지하기 위함으로서 인공수정으로 출생한 자녀에 대해서도 친생추정의 적용을 배제하지 않습니다. 또한 인공수정에 동의하고 상당기간동안 친자관계를 유지하는 것은 인공수정 자녀를 자신의 자녀로 승인하는 행위로 나중에 이를 번복하는 것은 허용되지 않습니다. 이와 함께 비록 최근 유전자검사 기술의 발달로 과학적 친자감정이 가능해졌지만 자녀들이 자신의 자녀가 아니라는 소송을 제기하는 기간을 사유가 있음을 안 날로부터 2년으로 제한하여 제소기간 내에 소를 제기하지 않으면 자녀의 신분관계를 다툴 수 없도록 한 것은 자녀들의 안정된 법적지위를 통해 복리에 도움을 주기 위하여 만들어진 제도라고 할 수 있습니다.

정리

대리모 계약을 입법을 통해 적절히 통제하자는 견해가 있지만 아직 현재 우리나라에서 대리모계약 및 출산은 위법한 계약으로 대리모가 낳은 아이의 법적인 친모는 대리모이고 대리모 계약으로 인한 부채는 인정되지 않습니다. 가족이란 혼인, 혈연, 입양으로 이루어진 사회의 기본단위로서 생계 또는 주거를 함께 하는 생활공동체로서 구성원의 일상적인 부양, 양육, 교육 등이 이루어지는 생활단위입니다. 이러한 가족은 유전자와 같은 생물학적 관계만이 중요한 것이 아니라 공동생활을 통해 실질적으로 형성된 친자관계 역시 중요한 가치를 지니고 있습니다. 따라서 생물학적인 이유만으로 이러한 친자관계를 번복하는 것은 매우 까다로운데 이는 자녀들의 복리를 위함입니다.

앞으로 아이를 가지고 싶지만 여러 가지 이유로 아이를 가질 수 없는 많은 사람들이 대리모 출산을 허용하는 국가로 가서 대리모 출산을 통해 아이를 얻을 사례가 증가할 것으로 예상됩니다. 하지만 우리나라에서는 대리모계약 및 출산은 불법적인 행위라는 이유로 모든 대리모계약을 일률적으로 무효로 하는 것만으로는 대리모를 근절시킬 수 없고 오히려 아무런 법적인 규율이 없는 상태로 방치하는 결과를 낳을 수도 있다는 우려가 있습니다. 이러한 상황을 고려한다면 우리나라에서도 대리모 출산문제를 해결하기 위하여 좀더 고민해야 할 것으로 생각합니다.

참고) 대리모로 부터 낳은 아이를 자신의 아이로 만드는 방법

외국에서 대리모 출산으로 낳은 아이를 우리나라의 법과 제도에서 어떻게 합법적으로 자신의 자식으로 만들 수 있을까요? 변호사의 조언에 따르면 우선 태어난 아기를 출생증명서에서 엄마로 기록된 대리모의 아이로 출생신고를 하고, 이후 친양자 입양이라는 절차를 거쳐 대리모의 아기에서 부부의 아기로 변경하면 된다고 합니다.

소극적 안락사와 적극적 안락사

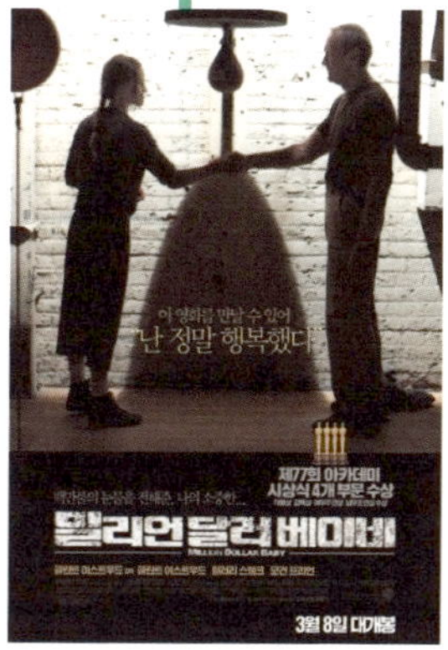

제공: 다음 영화

2004년 개봉하였던 '밀리언달러 베이비'라는 영화를 알고 계시나요? 영화배우로도 유명한 클린트 이스트우드가 감독과 주연을 맡은 영화로 제77회 아카데미 시상식에서 작품상, 감독상, 여우주연상, 남우주연상 등을 받았습니다. 32살인 매기(힐러리 스웽그)가 권투를 하고 싶다고 체육관 관장인 프랭키(클린트 이스트우드)를 찾아갑니다. 프랭키는 매기가 권투를 시작하기에 나이가 너무 많다고 생각하여 처음에는 거절하였지만 가능성을 보고 권투를 가르치게 됩니다. 그녀는 열심히 훈련을 받았고 매경기에서 이깁니다. 하지만 타이틀이 걸린 경기에서 상대편 반칙으로 척추가 부러지는 큰 부상을 입고 평생을 침대에 누워 살아가야 하는 상태가 되었습니다. 시간이 가면서 매기의 상황은 점차 악화되어 인공호흡기의 도움이 필요하게 되었습니다. 상태가 악화되자 매기가 평생을 부양했던 가족도 그녀를 버렸고 매기는 죽고 싶었습니다. 이런 사실을 알게 된 프랭키는 매기의 소원대로 인공호흡기를 떼면서 치사량의 약물을 주입하였고 메기는 숨을 거두게 됩니다. 영화가 개봉하고 나서 프랭키가 매기에게 시도한 안락사가 과연 합당한지 여부에 대한 논란이 있자 주인공이자 감독인 클린트 이스트우드는 '내가 좋으로 사람을 쏘는 영화를 찍었지만 실제로 그러라고 영화를 찍은 것은 아니다'라는 명언을 남겼습니다.

연명치료중단이란 의식이 없는 상태에서 현대의학으로 치료가 불가능하고 단시간 이내에 사망에 이를 수 있음이 명백한 경우 생명유지에 필요한 치료를 중단하거나 생명보조장치를 제거하여 자연스러운 죽음을 맞이할 수 있게 해주는 것입니다. 여기서는 연명치료중단과 관련된 실제 사례를 보면서 좀 더 이야기해 보도록 하겠습니다.

사례 1)

80대 여성 A가 집근처에 있는 개인의원에서 건강검진을 받았습니다. 다른 것은 문제가 없었지만 흉부X선 검사에서 폐에 조그마한 혹이 있는 것이 보였고 의사는 큰 병원에 가서 정밀검사를 받을 것을 권유하였습니다. 이에 A는 ◯◯대학병원에 방문하였고 폐의 혹이 악성종양 여부를 확인하기 위하여 기관지내시경을 이용한 조직검사를 받기로 하였습니다. 하지만 기관지내시경으로 조직검사를 시행하던 중 갑자기 조직검사부위에서 출혈이 발생하였습니다. 의사는 지혈을 위한 조치를 취하였지만 출혈이 멎지 않았고 과다출혈로 인하여 심정지가 발생하였습니다. 검사를 시행하던 의사는 즉시 심폐소생술을 시행하였고 다행히 심장은 회복되었지만 일시적인 심정지로 인한 뇌손상으로 자발적인 호흡과 동공 반사가 없었습니다. 뇌파검사에서는 심한 미만성 뇌기능 저하소견을 보였습니다. 담당주치의는 환자가 자발적인 호흡은 없지만 뇌사상태는 아닌 지속적 식물인간상태로서 의식을 회복할 가능성은 매우 낮다고 판단하였고 외부 자문의도 비슷하게 판단하였습니다.

이후 A는 중환자실에서 약 11개월 동안 자발호흡이나 의식회복 없이 인공호흡기 및 인공영양, 수액공급으로 생명이 유지되었습니다. 자녀들은 병원을 상대로 평소 어머니의 뜻에 따라 자연스럽게 죽음을 맞이할 수 있도록 인공호흡기를 제거해 달라고 요청하였습니다. 하지만 병원측은 환자의 의사를 직접 확인할 수 없고, 환자가 사망에 임박한 상태가 아님에도 환자의 연명치료를 중단하는 것은 의사의 생명보호의무에 위반하는 것이라는 이유로 환자가족의 요청을 거부하였습니다. 환자가족들은 병원을 상대로 환자의 인공호흡기를 제거해 달라는 소송을 제기하였습니다.

쟁점

뇌사가 아닌 식물인간상태로 인공호흡기를 유지하면 삶을 유지할 수 있는 상황에서 평소 환자의 의지를 추정하여 인공호흡기 등 생명보조장치를 제거할 수 있는지 여부입니다.

현실적으로 연명치료 중단은 여러 윤리적이고 법적인 문제를 일으키게 됩니다. 첫째, 유의미한 연명치료와 무의미한 연명치료를 구분하는 것이 쉽지 않습니다. 의식의 유무 혹은 회복가능성과 무관하게 인공호흡기를 이용해 생명을 유지시키는 것 자체만으로도 의미가 있는 치료라고 생각하는 사람도 있는 반면 독립적으로 일상생활을 영위할 수 없다는 상황에서 생명유지만을 위한 치료는 의미가 없고 이러한 치료는 사람의 존엄성을 떨어뜨리고 오히려 고통만을 주는 행위라고 주장하는 사람도 있기 때문입니다. 둘째, 연명치료 중단을 허용하면 사회적으로 많은 문제를 일으킬 수 있습니다. 예를 들어 환자 스스로 또는 환자의 가족이 과다한 의료비용과 같은 경제적인 이유로 치료중단을 선택할 수도 있는데 이러한 선택이 과연 옳은 선택인지에 대한 논란이 있을 수 있습니다. 셋째, 환자의 의사를 추정해야 한다는 것입니다. 환자의 상태가 악화된 경우 거의 대부분이 환자의 의사를 직접적으로 알 수 없는 경우가 많습니다. 이러한 경우 가족을 통해 간접적으로 환자의 의사를 알 수 있습니다. 하지만 가족의 의견이 여러 이유로 환자의 의사와 다를 수도 있습니다. 넷째, 의사는 신이 아니기 때문에 틀릴 수 있다는 것입니다. 예를 들어 의식이나 환자의 상태가 회복될 가능성이 있음에도 불구하고 의사의 오판으로 인하여 치료를 중단하는 경우를 배제할 수 없습니다. 마지막으로 연명치료중단의 기준이 점차적으로 확대될 것이라는 우려입니다. 처음에는 연명의료중단이 회복이 불가능한 환자들에게만 시도되다가 점차적으로 안락사로 발전하여 말기 암환자, 질병이 없는 고령의 환자, 더 나아가 장애를 가진 환자들에게도 시도될 수 있다는 것입니다.

판결

법원은 '회복가능성이 없는 환자에게 생명연장치료는 육체적 고통이 될 뿐만 아니라 식물인간상태로 단순한 생명연장은 정신적 고통의 무의미한 연장을 강요하는 결과를 가져오게 되어 오히려 인간의 존엄과 인격적 가치를 해할 수 있기 때문에 이러한 경우에는 자연스러운 죽음을 맞는 것이 인간의 존엄과 가치에 더 부합하다고 하면서 의식불명의 식물상태로 인공호흡기에 의존하여 생명을 유지하고 있는 환자 중에서 치료를 계속하더라도 회복가능성이 없어 치료가 의학적으로 무의미하고, 환자가 사전에 한 의사표시, 성격, 가치관, 종교관, 가족과의 친밀도, 생활태도, 나이, 기대생존기간, 환자의 상태 등을 고려하여 환자의 치료중단의사가 추정되는 경우에는 생명연장을 위한 인공호흡기제거를 요구하는 환자의 자기결정권행사에 대하여 의사는 이를 거부할 수 없으며, 이에 따른 인공호흡기의 제거행위는 응급의료중단의 정당한 사유가 있는 것으로 이에 대한 민·형사상 책임을 부담하지 않는다고 하면서 인공호흡기를 제거하라는 판결을 선고하였습니다. (대법원 2009.5.21. 선고 2009다17417판결)

Comment

이 사건 이후 국회에서 안락사/존엄사에 대한 활발한 논의가 이루어지기 시작하였습니다. 2013년 국가생명윤리심사위원회는 존엄사에 대한 법안개정을 권고하였고 2016년 호스피스, 완화의료 및 임종과정에 있는 환자의 연명의료결정에 관한 법률(약칭: 연명의료결정법)이 제정되어 존엄사가 허용되었습니다. 하지만 연명의료중단을 이행하더라도 임종과정에 있거나 임박한 환자에게만 적용되는 것으로 앞에서 소개된 영화와 같은 임종과정에 진입하지 않는 환자에게는 적용되지 않습니다.[55] 또한 연명의료가 중단이 되더라도 통증완화를 위한 의료행위와 물/영양분 공급, 산소 공급은 시행하지 아니하거나 중단해서는 안 됩니다.

호스피스, 완화의료 및 임종과정에 있는 환자의 연명의료결정에 관한 법률 (약칭: 연명의료결정법)

제2조

1. 임종과정이란 회생의 가능성이 없고 치료에도 불구하고 회복되지 아니하며 급속도로 증상이 악화되어 사망이 임박한 상태를 말한다.
4. 연명의료란 임종과정에 있는 환자에게 하는 심폐소생술, 혈액투석, 항암제투여, 인공호흡기 착용의 의학적 시술로서 치료효과 없이 임종과정의 기간만을 연장하는 것을 말한다.

제15조 담당의사는 임종과정에 있는 환자가 다음 각 호의 어느 하나에 해당하는 경우에만 연명의료중단 등 결정을 이행할 수 있다.

① 연명의료계획서, 사전연명의료의향서 또는 환자가족의 진술을 통하여 환자의 의사로 보는 의사가 연명의료중단 등 결정을 원하는 것이고, 임종과정에 있는 환자의 의사에도 반하지 아니하는 경우

② 연명의료중단 등 결정이 있는 것으로 보는 경우

제19조

① 연명의료중단 등 결정이행시 통증완화를 위한 의료행위와 영양분 공급, 물 공급, 산소의 단순 공급은 시행하지 아니하거나 중단되어서는 아니 된다.

사례 2)

환자 A는 ○○대학병원에서 췌장암으로 진단을 받았지만 의사와 상의 후 항암치료 없이 식이요법과 자연요법을 시행하기로 하였습니다. 하지만 진단 후 2개월이 지나 호흡곤란으로 병원에 입원하였고 폐렴, 패혈증, 급성신부전 등으로 인공호흡기 치료 및 혈액투석을 받았습니다. 이러한 치료를 일주일 정도 받고 의식이 약간 회복되었지만 지속적인 혈액투석에도 불구하고 급성신부전이나 대사성 산증은 호전되지 않았고, 혈압이나 맥박과 같은 활력징후도 불안정하였습니다. 다시 일주일이 지났지만 환자의 증상이 악화와 완화를 반복하다가 혈색소 수치가 7.7 mg/dL까지 감소하고 혈변과 혈뇨증상이 나타났습니다. 임종 직전 환자에게 나타나는 안구편위 증상도 확인되었습니다. 담당의사는 환자를 임종과정에 있는 환자로 판단하여 연명의료중단을 결정하였고 환자의 자녀에게도 연명의료중단을 위한 확인서를 받았습니다. 이틀 후 환자는 다발성 장기부전으로 사망하였습니다. 환자 A의 자녀들은 환자가 회복의 기미가 보였지만 담당의사가 회복가능성이 없다고 판단하여 집중적인 치료를 하지 않아 환자 A가 사망에 이르게 되었다고 하면서 소송을 제기하였습니다.

쟁점

여러 급성 합병증이 발생한 말기 암환자이지만 집중적인 치료 후 환자의 상태가 다소 완화되는 소견을 보였음에도 불구하고 담당의사가 회복가능성이 없다고 판단한 것이 의료과실에 해당하는지 여부입니다.

판결

법원은 환자의 상태가 다소 완화되는 소견을 보이더라도 전반적으로 활력징후나 검사소견이 불안정하고, 연명의료법에서 정한 절차에 따라 연명의료중단결정을

이행하였다면 의사의 과실이 없다고 판단하였습니다.[56]

Comment

연명의료중단 등 결정과정에서 법이 정한 차를 거쳤다면 환자가 사망하는 과정에서 과실이 있다고 볼 수 없습니다. 또한 환자의 증상이 다소 완화되는 소견을 보이더라도 전반적으로 활력징후나 검사소견이 불안정하다면 연명의료중단 등 결정이행을 위한 요건이 충족된다고 할 수 있습니다.

사례 3)

58세 남성이 자신의 주거지에서 술에 취한 채 화장실을 가다가 중심을 잃어 기둥에 머리를 부딪치고 시멘트 바닥에 넘어지면서 머리에 충격을 입어 인근 종합병원으로 후송되었습니다. 응급실에서 시행한 CT에서 경막외 출혈로 진단받고 같은 날 혈종 제거수술을 받고 중환자실로 이동하였습니다. 이후 환자의 불빛에 대한 동공반사 및 자극에 대한 반응속도가 점점 빨라지고 이름을 부르면 눈을 뜨려고 하는 등 그 상태가 점점 호전되는 양상을 보였습니다. 하지만 뇌수술에 의한 뇌부종으로 인하여 자가호흡이 없어 인공호흡기의 도움이 필요한 상태였습니다. 환자의 부인은 당시 경제적으로 힘든 상태로 그때까지 병원치료비도 부담되었지만 앞으로의 치료비도 매우 부담스러운 상황이었습니다. 환자의 부인은 담당전공의로부터 환자상태 및 인공호흡기가 없다면 사망할 것이라는 이야기를 듣고 나서는 다음날 두 번에 걸쳐 담당전공의에게 더 이상의 추가진료비를 부담할 능력이 없으니 퇴원을 시켜달라고 요구하였습니다. 이에 담당의사는 환자의 부인을 여러차례 설명을 하고 만류하였지만 퇴원을 고집하자 결국 병원에 책임을 묻지 않는다는 각서를 받고 입원한 지 36시간 만에 퇴원을 허락하였습니다. 환자는 집에서 인공호흡기를 제거하고는 바로 사망하였습니다.

환자가 사망한 후 부인은 가난한 병사자는 경찰서에서 장례비로 일정액을 보조해준다는 말을 듣고 관할 파출소에 병사자로 사망신고를 하였습니다. 그러나 병원동의 없이 퇴원하였기에 사망진단서를 받지 못하여 이 사건은 병사가 아닌 변사사건으로 처리되었고 사망한 환자의 여동생이 환자의 부인과 해당 의료진을 신고하였습니다.

쟁점

퇴원하면 즉, 치료를 중단하면 사망할 가능성이 높음에도 불구하고 환자보호자의 퇴원요구에 퇴원을 허락한 담당의사의 행위가 적절한 행위였는지 여부입니다.

판결

대법원은 '퇴원하면 즉, 치료를 중지하면 사망할 수 있다는 사실을 알고도 퇴원 및 인공호흡기를 제거하는 것은 살인행위를 용이하게 함으로써 이를 방조한 것이고, 우리나라의 의료환경에 미흡한 점들이 많으므로 의사개인에게 무한정한 책임만을 강조할 수 없는 측면이 있지만 인간의 생명은 법익 중 최고의 가치를 가진 법익으로 이 사례의 경우 소극적 안락사의 법적개념에 해당하지 아니하고, 치료행위중지의 허용요건을 충족하지도 못하며, 담당의사들이 환자의 생존가능성 및 더이상의 치료행위가 의미가 있는지 여부를 판단할 수 있는 시점까지 환자치료를 다하지 아니하였고, 만약 병원윤리위원회 등 여러 가지 검증절차를 통하여 더 이상의 치료가 무의미하다고 판단되고 환자 자신의 이익과 의사를 고려한 양심적 결단에 의해 퇴원시킨 것이었다면 법원도 그러한 의사의 결정을 존중할 여지가 있다고 할 것이지만 단지 보호자의 경제적인 이유로 퇴원을 요구한 것에 응하여 생존가능성이 있는 환자치료를 중지한 행위에 대해서 단순한 윤리적 책임과 함께 현행법에 의한 책임을 묻지 않을 수 없다고 설명하면서 의사의 유죄를 인정하였습니다. (대법원 2004.6.24. 선고 2002도995판결)

Comment

많은 병원에서 아직 건강상태가 충분히 회복되지 않거나 치료를 받지 않으면 상태가 악화될 것이 명확함에도 불구하고 환자나 보호자가 강력히 퇴원을 요구하는 경우 1차적으로 최선을 다해 퇴원을 만류하고 그럼에도 불구하고 퇴원을 하겠다고 주장하는 경우 자발적 퇴원동의서(AMA)를 받고 퇴원조치를 하는 경우가 많습니다. 하지만 위의 사례를 보면 이와 같은 경우에 단순히 의료기관의 책임이 없다는 문구를 기재한 자발적 퇴원동의서에 서명을 받는 것만으로는 부족합니다. 이와 함께 적극적으로 치료를 설득했던 과정을 의무기록에 남기고 환자와 보호자에게는 최적의 치료를 대체할 수 있는 치료계획과 함께 퇴원하는 경우에 발생할 수 있는 증상 및 이에 대한 응급조치에 대하여 상세하게 설명하는 것이 좋겠습니다.[57,58]

개인적으로는 환자의 퇴원요구와 치료의 계속이라는 충돌이 발생하였을 경우 이를 조정할 기구가 필요해 보입니다. 또한 치료를 계속해야 할 필요가 있는 환자가 치료비 등 경제적 사정으로 치료를 포기하는 일이 없도록 국가적인 보호정책이 필요해 보입니다.

사례 4)

80세 여성이 대학병원에서 기관지내시경을 이용한 조직검사를 받다가 발생한 과다출혈로 심정지가 발생하였습니다. 의료진은 심폐소생술을 시행하여 심장은 회복은 되었지만 뇌손상을 입어 식물인간상태였습니다. 환자의 가족들은 병원을 상대로 환자의 인공호흡기를 제거해 달라는 소송을 법원에 제기하여 승소하였고, 인공호흡기를 제거하였지만 200일 더 살다가 사망하였습니다. 환자가족은 치료연명중단을 병원 측에 기관지내시경을 받고 뇌손상으로 식물인간상태로 된 상태에서 사망하기까지 병원에 지급한 진료비 전액을 환급해 달라는 소송을 제기하였습니다.

쟁점

이 사례는 사례 1의 경제적 확장판이라고 할 수 있습니다. 이 사례의 쟁점은 검사로 인한 합병증으로 환자상태가 악화되었고 보호자들은 연명치료중단을 병원에 요청하였지만 병원에서 이와 같은 요청을 거부하고 치료를 계속 유지하는 경우 보호자들의 의사와 반하여 시행된 치료비용을 누가 부담할 것인지 여부입니다.

판결

대법원은 환자와 의료인 사이의 기존 의료계약은 연명치료를 제외한 나머지 범위 내에서는 유효하게 존속한다고 하면서 유족들은 의료계약에 따라 연명치료중단 소송이 제기되기 이전까지의 의료비용은 모두 부담해야 한다고 하였습니다. 다만 소송 이후에 발생한 비용에 대하여 1심판결이 선고가 아닌 대법원에서 연명치료 중단 판결이 확정된 시점부터이고, 연명치료를 제외한 나머지 범위는 유효하게 존속하기 때문에 인공호흡기유지비용을 제외한 생명유지를 위한 비용 및 상급병실로 전실된 이후 사망할 때까지 발생한 모든 비용을 환자보호자가 부담해야 한

다고 판단하였습니다. (대법원 2016.1.28 선고 2015다9769판결)

Comment

유가족이 연명치료중단을 요구하였지만 병원이 이러한 요구를 거부한 경우 대법원의 판결까지는 연명치료 및 다른 치료비용을 유가족이 부담해야 하고, 대법원 판결이후에는 연명치료에 필요한 인공호흡기유지비용을 제외한 다른 치료비용 및 입원비도 유가족이 부담해야 한다는 것입니다.

정리

인간의 생명은 고귀하므로 인간의 생명권은 최대한 존중되어야 하며, 국가는 국민의 생명을 보호할 의무가 있습니다. 또한 비록 자신이 생명권의 주체라도 자신의 생명을 마음대로 처분하는 것은 정당화될 수 없습니다. 하지만 동시에 인간은 죽음을 맞이하는 순간까지 존엄과 가치를 유지할 권리를 보장받아야 합니다.

이러한 인간의 존엄과 가치를 유지하기 위하여 연명의료중단에 대한 구체적인 합의가 있었고 법을 통해 제도화되었습니다. 하지만 연명의료중단은 임종과정에 있거나 임박한 환자에게만 적용되는 것으로 임종과정에 진입하지 않는 환자에게는 적용이 되지 않습니다. 또한 연명의료중단결정을 이행하기 위해서는 법에 따른 절차를 따라야 합니다. 연명의료가 중단되더라도 통증완화를 위한 의료행위와 물/영양분 공급, 산소 공급은 시행하지 아니하거나 중단해서는 안 됩니다.

환자가 회복될 수 있음에도 치료를 거부하고 퇴원을 강력하게 요구하는 경우 자발적 퇴원동의서로는 부족하고 치료대안과 함께 퇴원 후 발생할 상황과 조치에 대하여 환자나 보호자에게 상세히 설명하여야 합니다. 하지만 퇴원을 하게 되면 환자가 사망할 것이 강력하게 의심되는 경우 퇴원을 허락하지 않는 것이 좋겠습니다. 만약 조기 퇴원의 이유가 경제적인 원인이라면 도움을 줄 수 있는 방법을 찾는 것이 좋겠습니다.

환자와 보호자가 연명치료중단을 요구함에도 불구하고 병원 측에서 이와 같은 요구를 거부하고 치료를 지속하는 경우 환자와 병원 간의 의료계약은 여전히 유효하므로 환자의 보호자는 대법원 판결 후 인공호흡기 유지비용 등 연명치료에 필요한 비용을 제외한 입원비와 진료비를 병원에게 지급해야 할 의무가 있습니다.

응급환자에게서 **환자의 자율성 존중**과 **선행의 원칙**이 충돌할 때 어느 것이 우선인가?

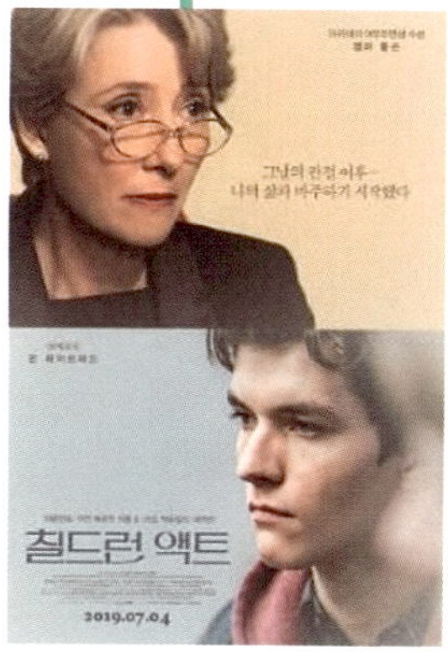

제공: 다음 영화

2019년 개봉한 '칠드런 액트'라는 영화를 아시는지요? 여기서 칠드런 액트(Children Act)란 아동법을 말하는 것으로 영아동의 양육과 관련된 사항을 판결할 때 법정은 무엇보다 아동의 복지를 우선적으로 고려해야 한다는 것이 주된 내용입니다. 이 법에 따르면 18세 미만의 아동 및 청소년들에게는 부모의 동의와 상관없이 치료를 위해 필요한 경우 강제라도 수혈을 하도록 판결을 내리는 것이 불문율입니다. 판사 피오나 메이(엠마톰슨)는 판사로서 업계에서 인정을 받고 있습니다. 어느 날 환자와 병원 간의 소송이 그녀에게 배당되었습니다. 17세 백혈병 환자인 애덤(핀 화이트헤드)과 보호자는 종교적 이유로 치료 중에 필요한 수술을 거부하고 있고 병원은 수혈만 받으면 생존확률이 높아지기 때문에 환자를 죽게 내버려 둘 수 없다고 소송을 하였습니다. 사건을 맡은 피오나 판사는 애덤을 만나러 병원을 가서 환자의 종교적인 신념 및 수혈을 하지 않았을 때 평생 합병증으로 고통받을 수 있다는 것과 아직 나이가 어려 앞으로 남은 삶이 무한한 가능성이 있다는 것을 확인할 수 있었습니다. 그녀는 법정에서 종교나 자신의 신념보다 생명이 우선된다고 하면서 병원 측의 손을 들어주었고 병원은 애덤에게 즉시 수혈을 하고 환자는 건강을 되찾을 수 있었습니다. 문제는 이 사건이 끝난 후 애덤은 피오나 판사에게 지속적으로 연락을 하면서 예상치 못한 이야기가 지속됩니다.

의사들은 환자들을 진료하고 치료할 때 환자의 상태가 좋아지는 최선의 방법으로 치료하기를 기대합니다. 하지만 환자의 생각은 의사의 생각과 다를 수 있습니다. 이를 의사의 선행의 의무와 환자의 자율성이 충돌이라고 합니다. 여기서는 의사의 선행의무와 환자의 자율성이 충돌하였던 실제 사례를 보면서 이야기해 보도록 하겠습니다.

사례 1)

52세 남성 환자가 술에 취한 상태에서 부인과 다투다가 유기인제 살충제를 음독하고 1시간 후 A 병원 응급실에 후송되었습니다. 환자는 '농약을 먹었으니 죽게 내버려 두라'고 고함을 치면서 완강치 치료를 거부하였습니다. 이에 의사, 간호사, 간호조무사 및 원무과 직원이 가세하여 환자의 두 손을 결박하고 위세척을 실시하기 위하여 수차례에 걸쳐 세척튜브를 식도까지 삽입하였으나 환자는 고개를 돌리고 얼굴을 마구 흔들어 위세척은 실패로 돌아갔습니다. 결국 의사는 환자를 상급병원으로 전원할 것을 지시했습니다. 전원 대기 중에 환자에게 '위세척과 결박을 하지 않을 테니 링겔만이라도 맞으라'고 설득하고 해독제인 아트로핀을 한 번만 정맥주사하였습니다. 전원된 병원에서 환자에게 위세척을 시행하였지만 결국 음독한 지 3일만에 사망하였습니다. 환자 보호자는 치료를 담당한 A 병원의사가 환자에게 적절한 조치를 취하지 않았다고 하면서 소송을 제기했습니다.

쟁점

의사는 환자에게 최선의 조치를 다할 의무가 있습니다. 하지만 환자는 자신이 치료를 받을지 여부 및 어떠한 치료를 받을지 선택할 권리가 있습니다. 하지만 때로는 환자의 선택이 자신의 생명을 위협할 수도 있습니다. 이 사례의 쟁점은 환자가 환자자신에게 필요한 치료를 중단하거나 거부할 경우 의사는 선행의 원칙에 따라 환자의 자율성을 무시하고 치료를 진행하여야 할지 아니면 환자의 자율성을 존중하여 치료를 중단하거나 하지 말아야 할지 여부입니다.

선행의 원칙이란 환자에게 발생하는 해악을 예방하고 제거하며 적극적인 실행에 대한 의무를 말합니다. 의료현장에서는 환자의 건강과 생명이라는 가치를 존중하고 환자에게 적극적으로 선을 증진시키는 것을 말하는데 이를 온정적 간섭

주의(paternalism)이라고도 합니다. 온정적 간섭주의는 마치 부모가 자식의 행복을 위하여 자식을 간섭하는 것과 같이 환자의 자율성을 침해하더라도 무엇이 환자를 위한 선이 되는지 의사가 판단하여 선행을 베풀어야 한다는 것입니다.

자율성 혹은 자기결정권이란 일정한 사적 사항에 관하여 스스로 결정할 수 있는 권리를 말합니다. 인간으로서 존엄과 가치, 행복을 추구할 권리는 자신의 문제를 자신의 고유한 가치관에 따라 결정하고 행동할 수 있을 때 실현될 수 있기 때문에 환자의 자율성 혹은 자기결정권은 인간의 존엄과 가치, 행복을 추구할 권리의 실현을 위한 가장 기본적인 인권이라고 할 수 있습니다. 인간의 자율성 중에서 가장 대표적인 것이 생명과 신체에 대한 자기결정권입니다. 사람은 누구나 자신의 생명과 신체기능을 어떻게 유지하고 발전시킬 것인지에 대하여 스스로 결정할 권리가 있습니다. 즉, 의료와 관련한 의사결정과정에서 환자는 스스로 결정하고 선택할 권리를 가지고 있으며 의사는 환자의 결정을 존중해야 합니다. 이러한 환자의 자기결정권을 잘 보여주는 것이 바로 충분한 설명에 근거한 동의(informed consent)입니다. 의사들은 의료행위를 할 때 환자의 병세, 가능한 치료대안들 및 그 예상 징후에 대하여 충분한 설명을 하고, 환자는 이러한 충분한 설명을 듣고 시술이나 수술을 받을지 여부에 대하여 자율적으로 결정하고 이를 동의서에 서명을 하는 것입니다.

문제는 환자자신의 고유한 신념, 가치관, 행복의 기준이 다르기 때문에 그에 바탕을 둔 개인의 자기결정권 행사가 의사의 입장에서 보면 합리적이지 않을 수 있습니다. 예를 들어 의사입장에서는 환자의 생명과 신체보호를 위하여 특정치료가 필요하다고 생각하더라도 환자는 특별한 사정 없이 혹은 종교적인 이유 혹은 자신의 신념 때문에 특정치료를 거부할 수 있습니다. 이러한 경우에 선행의 원칙을 따르면 환자의 생명과 신체를 보호하기 위해서 환자의 자기결정권을 제한하거나 무시하고 특정치료를 강행할 수 있습니다. 하지만 환자의 자기결정권 혹은 자율성을 존중한다면 비록 치료를 받지 않는 것이 나중에 환자에게 나쁜 영향을 미칠 가능성이 있더라도 치료를 강제하지 않는 것입니다. 그렇다면 위의 사례와 같이 선행의 원칙과 환자의 자율성 혹은 자기결정권이 배치되었을 때 의사는 어떻게 행동해야 할까요?

판결

법원은 당시 환자의 경우 음주, 농약중독 등의 의학적 상태로 인하여 의사결정능력이 없는 상태로 의사는 약물중독에 대한 일반적인 처치절차에 따라 환자에게 충분한 산소를 공급하는 한편 위세척을 실시하여야 하고, 환자가 이를 거부하면 결박 등으로 반항을 억압한 후 위세척과 활성탄치료를 시행하여야 하고, 전원을 대기하던 중 약물중독으로 인한 여러 증상이 나타난다면 해독제인 아트로핀을 5-10분 간격으로 지속적으로 투여하여야 하지만 1회 투여만 한 것은 의사의 과실이다고 판단하였습니다. 하지만 적절한 치료를 못한 이유가 망인이 치료를 거부하였고 적절한 치료를 받았다고 하더라도 다발성 신경병증과 같은 신경학적 후유증이 없으리라고 단정할 수 없어 의사의 과실을 40%로 제한하였습니다. (대법원 2005.1.28. 선고 2003다14119판결)

Comment

법원의 결정을 보면 환자의 자기결정권은 존중해야 하지만 의사는 환자의 자기결정권은 존중하면서도 치료를 위해 필요한 조치는 환자의 진료거부 유무와 상관없이 모두 행하여야 한다는 것을 강조하는 것으로 보입니다.

사례 2)

62세 환자 A는 우측 고관절 부위에 결핵성 관절염으로 인하여 이전에 골반과 대퇴골의 유합수술을 받았는데 유합된 부위에서 통증 등이 있자 우측 고관절을 인공 고관절로 바꾸는 수술을 받기를 원하였습니다. 문제는 종교적 문제로 인하여 A는 다른 사람의 혈액을 수혈받지 않는 방식인 이른바 무수혈방식으로 시행되는 수술을 받기 원하였는데 대부분의 의사가 수술의 위험성을 이유로 거절하였습니다. 하지만 C병원 정형외과 의사인 D는 환자 A에게 무수혈 방식에 의한 수술이 가능은 하지만 수술상황에 따라서는 수혈을 하지 않으면 출혈로 인한 사망에 이르게 될 가능성을 설명하였습니다. A는 자신의 종교적인 신념에 따라 어떠한 상황에서도 수혈을 하지 말 것을 D에게 요구하였고, 수술전 책임면제각서를 제출하여 타가수혈을 거부하겠다는 명확한 의사를 표시하였습니다. C병원 마취과 의사 E는 수술 전날 A와 A의 딸을 만나 수술 도중 대량으로 출혈이 발생할 수 있고, 그러한 경우 타가수혈을 하지 않으면 장기손상 및 부전에 의한 사망가능성이 매우 높다고 설명하였고, 수술 직전에 다시 A에게 타가수혈을 거부하는 의사가 유효한지 확인하였고 A는 여전히 타가수혈을 강력하게 거부하였습니다. D는 A의 요구에 따라 무수혈방식으로 수술하던 도중 과다출혈 및 범발성 응고장애가 발생하여 지혈이 되지 않고 타가수혈이 필요한 상황이 발생하자, 정형외과 전문의 F로 하여금 수술실 밖으로 나가 A의 가족들에게 A의 상태를 설명한 후 타가수혈을 할 것인지 여부를 물었지만 A의 남편은 종교적 이유로 타가수혈을 거부하였고, A의 자녀들은 타가수혈을 강력히 원하는 등 가족의견이 나뉘어 확실한 대답을 얻지 못하였습니다. 이에 의사 D는 타가수혈 여부를 결정하지 못하고 의료진을 통하여 여호와의 증인 교섭위원회에 이 사건과 관련된 자문을 급하게 요청하였으나 답신을 받지 못하였습니다. 그러는 중에도 A의 출혈이 계속되어 결국 의사 D는 수술을 중단하고 A를 중환자실로 옮겼습니다. 결국 A의 남편도 타가수혈에 동의하였고, 가족들 전부가 타가수혈을 원하였으나 수혈동의 당시는 환자 A의 폐울혈 및 범발성응고장애로 인하여 타가수혈이 오히려 상황을 악화시킬 수 있어 의료진은 A에게 타가수혈을 시행하지 아니하였고, A는 결국 다량의 출혈로 인한 폐부종으로 사망하였습니다.

환자 보호자는 치료를 담당한 의사가 환자에게 적절한 조치를 취하지 않았다고 하면서 소송을 제기했습니다.

쟁점

환자가 의사결정능력이 있는 상태에서 종교적인 이유로 수혈을 거부한다고 진술하였지만 환자의 상태가 악화된 경우 환자의 자기결정권을 무시하고 선행의 원칙에 따라 수혈을 진행할 것인지 아니면 환자의 자기결정권을 존중하여 수혈을 하지 않을 것인지 여부입니다.

판결

법원은 환자의 생명과 자기결정권을 비교형량하기 어려운 특별한 사정이 있다고 인정되는 경우에 의사가 자신의 직업적 양심에 따라 환자의 양립할 수 없는 두 개의 가치 중 어느 하나를 존중하는 방향으로 행위를 하였다면 이런 행위는 처벌할 수 없다고 하면서 의사 D가 자신의 직업의 양심에 따라 망인의 자기결정권을 존중하여 망인에게 타가수혈을 하지 아니한 사정만을 가지고 의사로서 진료상 주의의무를 다하지 아니었다고 할 수 없다고 판결하였습니다. (대법원 2014.6.26. 선고 2009도 14407판결)

Comment

이 사례는 환자의 자기결정권을 존중한 의무와 환자의 생명을 보호할 의무가 충돌하는 경우에 원칙적으로 환자의 생명을 보호할 의무가 우선하지만, 자기결정권이 생명과 대등한 가치가 있다고 평가되는 특별한 사정이 있다고 인정되는 경우에는 의사가 자신의 직업적 양심에 따라 환자의 양립할 수 없는 두 가치 중에서 어느 하나를 존중하는 방향으로 행위를 하더라도 이를 처벌할 수 없다는 법리를 최초로 선언한 판결입니다. 주의할 것은 이러한 판단을 위해서는 환자의 자기결정권 행사에 하자가 없어야 하고, 의사가 특정방식으로 수술과 같은 치료를 할 수 있다고 판단함에 있어 통상의 방식에 의한 수술이나 치료에 비하여 의사의 주의의무가 가중됩니다. 즉, 이러한 수술과 같은 치료를 할 때 일반적인 방식보다 더욱 주의를 해야 한다는 것입니다.

사례 3)

11세의 여아가 전격성 간염에 걸려 장내 출혈로 인하여 수혈이 필요한 상태였습니다. 의사는 수혈이 아이의 치료를 위한 최선의 치료방법이라고 생각하였지만 아이의 엄마는 여호와의 증인 신도로서 종교교리 및 수혈 후 후유증 발생의 염려의 이유로 수혈을 완강히 거부하였고 병실에서 수혈을 하려고 하는 의사 앞을 가로막고 고함을 지르거나 소란을 피우는 방식으로 강력히 수혈을 방해하였고 결국 환자가 사망하였습니다. 검찰은 부모를 기소하였습니다.

쟁점

미성년자인 자녀가 수혈 등의 치료가 필요하지만 부모가 종교적 이유로 자식의 수혈과 같이 필수적인 치료를 거부하는 경우 이러한 부모의 행동이 적법한 행위인지 여부입니다.

판결

법원은 아무리 부모라고 하더라도 수혈이 최선의 치료방법이라는 의사의 권유를 자신의 종교적 신념이나 후유증 발생의 염려만으로 수혈을 거부하여 사망에 이르게 할 정당한 권리가 있다고는 할 수 없으며, 사리를 변별할 지능이 없다고 보아야 할 11세 환자 본인이 부모와 마찬가지로 수혈을 거부한다고 하더라도 이것이 부모의 수혈거부행위가 위법한 것이라고 판단하는데 영향을 미치지는 않는다고 하면서 환자의 부모의 수혈거부행위가 위법하다고 판단하였습니다. (대법원 1980.9.24. 선고 79도1387판결)

Comment

부모 자신은 자신의 판단에 의하여 자신에게 필요한 검사나 치료를 거부할 권리가 있습니다. 하지만 자녀의 질병에 필요한 최선의 치료방법을 부모자신의 종교적 신념이나 후유증 발생의 염려만으로 거부하여 자녀가 사망에 이르게 할 정당한 권리가 있다고는 할 수 없습니다.

이와 관련해 최근 흥미로운 사례가 언론에 보도되어 소개드리면 다음과 같습니다. 뇌병증으로 인한 폐렴으로 ○○대병원에 입원하였고 치료를 위해 기도삽관을 시행하였고 이후 기관절개술이 필요한 상황이었습니다. 하지만 부모는 경제적인 이유로 기관절개술을 거부하였습니다. 이에 ○○대병원은 윤리위원회를 열러 이와 같은 부모의 행위가 친권남용에 해당한다는 판단을 내리고는 부모를 상태로 진료업무방해금지 가처분신청을 냈습니다. 1심에서는 각하결정을 내렸지만 2심에서는 부모가 ○○대병원이 행하는 일체 진료행위를 방해해서는 안되고 기관전개술 및 수술 전 퇴원을 요구해서는 안 된다고 명령하였습니다. 이후 해당 환자는 기관절개수술을 받았고 수술비용을 포함한 치료비 역시 응급의료기금이나 병원 후원금으로 처리되었다고 합니다.[59] 의료진은 아동의 경우 보호자의 의견도 존중해야 하지만 필요한 경우 적극적으로 아동의 생명과 권리를 보호하도록 노력해야 할 것으로 생각됩니다.

정리

의사들이 현실에서 환자들을 진료하다 보면 생각하지도 못했던 여러 상황에 마주치게 됩니다. 특히 환자를 치료하는 데 있어서 환자의 예후를 더 좋게 할 것으로 예상되는 치료방법이 있음에도 불구하고 환자는 예후에 더 나쁜 영향을 미칠 가능성이 높은 다른 치료방법을 고수하는 경우에 의사의 선행의 원칙이 우선인지 아니면 환자의 자기결정권이 우선인지 항상 고민하게 됩니다. 위의 사례를 보면 볼수록 이래서 의사하기 어렵다는 생각이 드는 것도 사실입니다.

중요한 것은 환자의 자기결정권은 헌법에서 보호하고 있는 중요한 가치이자 권리로 의사는 환자의 자기결정권을 존중하면서 그 범위안에서 환자의 생명을 보호하기 위하여 최선을 다해야 한다는 것입니다. 만약 환자가 약물중독이나 음주상태, 금단증상 등 환자의 의사결정능력을 방해할 만한 의학적문제가 있다면 의사는 환자의 자율결정권을 잠시 보류하고 선행의 원칙에 따라 환자에게 즉각적인 치료를 시행하여야 합니다. 하지만 이러한 환자의 자기결정권은 자신에게만 해당되는 것으로 자녀의 경우 부모의 자기결정권보다는 자녀의 생명보호가 더 중요한 가치로 인정됩니다.

그렇다면 의사와 환자의 판단이 다를 경우 의사는 어떻게 하는 것이 좋을까요? 우선은 환자가 의사결정능력이 있는지 파악해야 합니다. 만약 약물중독이나 금단증상 등으로 인하여 환자의 의사결정능력이 없다고 판단되면 법정대리인이나 환자 보호자에게 현재 상태를 설명하고 동의를 받고 바로 환자를 치료해야 합니다. 만약 의사결정능력이 있다고 판단되면 의사는 원칙적으로 환자의 결정을 존중하여야 합니다. 이러한 경우 의사는 치료대안을 제시할 수 있어야 하며 경제적인 동기로 인한 자의 퇴원은 불가능하다고 설명해야 합니다. 그리고 환자의 자발적인 결정에 따른 최종책임은 환자본인에게 있음을 알려주어야 하며 의료진은 가능한 치료방법과 처치, 발생할 수 있는 위험성에 대하여 사전에 환자에게 설명을 해주어야 합니다. 만약 자의 퇴원을 하는 경우 상태가 심각해지면 다시 꼭 병원을 방문하라고 설명을 하시기 바랍니다. 그리고 이러한 상황을 꼭 의무기록으로 남겨두고 이와 함께 자의 퇴원서를 받는 것이 좋겠습니다.[60]

1 김동수, 김민수. e-Health 시대의 진전에 따른 의료정보보호의 쟁점 및 정책방향. 정보화정책 제13권, 2006, pp. 128-48.

2 의료인의 정보누설금지. 헬스포커스, 2018.8.28.

3 백경희, 장연화. 의료인의 환자 개인의료정보 보호에 관한 법적 고찰. 법학논총 2020;27:3-29.

4 '교수 대리수술' 고발하려 환자정보 빼낸 전공의들 항소심 무죄. 매일경제, 2020.7.11.

5 여기서 관계라 함은 해당 병원에서 전공의나 전임의 수련을 받거나 아니면 해당 병원 전문의와 잘 아는 경우를 말합니다.

6 이석배. 의료법 제27조 제3항 환자 '유인' 금지의 적용범위. 의료법학 2011; 12:11-39.

7 이선희. 거짓, 과장의 표시, 광고에 있어서 부당성 판단. 성균관법학 2017; 29:147-74.

8 법원 "환자 본인부담금 깎아준 의사, 2개월 면허정지 위법아냐". 한국일보, 2022.4.18.

9 국민기초생활수급자가 아니고 질병 유무와 상관없이 최저생계비 기준 120% 이하로서 부양의무자의 부양능력이 없음이 인정되고 만성질환을 가지고 계신 분과 18세 미만 아동으로 거주지 읍면동 주민센터에 접수하면 됩니다. 만약 선정이 되면 외래의 경우 1차의료기관의 경우 1000-1,500원 본인부담, 2/3차 의료기관의 경우 15%만 본인이 부담하면 됩니다.

10 간호조무사 대리처방 원장 무죄 법적 의미와 남은 쟁점은? 의협신문, 2020.1. 31.

11 현지확인이란 국민건강보험공단이 요양기관을 방문하여 요양급여비용 등에 대하

여 거짓청구나 부당청구를 한 사실이 없는지를 요양의료기관에서 확인하는 것으로 해당 의료기관의 진료 및 조제기록부, 검사대장, 물리치료, 진료비용계산서, 본인부담금 수납대장, 의약품 구입대장 등의 자료 및 청구내역 사실여부, 규정준수 여부, 본인부담금 적법징수 여부 등을 확인하기 위하여 수진자 조회, 자료의 허위작성여부를 확인하고 및 의료기관 종사자에게 질문을 하게 됩니다.

12 현지조사는 요양기관의 요양급여 및 비용의 청구가 적법하고 타당한지 여부를 현지에 출장하여 확인하는 보건복지부의 행정조사로서 의료기관의 진료비청구가 적법한지 여부를 조사하기 위하여 실제진료가 존재하는지, 행위-약제의 사용과 일치하는지, 관계규정 준수여부, 본인부담금 적법징수여부 등을 확인하게 됩니다.

13 가천대 길병원, 1년차 전공의는 왜 술을 마시고 수술했을까? 뉴스퀘스트, 2014.12.1.

14 의사의 진료 중 추행행위의 판단기준. 법조신문, 2017.1.23.

15 기소유예란 죄가 있음이 인정되나 수사기관의 판단에 의해 처벌을 하지 않겠다는 의미입니다.

16 같은 의료기관 내에만 있으면 간호사가 의사 업무 대신 가능? 한의신문, 2020.10.8.

17 의사가 시켜서 환자 실밥 풀었는데… 간호조무사 유죄확정 왜. 중앙일보, 2022.7.27.

18 김윤신, 김태은. 판례를 통한 간호사 관련 의료사고의 과실책임분석. Korean J Leg Medicine 2019;43:119-28.

19 입원진료비 35만 원 거짓청구한 의사에 2개월 자격정지…법 "재량권 남용". 의사신문, 2021.3.10.

20 비만약 비급여 처방 후 급여청구 '업무정지' 정당. 데일리메디, 2022.1.24.

21 현지확인, 현지조사, 허위청구, 부당청구 차이만 분명히 알아도 다른 결과. 경기메디뉴스, 2021.9.1

22 비급여 이중청구 관련 의료기관 주의사항. 메디칼타임즈, 2018.10.15.

23 라식, 라섹 전 진료는 비급여? … 서울고등법원 '제동'. 데일리메디, 2021.10.20.

24 현지확인, 현지조사, 허위청구, 부당청구 차이만 분명히 알아도 다른 결과. 경기메디뉴스, 2021.9.1.

25 리베이트 금지 조항의 해석 및 제재정도. 메디칼 이코노미, 2020.4.14.

26 시효기간 5년' 넘은 리베이트 의사…"자격정지 적법". 데일리메디, 2021.6.11.

27 우리의 혈액에는 여러 전해질이 녹아 있습니다. 이러한 전해질은 우리 혈액에서 대사과정을 조절하거나 혈액과 신체의 삼투압을 조절하는 역할을 하게 됩니다. 이러한 전해질은 매우 많지만 그 중에서 가장 대표적인 전해질이 바로 나트륨, 칼륨, 염화물입니다. 이 중에서 칼륨은 매우 중요한데 혈액에서 칼륨수치가 너무 높으면 심정지가 발생할 수 있기 때문입니다.

28 대한의사협회, 진단서 등 작성 교부지침. 2015.3.

29 정효성. 진단서 작성과 의사의 법적의무. 대한외과학회지 추계학술대회 초록집 2005, pp. 80-95.

30 대한의사협회. 진단서 등 작성 교부 지침. 2015.3. p 8.

31 桂冠詩人: 한 나라의 가장 저명하고 영예로운 시민을 일컫는 말

32 불면증 갖고 둔 의사, 집에서 졸피뎀 전달… 면허정지 1개월. 데일리메디, 2022.5.3.: 참고로 이 판결은 1심으로 해당 의사는 고등법원에 항소한 상태라고 합니다.

33 심평원 요양급여비 청구 길라잡이. 2021년 3월판, p 8.

34 박실비아. 의약품의 허가 외 사용에 관한 의료적 관리의 필요성과 원칙: 호주, 영국 사례를 통한 시사점. 보건복지포럼 2018;256:66-80.

35 의약품 '허가 외 사용'…'의사 판단이 기준돼야'. 의협신문, 2017.3.25.

36 4분의 1 인력으로 요양병원… 사무장 병원들 2조 챙겼다. 중앙일보, 2021. 1.29.

37 사무장병원 알고도 근무했다면 형사처벌 대상 될까? 청년의사, 2019.5.31.

38 의료법 위반과 사기죄의 성립여부와의 관계. 서울지방변호사회보, 2016.5.3.

39 시트로박터 푸룬디는 물이나 토양, 음식, 사람이나 다른 동물의 장관에서 흔히 발견되며 건강한 사람의 대변에서 흔히 발견할 수 있는 정상적인 상재균입니다만 신생아나 면역저하자와 같이 면역이 떨어져 있는 경우 감염의 원인이 될 수 있으며 이런 경우 폐혈증이나 뇌수막염을 일으킬 수 있습니다. 이 균에 의한 폐혈증이 발생하는 원인으로 요로감염, 복강내 감염, 담도 감염, 혈관내 장치 감염 및 침습적인 시술 등이 있습니다.

40 박봉균, 김문귀. 무죄추정의 원칙과 공판전 인신구속-영장실질심사를 중심으로-, 한국법학회 법학연구 2019;74:99-127.

41 문재완. 범죄보도와 무죄추정원칙. 언론과 법 2020;19:77-113.

42 2009년 차상위 계층에게 보조금을 지원하고, 건강상태를 이유로 민간의료보험의 가입거절을 금지하여 온 국민이 의료보험혜택을 부여하는 오바마케어가 미국 국회를 통과하였습니다. 오바마케어는 건강보험이 없는 국민 수를 줄이고 의료혜택을 받지 못하여 사망하는 국민 수를 대폭 낮추었습니다. 하지만 2018년 연방대법원에서 온 국민을 강제로 가입하게 하는 의무조항이 위헌이라는 판결이 나오고 오바마케어를 유지하기 위해 중·상류층의 의료보험료인상과 함께 정부가 부담하는 막대한 의료보험비용과 민간의료보험사의 이익률이 떨어지는 등 여러 부작용이 나타나자 이를 개정하려는 시도들이 나오고 있습니다.

43 코로나19 대응으로 본 건강보험제도의 우수성. 머니S, 2020.4.27.

44 대법 “제주 녹지국제병원 개설 허가 취소는 위법”. 경향신문, 2022.1.16.

45 법원 “내국인 진료 제한 조건부 허가는 위법”… 영리병원 가능해지나. 한겨레, 2022.4.5.

46 선천성 척추성 근위축증이란 척수의 전각세포의 퇴화로 인해 발생하는 진행성 근위축증으로 상염색체 열정유전질환으로 5번 염색체에 위치하는 SMN1 유전자의 변이로 발생하는데 95-98%가 SMN1 유전자결손으로 인하고 2-5%는 유전자 돌연변이로 발생합니다. SMA 환자는 주로 생후 6개월 이내에 증상이 발생되어 2세 이내에 사망하는 제1유형, 6-18개월 이내에 증상이 발현되어 10-20대에 사망하는 제2유형, 18개월 이후에 증상이 발현되어 성인이 될 때까지 생존하는 제3유형으로 분류됩니다.

47 융모막은 태반의 일부분으로 수정란에 유래되기 때문에 태아와 거의 유사한 염색체 구성을 가지고 있습니다. 융모막 검사란 융모의 일부분을 채취하여 염색체 분석, DNA분석 및 효소분석을 하는 것으로 염색체 이상의 경우 오진 가능성이 매우 낮은 것으로 보고되고 있습니다. 또한 융모막 채취는 임신 초기인 10-12주에 시행할 수 있고 염색체 및 유전자 검사결과의 경우 10-14일이면 결과가 보고되기 때문에 양수검사보다 빨리 알 수 있어 태아기형이 확인되어 치료적 유산이 불가피한 경우 임신중절로 인한 위험성이나 합병증 발생을 줄일 수 있다는 장점이 있습니다.

48 일반적으로 태반에는 2개의 동맥과 1개의 정맥으로 구성되어 있는데 단일 제대동맥이란 태반으로 가는 동맥이 1개뿐인 상태로 태반에 발생하는 가장 흔한 기형입니다. 이렇게 단일 제대동맥인 경우 선천성 기형이나 염색체 이상이 동반되는 경우가 많은데 기형 발생빈도는 보고자에 따라 1-100%로 다양한데 평균 21.1%로 보고되고 있습니다: 최미연 등 단일제대동맥의 임상적 고찰. 소아과학회지 1998;41:498-504.

49 낙태 중 울음 터뜨린 아이 죽인 의사… 살인 유죄, 낙태 무죄. 리걸타임즈, 2021.3.15.

50 배현아. 착한 사마리아인 의사가 되어야 하는가? 한국의료윤리학회지 제22권 제1호 pp. 34-52.

51 '봉침' 알레르기 사망 건 한의사, 민사 이어 형사 재판도… 의협신문, 2020. 5.25.

52 대리모가 출산한 자녀의 친모는 누구인가? 법률신문, 2019.8.20.

53 최아름 등. 대리모 계약, 출산과 관련된 국내외 입법동향 및 국내 의료계와 법조계의 시각차에 대한 검토. 과학기술과 법 2020;11:381-412.

54 국내 대리모 출산은 법 사각지대. 한겨레, 2019.7.13.

55 안락사를 크게 적극적 안락사와 소극적 안락사로 나눌 수 있습니다. 적극적 안락사란 진정제 투여 등 적극적인 개입을 통해 죽음을 앞당기는 경우를 말하고 소극적 안락사란 이미 죽음이 다가선 사람들에게 연명치료를 중단하거나 하지 않아 사망하는 경우를 말합니다. '밀리언달러 베이비' 영화의 경우 적극적 안락사를 시행한 것이라고 할 수 있습니다. 서구권에서는 적극적 안락사를 조력자살 또는 조력 죽음이라고 하는데 조력자살의 경우 죽음을 원하는 개인이 의사에게 약물 처방을 받은 후 스스로 죽는 행위를 말합니다. 우리나라의 경우 소극적 안락사만 허용하고 있다고 할 수 있겠습니다. 참고로 현재 적극적 안락사를 허용하는 나라는 미국 오레건주, 스위스, 네덜란드 중 일부에 불과합니다.

56 연명의료중단, 법에서 정한 절차 따랐다면 "적법". 의협신문, 2021.5.26.

57 고위험 환자의 자발적 퇴원 요구 시의 대응방법. 헬스미디어, 2016.8.30.

58 안재윤 등, 응급실에서 자의 퇴원을 요구하는 환자에 대한 최선의 진료지침. 대한응급의학학회지 2021;32:1-4.

59 돈 없어 아이 치료거부? 법원 "부모 반대해도 병원은 치료하라" 첫 결정. 한겨레신문, 2020.6.24.

60 안재윤 등. 응급실에서 자의 퇴원을 요구하는 환자에 대한 최선의 진료지침. 대한응급의학회지 2021;32;1-4.